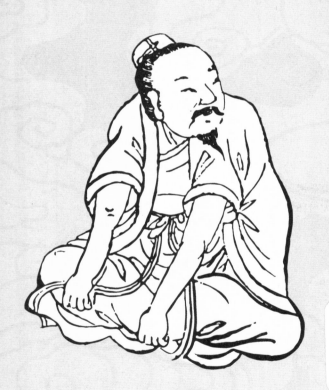

人体经络穴位

按摩大全

陈艳◎编著

科学普及出版社

·北 京·

图书在版编目（CIP）数据

人体经络穴位按摩大全/陈艳编著.—北京：科学普及出版社，2022.7（2024.12 重印）
ISBN 978-7-110-10458-3

Ⅰ.①人… Ⅱ.①陈… Ⅲ.①经络 — 穴位按压疗法
Ⅳ.① R224.1

中国版本图书馆CIP数据核字(2022)第116323号

策划编辑	胡　怡
责任编辑	赵　耀
封面设计	尚世视觉
正文设计	齐　心
责任校对	吕传新
责任印制	马宇晨

出　　版	科学普及出版社
发　　行	中国科学技术出版社有限公司
地　　址	北京市海淀区中关村南大街16号
邮　　编	100081
发行电话	010-62173865
传　　真	010-62173081
网　　址	http://www.cspbooks.com.cn

开　　本	710mm×1000mm　1/16
字　　数	230千字
印　　张	15
版　　次	2022 年7月第 1 版
印　　次	2024 年12月第 5 次印刷
印　　刷	德富泰（唐山）印务有限公司
书　　号	ISBN 978-7-110-10458-3 / R·901
定　　价	39.80 元

目录 contents

手阳明大肠经腧穴

足阳明胃经腧穴

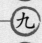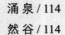

手厥阴心包经腧穴

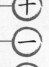

手少阳三焦经腧穴

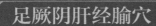

第十三章

足厥阴肝经腧穴

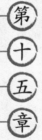

经外奇穴

第一章

腧穴养生疗疾原理及定位方法

「腧」本作「输」，即转输、输注之意；「穴」即孔洞、空窍、凹陷、空隙之意。

故「腧穴」表示经气所居之处。腧穴既可以反映病症用于诊断，又可以接受刺激治疗疾病。另外，腧穴理论是针灸、推拿及中医外治疗法的基础。

走进腧穴的神秘世界

 ## 什么是腧穴

腧穴，是针灸刺激及诊察的人体特定部位。古人对腧穴命名时所涉及的知识十分广泛，可谓上察天文、下观地理、中通人事、远取诸物、近取诸身。归纳起来腧穴命名的依据及方法大致分为以下几种：

自然类

◎以日月星辰命名，如日月穴、太白穴等。
◎用山、陵、丘、墟命名，如承山穴等。
◎用海、泽、池、泉等命名，如少海穴等。

物象类

◎以动物名称命名，如鱼际穴、伏兔穴等。
◎以植物名称来命名，如攒竹穴、口禾髎穴等。
◎以建筑物名称来命名，如天井穴、地仓穴等。
◎以生活用具来命名，如悬钟穴等。

人体类

◎以人体解剖部位命名，如腕骨穴等。
◎以人体生理功能来命名，如承泣穴、关元穴等。
◎以治疗作用命名，如归来穴、光明穴等。

 ## 腧穴的分类有哪些

十四经穴

凡归属于十二经脉、任脉、督脉的腧穴，称为"十四经穴"。这些腧穴分布在十四经循行路线上，不仅具有主治本经病症的作用，而且能反映相关经脉及所属脏腑的病症。

经外奇穴

凡未归属于十四经脉，具有固定名称、位置和主治的腧穴，称为"经外奇穴"，简称"奇穴"。这类腧穴多数只对某些病症有特殊疗效。

阿是穴

凡既无具体名称、固定部位也无固定主治，而是以病痛局部或反应点作为腧穴的穴位均称为"阿是穴"。临床多用于痛症及某些脏腑病症。

 ## 腧穴与脏腑经络

腧穴归于经络，经络属于脏腑，腧穴与脏腑脉气相通。脏腑的生理状况及病理变化可通过经络反映在相应的腧穴上，在体表的腧穴处施以针刺或艾灸则能够"引气远入"而治疗脏腑、经络的病症。

腧穴——启发人体自愈力的"灵丹妙药"

 ## 腧穴可反映人体病症

腧穴具有反映病症、协助诊断的作用。《黄帝内经·灵枢·邪客》指出："肺心有邪，其气留于两肘；肝有邪，其气留于两腋；脾有邪，其气留于两髀；肾有邪，其气留于两腘。"可知，腧穴在病理状态下具有反映病症的特点，如胃肠疾患者常在足三里、地机等穴出现压痛感，有时可在第5至第8胸椎附近出现结节或软性异物。

刺激腧穴可治病

腧穴具有接受刺激、防治疾病的作用。《黄帝内经·素问·五脏生成论》指出："人有大谷十二分，小溪三百五十四名，少十二腧，此皆卫气之所留止，邪气之所客也，针石缘而去之。"这表明腧穴不仅是气血输注的部位，也是邪气留止的处所，还是针灸防治疾病的刺激点。通过针刺、艾灸、拔罐等方法对腧穴的刺激可以疏通经络、调整气血，使人阴阳平衡、脏腑和谐。

近治作用

腧穴的近治作用是所有腧穴的共同特点。也就是说，腧穴能治疗所在部位及邻近部位的病症，包括深层及邻近组织、器官的病症。例如，眼区的睛明、承泣、四白、球后各穴均能治疗眼病；耳区的听宫、听会、耳门诸穴均能治疗耳病；头顶部的百会、四神聪等穴均可治疗头顶疼痛以及头晕、神志昏迷等症。

远治作用

远治作用指腧穴具有治疗本经循行远隔部位病症的作用，有的腧穴还可以治疗全身病症。这一作用在四肢肘、膝以下的穴位尤为显著。此所谓"腧穴所在，主治所在。"例如，合谷穴不仅能治疗手、上肢的病症，尤善治疗头面部的病症，还可治疗外感发热等症；足三里穴不但能治疗下肢疾患，还是治疗消化系统疾病的主要腧穴之一。

强身健体，预防疾病

历代医家都有关于应用腧穴强身防病的论述，体现了扶正、固本、未病先防的医学思想。近年来，利用针灸某些腧穴来预防疾病的方法更是得到了较为广泛的应用。例如，针刺足三里穴能提高机体的免疫功能，以预防感冒、咳嗽；常灸丰隆穴可以预防脑卒中；按摩眼周诸穴可消除眼肌疲劳等（详见表1）。

表1 常用预防保健穴位速查表

经属	穴名	主治
手太阴	列缺	防治落枕、偏头痛
手阳明	合谷	预防感冒、头面疾病
	迎香	防治落枕、偏头痛
足阳明	足三里	预防感冒、脑卒中，保健长寿
	丰隆	防治高血压，预防脑卒中
足太阴	血海	防治痛经、皮肤病
手少阴	神门	防治痴呆症、失眠
手太阳	后溪	防治颈椎病、腰椎病
	听宫	防治耳聋、耳鸣
足太阳	睛明	防治近视、腰痛
	天柱	预防高血压、颈椎病
	膏肓	可强身健骨
足少阴	太溪	防治耳鸣、腰痛
	涌泉	防治静脉曲张、高血压
手厥阴	内关	防治高血压、心脏病，增加机体抵抗力
手少阳	角孙	防治疲劳、头痛
足少阳	风池	防治感冒、高血压、近视
	风市	防治脑卒中、腰腿痛
任脉	神阙	预防衰老、延年益寿
	气海	养生保健、延年益寿
	关元	养生保健、延年益寿
督脉	身柱	预防婴幼儿消化不良，为小儿保健要穴
	大椎	预防流行性感冒、流行性脑膜炎、疟疾
	印堂	防治失眠、高血压
	百会	健脑，预防痴呆，增强记忆
奇穴	太阳	防治头痛，健脑，增强记忆

认识穴位才能找到穴位

 穴位有哪些特征

很多人采用自我按压的方法防病和保健，却总感觉不能准确地找到穴位。其实，找穴很奇妙，下面我们就来谈谈如何简单而快速地找穴和取穴。

了解穴位集中的部位

穴位的分布是有一定规律的，预先了解穴位集中的位置，实际找起来就简单了。常见穴位集中的部位包括：
◎ 能摸到脉搏的地方，如喉结两侧、腘窝等处。
◎ 肌肉与肌肉之间、肌肉与骨骼之间、骨骼与骨骼之间。
◎ 肌肉或骨骼凹陷处的正中间。
◎ 脊柱两侧。
◎ 椎骨与椎骨之间。
◎ 神经或血管离皮肤近的地方。
◎ 骨头凸出的地方，如内踝骨高点旁的太溪穴。
◎ 关节附近，如肘关节附近有曲池穴。

注意找到穴位时的表现

穴位是经络的敏感点和功能点，因此，当找到穴位时，可感觉到和周边部位有所不同：
◎ 当手指触压到穴位时会感觉特别柔软，仿佛里面有个凹洞。

◎ 顺着手指，注力到穴位点，会产生轻微酸麻的感觉，感觉较敏锐的人甚至会觉得指压处有轻微的温热。

注意身体异常时穴位的反应

当身体异常时，脏腑、经络就会有所反映，其中穴位的表现尤为明显。常见的异常反应包括：
◎ 用手指一压，会有痛感（压痛）。
◎ 用指触摸有硬块（硬结）。
◎ 稍一刺激，皮肤便会出现刺痒（感觉敏感）。
◎ 出现黑痣、斑（色素沉着）。
◎ 和周围的皮肤存在温差（温度变化）。

善用手指给穴位定位

人体各个部位的大小因人而异，差别很大，故作为取穴一个大致的标准，一般是采用手指的宽度辅助测量。用手指找穴位时，通常采用触、捏、按三种方法。
◎ **触法**：用手指抚摸皮肤表面，有刺痛感、麻胀感的位置就是穴位。
◎ **捏法**：用拇指和食指轻轻捏起皮肤，有痛感或麻胀感的位置即是穴位。
◎ **按法**：用拇指、食指和中指的指腹垂直按压皮肤。发硬、有压痛和紧张感的位置就是穴位。

腧穴定位方法大盘点

 什么是腧穴定位

关于腧穴的定位，历代医家都非常重视。因为临床取穴是否准确，与针灸、推拿等外治法的疗效直接相关。

 "骨度"分寸取穴法

"骨度"分寸取穴法，古称"骨度法"，是指以体表骨节为主要标志折量全身各部的长度和宽度，并依其比例折算出分寸，作为腧穴定位的方法。即以《黄帝内经·灵枢·骨度》规定的人体各部的分寸为基础，并结合历代学者创用的折量寸（将设定的两骨节点之间的长度折量为一定的等份，每1等份为1寸，10等份为1尺），作为定穴的依据（详见图1、表2）。不论男女老幼、高矮胖瘦，均可按此标准测量。

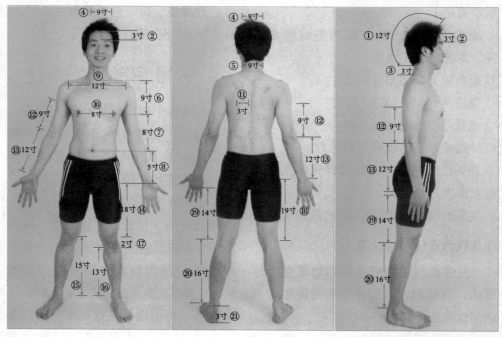

a.正面　　　　　　　　　　b.背面　　　　　　　　　　c.侧面

图1　"骨度"折量寸对照图（序号对应内容见表2）

表2 "骨度"折量寸表

部位	与图1对应序号	起止点	折量寸	度量法	说明
头面部	①	前发际正中→后发际正中	12	直寸	用于确定头部腧穴的纵向距离
	②	眉间（印堂）→前发际正中	3	直寸	用于确定前发际及其头部腧穴的纵向距离
	③	第7颈椎棘突下（大椎）→后发际正中	3	直寸	用于确定后发际及其头部腧穴的纵向距离
	④	两额角发际（头维）之间	9	横寸	用于确定头前部腧穴的横向距离
	⑤	耳后两乳突（完骨）之间	9	横寸	用于确定头后部腧穴的横向距离
胸腹胁部	⑥	胸骨上窝（天突）→剑突尖	9	直寸	用于确定胸部任脉腧穴的纵向距离
	⑦	剑突尖→脐中	8	直寸	用于确定上腹部腧穴的纵向距离
	⑧	脐中→耻骨联合上缘（曲骨）	5	直寸	用于确定下腹部腧穴的纵向距离
	⑨	两肩胛骨喙突内侧缘之间	12	横寸	用于确定胸部腧穴的横向距离
	⑩	两乳头之间	8	横寸	用于确定胸腹部腧穴的横向距离
背腰部	⑪	肩胛骨内侧缘→后正中线	3	横寸	用于确定背腰部腧穴的横向距离
上肢部	⑫	腋前（后）纹头→肘横纹（平尺骨鹰嘴）	9	直寸	用于确定上臂部腧穴的纵向距离
	⑬	肘横纹（平尺骨鹰嘴）→腕掌（背）侧远端横纹	12	直寸	用于确定前臂部腧穴的纵向距离
下肢部	⑭	耻骨联合上缘→髌底	18	直寸	用于确定大腿前部及其内侧部腧穴的纵向距离
	⑮	髌尖（膝中）→内踝尖（⑯胫骨内侧髁下方阴陵泉→内踝尖为13寸；⑰髌尖→髌底为2寸）	15	直寸	用于确定小腿内侧部腧穴的纵向距离
	⑱	股骨大转子→腘横纹（平髌尖）	19	直寸	用于确定大腿部前外侧部腧穴的纵向距离

部 位	与图1对应序号	起止点	折量寸	度量法	说 明
下肢部	⑲	臀沟→腘横纹	14	直寸	用于确定大腿后部腧穴的纵向距离
	⑳	腘横纹（平髌尖）→外踝尖	16	直寸	用于确定小腿外侧部及其后侧部腧穴的纵向距离
	㉑	内踝尖→足底	3	直寸	用于确定足内侧部腧穴的纵向距离

手指同身寸取穴法

手指同身寸取穴法又称"指寸"定位法，是指依据被取穴者本人手指的分寸以量取腧穴的方法。临床上分为以下三种：

中指同身寸法

以被取穴者的中指中节桡侧两端纹头（拇指、中指屈曲成环形）之间的距离作为1寸。这种"同身寸法"与"骨度"分寸相比偏长，只适用于小腿部和下腹部等部位的取穴（图2）。

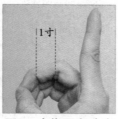

图2 中指同身寸法

拇指同身寸法

被取穴者将大拇指竖起，以

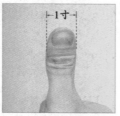

图3 拇指同身寸法

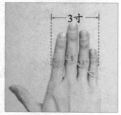

图4 横指同身寸法

其拇指的指间关节的宽度作为1寸（图3）。

横指同身寸法

被取穴者四指并拢，以其中指中节横纹为准，其四指的宽度约为3寸。此法常用于四肢部及腹部取穴（图4）。

体表标志取穴法

体表标志取穴法是以体表解剖学的各种体表标志为依据来确定腧穴位置的方法。体表解剖标志可分为固定标志和活动标志两种。

固定标志

固定标志是指人体中由骨节和肌肉所形成的凸起或凹陷、五官轮廓、发际、指（趾）甲、乳头、脐窝等。例如：腓骨小头前下凹陷处取阳陵泉，腓肠肌肌腹下尖角凹陷处取承山，两眉之间取印堂，两乳头连线中点取膻中，脐中央取神阙。

活动标志

活动标志是指人体各部分的关节、肌肉、肌腱、皮肤随着活动而出现的空隙、凹陷、皱纹、尖端等体表标志。例如：张口取耳门、听宫、听会各穴；闭口取下关穴；外展拇指，在拇长、短伸肌腱之间取阳溪穴；等等。

常用定穴体表标志

应用体表解剖标志定位，需要先确定常用的体表定穴标志。如果传统体表标准术语有完全对应的解剖学术语，则直接采用，不再进行定义。

头部

1. **前发际正中**：头部有发部位的前缘正中（图5-a）。

2. **后发际正中**：头部有发部位的后缘正中。

3. **额角发际**：前发际额部曲角处（图5-a）。

4. **眉间**：两眉头之间的中点（图5-a）。

5. **耳尖**：当耳向前折时耳的最高点。

胸肋部

6. **第2肋**：平胸骨角水平；锁骨下可触及的肋骨即第2肋（图5-a）。

7. **第4肋间**：男子乳头平第4肋间。

颈背腰骶部

8. **第7颈椎棘突**：颈后隆起最高且能随头旋转而转动者即为第7颈椎棘突（图5-b）。

9. **第2胸椎棘突**：直立，两手下垂时，两肩胛骨上角连线与后正中线的交点。

10. **第3胸椎棘突**：直立，两手下垂时，两肩胛冈内侧端连线与后正中线的交点。

11. **第7胸椎棘突**：直立，两手下垂时，两肩胛骨下角的连线与后正中线的交点。

12. **第12胸椎棘突**：直立，两手下垂时，后正中线上两肩胛骨下角连线与两髂嵴最高点连线的中点。

13. **第4腰椎棘突**：两髂嵴最高点连线

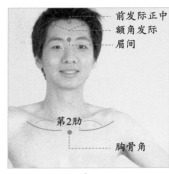
a.正面

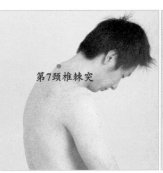
b.背面

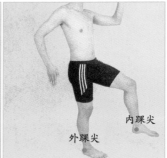
c.侧面

图5　体表标志

与后正中线的交点。

14. **第2骶椎**：两髂后上棘连线与后正中线的交点。

15. **骶管裂孔**：取尾骨上方左右的骶角，与两骶角平齐的后正中线上。

上肢部

16. **赤白肉际**：手掌、手背皮肤移行处；足底、足背皮肤移行处。

下肢部

17. **腘横纹**：腘窝处横纹。

18. **外踝尖**：外踝最凸点（图5-c）。

19. **内踝尖**：内踝最凸点（图5-c）。

 ## 简易快速取穴法

简易快速取穴法是临床上一种简单易行的取穴方法。例如：取血海穴时，被取穴者正坐屈膝，取穴者面对被取穴者，用手掌按在被取穴者的膝盖上，拇指尖指处即为血海穴（图6-a）；取风市穴时，被取穴者直立，两手下垂时，中指尖指处即为风市穴（图6-b）；取天府穴时，被取穴者正坐，前臂向前伸展，鼻尖点臂的地方即为天府穴（图6-c）。此方法是一种辅助取穴方法。

取穴时应注意什么

临床取穴常以"骨度法"为主，再结合其他取穴方法。同时，还必须注意患者的体型、姿势，并且要上下左右互相参照。因此，取穴时应注意：

利用取穴参照

全身的经穴，任脉和督脉位于正中线，它们的穴位较易确定，因此任、督脉的穴位常可作为两旁经穴定位的参考依据。头部和肩部的腧穴比较复杂，取穴时须仔细分辨。取肢体外侧面的穴位时，主要观察筋骨的凹陷等骨性标志；而取形体内侧面的穴位时，除注意体表标志外，还应注意动脉的搏动等。

采取适当的姿势取穴

某些穴位应采取坐姿取穴，而某些穴位则以卧式取穴为宜；有些穴位应伸直肢体取之，而有些穴位则应屈曲肢体取之。

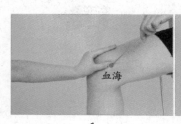 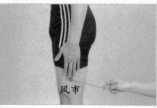 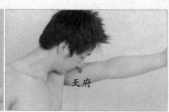

a   b   c

图6 简易快速取穴示例

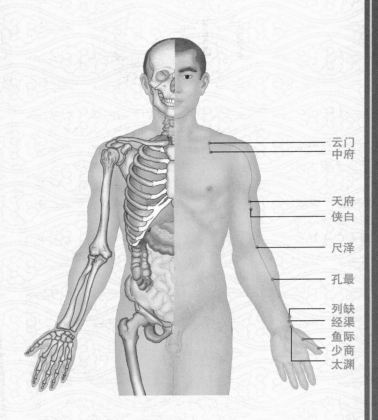

云门
中府

天府
侠白

尺泽

孔最

列缺
经渠
鱼际
少商
太渊

手太阴肺经腧穴

第二章

🪶 适用病症

　　本经腧穴主治咳、喘、咽喉痛等肺系疾病及本经脉循行路线上的其他病症，如上肢麻木酸痛、胸闷、掌心发热等。

中府

○ 常用程度　★
○ 国际编号　LU1

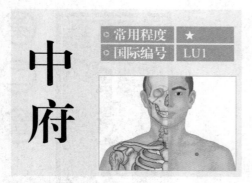

《穴名释义》中，中焦；府，处所。中焦脾胃之气聚集肺经之处。

《标准定位》在胸前壁外上方，云门穴下1寸，横平第1肋间隙，锁骨下窝外侧，前正中线旁开6寸。

《穴位速取》正坐位，以手叉腰，先取锁骨外端下方凹陷处的云门穴，在云门穴直下约1寸，平第1肋间隙，前正中线旁开6寸（图7）。

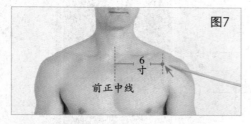

图7

6寸

前正中线

《功效主治》止咳平喘，清泻肺热。主治：咳嗽、气喘、咳吐脓血；胸痛、肺胀满；肩背痛、臂痛。

《常用疗法》刺法：向外斜刺或平刺0.5～0.8寸。

推拿：点按法、擦法、揉法。

《穴位配伍》❶ 配肺俞穴，主治：哮喘、外感咳嗽。

❷ 配肩髎穴，主治肩痛。

❸ 配大杼穴，主治胸热。

特别说明　❶ 肺募穴。❷ 针尖不可向内斜刺，以免误入胸腔，刺伤肺脏。

云门

○ 常用程度　★
○ 国际编号　LU2

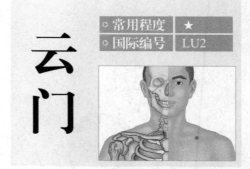

《穴名释义》本穴为手太阴脉气所发，位于胸膺部，内应上焦肺气，为肺气出入之门户，故名"云门"，寓意气血首出云门，犹如气浮游于空中，滋润万物。

《标准定位》在胸前壁的外上方，锁骨下窝凹陷处，肩胛骨喙突内缘，距前正中线6寸。

《穴位速取》正坐位，以手叉腰。锁骨外端下方出现的三角窝的中点处（图8）。

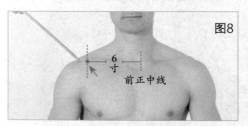

图8

6寸

前正中线

《功效主治》清肺理气，泻四肢热。主治：咳嗽、气喘、胸痛；肩背痛、臂痛。

《常用疗法》刺法：向外斜刺0.5～0.8寸。

灸法：艾炷灸3～7壮，艾条灸5～15分钟。

推拿：拿法、按法、揉法。

《穴位配伍》❶ 配天宗穴、秉风穴、肩髃穴，主治：肩痛不举。

❷ 配膻中穴、内关穴，主治胸闷痛。

特别说明　❶ 斜刺时，局部酸胀，可向前胸或腋下放散。❷ 不宜直刺或向内斜刺，以免刺伤肺脏，引起气胸。

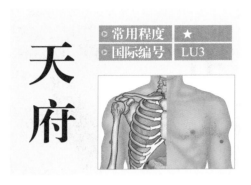

◇常用程度	★
◇国际编号	LU3

天府

《穴名释义》天，指人体上部；府，意为聚的意思。古时取此穴时需请患者以手伸直，用鼻尖碰手臂时的触点处为穴。因鼻为肺的窍，肺凭借鼻通天气，又为人身诸气汇聚的地方。

《标准定位》在臂前外侧，肱二头肌桡侧缘，腋前纹头下3寸。

《穴位速取》❶坐位，臂向前平举，俯头，鼻尖接触上臂处即是（图9）。
❷肱二头肌外侧沟中，腋前纹头至肘横纹的上1/3与下2/3交界处。

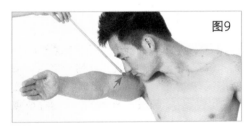

图9

《功效主治》调理肺气，安神定志。主治：咳嗽、气喘；鼻出血、吐血；精神病；甲状腺肿大；肩臂部疼痛。

《常用疗法》刺法：直刺0.5～1寸。
灸法：艾炷灸或温针灸3～5壮，艾条灸5～15分钟。
推拿：点按法、指推法、擦法、揉法。

《穴位配伍》❶配尺泽穴、列缺穴，主治：咳嗽。
❷配合谷穴，主治鼻出血。

◇常用程度	★
◇国际编号	LU4

侠白

《穴名释义》侠，通"夹"，有旁边之意。这个字指出了穴位的具体位置。白，即白色，是肺的颜色，是与肺部健康有关的穴位。由此可见侠白穴主肺。

《标准定位》在臂前外侧，肱二头肌桡侧缘，腋前纹头下4寸或肘横纹上5寸。

《穴位速取》❶正坐位，两手合掌向前伸直，夹住乳房，此时乳头所指的手臂内侧处，即是侠白穴（图10）。
❷在臂前外侧，肱二头肌桡侧缘，天府下1寸。

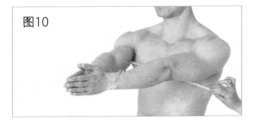

图10

《功效主治》宣肺理气，宽胸理胃。主治：干呕、烦满；咳嗽、气喘；上臂内侧痛。

《常用疗法》刺法：直刺0.5～1寸。
灸法：温针灸3～5壮，艾条灸5～10分钟。
推拿：点按法、揉法、拿法。

《穴位配伍》❶配尺泽穴、孔最穴，主治咳嗽。
❷配心俞穴、膈俞穴、内关穴，主治胸痛烦满。

特别说明 直刺时局部酸胀，似触电感传至胸前或向前臂放散。

尺泽

○ 常用程度	★★★
○ 国际编号	LU5

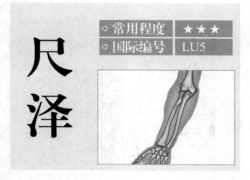

〈穴名释义〉尺，尺部、前臂；泽，沼泽。脉气流注于此，如水注沼泽。

〈标准定位〉在肘前侧，肘横纹上，肱二头肌腱桡侧缘凹陷中。

〈穴位速取〉手掌向上，肘部稍弯曲，用拇指沿肘横纹从外（桡）侧向内（尺）侧触摸，在肘弯正中可摸到一条粗大的筋腱（肱二头肌），靠这条大筋外边的肘弯横纹凹陷处，压之会有酸胀感，即为尺泽穴（图11）。

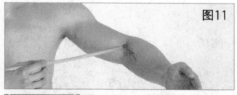

图11

〈功效主治〉调理肺气，清热和中，通络止痛。主治：咳嗽、气喘、咳血、潮热、胸中胀满、咽喉肿痛；肘臂挛痛；小儿惊风；急性腹痛、吐泻。

〈常用疗法〉刺法：直刺0.8～1.2寸或用三棱针点刺放血。

灸法：隔姜灸5～7壮，温和灸10～20分钟。

推拿：点按法、揉法、拿法。

〈穴位配伍〉❶ 配肺俞穴，主治咳嗽、气喘。

❷ 配少商穴，主治咽喉肿痛。

特别说明	合穴。

孔最

○ 常用程度	★★
○ 国际编号	LU6

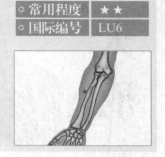

〈穴名释义〉孔，孔隙；最，极。手太阴肺经之气深聚之处。

〈标准定位〉在前臂前外侧，腕掌侧远端横纹上7寸，尺泽与太渊连线上。

〈穴位速取〉伸臂侧掌，在尺泽与太渊连线的中点上1寸处取穴（图12）。

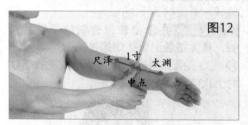

图12

尺泽　1寸　太渊

中点

〈功效主治〉清热止血，润肺理气。主治：发热汗不出；咳嗽、气喘、咳血、咽喉肿痛；肘臂疼痛；痔疮出血。

〈常用疗法〉刺法：直刺0.5～0.8寸或点刺放血。

灸法：艾炷灸或温针灸5～7壮，艾条灸10～20分钟。

推拿：点按法、揉法、拿法、推法。

〈穴位配伍〉❶ 配曲泽穴、肺俞穴，主治咳血。

❷ 配肺俞穴、风门穴，主治咳嗽、气喘。

❸ 配少商穴，主治咽喉肿痛。

特别说明	❶ 郄穴。❷ 针刺时，局部有酸胀沉重感，可向前臂扩散。

列缺

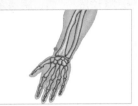

《穴名释义》列，分解；缺，器破。手太阴肺经从此穴处分支，别走手阳明大肠经。

《标准定位》在前臂外侧，桡骨茎突上方，腕掌侧远端横纹上1.5寸，拇短伸肌腱与拇长展肌腱之间，拇长展肌腱沟的凹陷中。

《穴位速取》以被取穴者左右两手虎口交叉，一手食指压在另一手的桡骨茎突上，在食指尖到达之处即是（图13）。

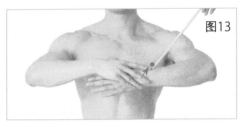

图13

《功效主治》宣肺疏风，通调任脉。主治：外感头痛、咳嗽、气喘、咽喉痛；口眼㖞斜、牙痛；高血压；遗精；手腕无力。

《常用疗法》刺法：向上斜刺0.5~0.8寸。
灸法：艾炷灸3~5壮，艾条灸5~10分钟。

《穴位配伍》❶配大椎穴，主治高血压。❷配照海穴，主治阴虚、咽喉疼痛。

特别说明
❶络穴、八脉交会穴，通任脉。
❷若用于治疗腕部疾患，可向下斜刺0.5寸，若治疗外感时，可向大肠经方向斜刺0.3~0.5寸。

经渠

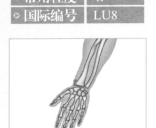

《穴名释义》经，经过；渠，沟渠。当动脉所在，血气旺盛，犹如水渠。

《标准定位》在前臂前外侧，桡骨茎突与桡动脉之间的凹陷处，腕掌侧远端横纹上1寸即是。

《穴位速取》伸臂侧掌，从腕横纹上1横指桡骨茎突的高点向内侧推至骨边，可感觉与桡动脉间有一凹陷处（图14）。

图14

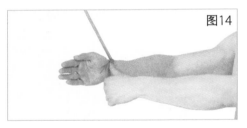

《功效主治》宣肺利咽，降逆平喘。主治：咳嗽、气喘、咽喉肿痛、胸痛；手腕痛、膈肌痉挛。

《常用疗法》刺法：向上斜刺0.3~0.5寸。
灸法：艾炷灸或温针灸3~5壮，艾条灸5~10分钟。
推拿：点按法、揉法、拿法。

《穴位配伍》❶配大椎穴，主治高血压。❷配照海穴，主治阴虚、咽喉疼痛。❸配肺俞穴，主治咳嗽。

特别说明
❶经穴。
❷针刺时应避开动脉；可灸，但不宜直接灸。

15

太渊

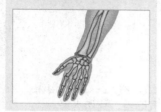

◇ 常用程度　★★
◇ 国际编号　LU9

《标准定位》 腕掌侧远端横纹桡侧，桡动脉搏动处。

《穴位速取》 坐位，伸臂侧掌，在腕横纹桡侧轻触桡动脉，从感觉到搏动处稍往桡侧移动，至凹陷处（图15）。

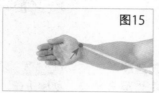

图15

《功效主治》 调理肺气，活血通脉。主治：咳嗽、气喘、咳血、咽喉肿痛；胸背痛；腕痛无力、无脉症。

《常用疗法》 刺法：直刺0.2～0.3寸。

灸法：艾炷灸1～3壮，艾条灸5～10分钟。

推拿：点按法、揉法、拿法。

特别说明 输穴、原穴，八会穴之脉会。

鱼际

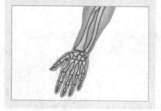

◇ 常用程度　★★
◇ 国际编号　LU10

《标准定位》 手拇指本节（第1掌指关节）后凹陷处，约在第1掌骨中点桡侧中点赤白肉际处。

《穴位速取》 仰掌，在第1掌指关节后，第1掌骨中点，掌后白肉（大鱼际肌）隆起

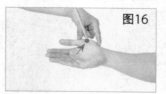

图16

的边缘，赤白肉际处即是（图16）。

《功效主治》 此穴位为荥穴。清泻肺热，止咳平喘。主治：气喘、咳嗽、咳血、咽喉肿痛、失音；外感发热；心悸；小儿疳积；腹泻。

《常用疗法》 刺法：直刺0.5～0.8寸。

灸法：艾炷灸1～3壮，艾条灸3～5分钟。

推拿：点按法、揉法、拿法。

少商

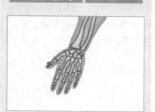

◇ 常用程度　★★
◇ 国际编号　LU11

《标准定位》 在手拇指末节桡侧，指甲根角侧上方0.1寸。

《穴位速取》 伏掌，手拇指末节桡侧沿指甲桡侧面画一直线与指甲基底缘水平线交点处，按后有痛感（图17）。

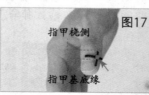

指甲桡侧

指甲基底缘

图17

《功效主治》 清热利咽，醒脑开窍。主治：咽喉肿痛、咳嗽；鼻出血；高热；中暑、昏迷、癫狂；指端麻木。

《常用疗法》 刺法：浅刺0.1～0.2寸或用三棱针点刺挤压放血5～10滴。

灸法：艾条灸5～10分钟。

推拿：点按法、掐法。

特别说明 井穴。

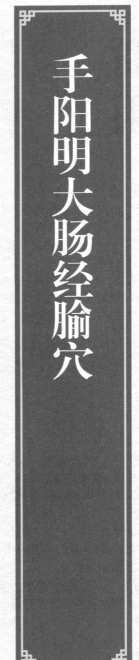

手阳明大肠经腧穴

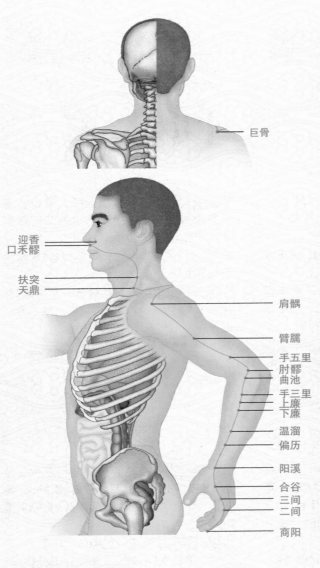

巨骨

迎香
口禾髎

扶突
天鼎

肩髃

臂臑

手五里
肘髎
曲池
手三里
上廉
下廉

温溜
偏历

阳溪

合谷
三间
二间

商阳

适用病症

　　本经腧穴主治头面、五官、咽喉病症，胃肠等腹部疾病，热病和本经脉循行所经过部位的病症，如腹痛、肠鸣、泄泻、便秘、头痛、牙痛、咽喉肿痛、鼻炎、上肢肿痛或寒冷麻木等。

商阳

◇ 常用程度 ★
◇ 国际编号 LI1

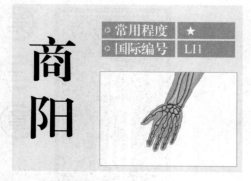

《穴名释义》商，五音之一，属金；阳，阳气。大肠经与肺相合，行于阳分。肺音商，金音商，故名商阳。

《标准定位》在手食指末节桡侧，指甲根角侧上方0.1寸。

《穴位速取》坐位，伸指伏掌，食指指甲底部与桡侧缘两引线的交点处，指甲根角侧上方0.1寸，按压有痛感（图18）。

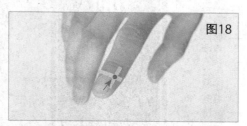

图18

《功效主治》清热解表，理气平喘，开窍醒神。主治：咽喉肿痛、牙痛、腮腺炎；耳聋；高血压、热病、昏迷；食指端麻木。

《常用疗法》刺法：浅刺0.1～0.2寸或三棱针点刺出血。
灸法：米粒灸1～3壮，艾条灸5～10分钟。
推拿：点按法、掐法。

《穴位配伍》❶ 配少商穴、中冲穴、关冲穴，主治脑卒中昏迷，中暑。
❷配合谷穴、少商穴，主治咽喉肿痛。

特别说明 ❶ 井穴。
❷ 点刺时边挤压边擦净血液，直到血色变淡为止。

二间

◇ 常用程度 ★
◇ 国际编号 LI2

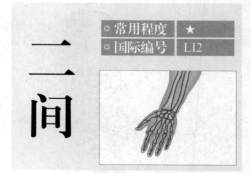

《穴名释义》二，第二；间，隙也，意指隙陷处。穴在手第2掌指关节前凹陷处，本经第2个穴位。

《标准定位》微握拳，在手指第2掌指关节桡侧远端赤白肉际处。

《穴位速取》伸臂，微握拳，食指第2掌指关节前缘桡侧皮肤皱褶顶点，触之有凹陷处，按压有痛胀感（图19）。

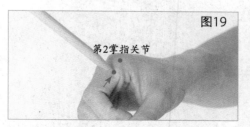

图19

第2掌指关节

《功效主治》解表清热，通利咽喉。主治：牙痛、咽喉肿痛；目赤肿痛、睑腺炎；鼻出血；扁桃体炎；热病；肩周炎；食指关节肿痛。

《常用疗法》刺法：直刺0.3～0.5寸。
灸法：米粒灸3～5壮，艾条灸5～10分钟。
推拿：点按法、掐法。

《穴位配伍》❶ 配太阳穴，主治目赤肿痛、睑腺炎。
❷ 配合谷穴，主治牙痛。

特别说明 ❶ 荥穴。
❷ 针刺时，局部有酸胀感。

三间

◇ 常用程度　★★
◇ 国际编号　LI3

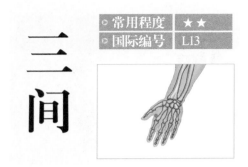

《穴名释义》三，第三；间，隙也，意指隙陷处。穴在手第2掌指关节后陷处，本经第3个穴位。

《标准定位》微握拳，在手背第2掌指关节桡侧近端凹陷处。

《穴位速取》微握拳，沿食指桡侧的掌背交界线轻推，手食指第2掌指关节后缘触及一凹陷处，按压有酸胀感（图20）。

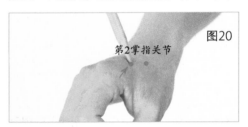

第2掌指关节　　图20

《功效主治》泻热止痛，通利咽喉。主治：目痛、青光眼；牙痛；三叉神经痛；咽喉肿痛；身热；手背及手指红肿疼痛。

《常用疗法》刺法：直刺0.5～0.8寸。
灸法：米粒灸3～5壮，艾条灸5～10分钟。
推拿：点按法、掐法。

《穴位配伍》❶ 配角孙穴，治三叉神经痛。
❷ 配二间穴，主治肩周炎。

特别说明
❶ 输穴。
❷ 直刺时，局部麻胀或向手背放散。

合谷

◇ 常用程度　★★★★
◇ 国际编号　LI4

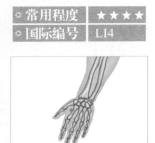

《穴名释义》合，合拢也；谷，山谷也。穴在第1、2掌骨间，言两骨相合形如山谷处也。

《标准定位》在手背第1、2掌骨间，约平第2掌骨桡侧的中点处。

《穴位速取》❶ 以一手的拇指指间关节横纹放置在另一手拇指、食指之间的指蹼缘上，在拇指尖下。
❷ 在手背，第2掌骨桡侧的中点处，按压有酸胀感（图21）。

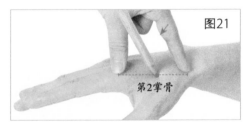

图21

第2掌骨

《功效主治》镇静止痛，通经活络。主治：外感头痛、头晕、目赤肿痛；鼻窦炎、鼻出血；牙痛、牙关紧闭；耳聋；面瘫、面肌抽搐；咽肿失音；恶寒、发热、热病无汗、多汗；痛经、闭经；胃痛、腹痛。

《常用疗法》刺法：直刺0.5～1寸。
灸法：米粒灸8～9壮，艾条灸10～20分钟。
推拿：点按法、揉法、拿法、摩法。

《穴位配伍》配三阴交穴，主治痛经。

特别说明
❶ 原穴。
❷ 孕妇不宜针灸。

阳溪

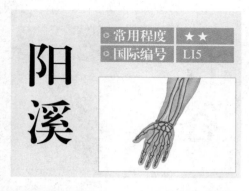

○ 常用程度	★★
○ 国际编号	LI5

《穴名释义》 阳，阳气；溪，溪流。穴局部呈凹陷，就好像山间的溪流。

《标准定位》 在腕后外侧，腕背侧远端横纹桡侧，桡骨茎突远端，手拇指充分外展和后伸时，在拇短伸肌腱与拇长伸肌腱之间的凹陷处。

《穴位速取》 将手掌侧放，拇指伸直向上翘起，在腕背桡侧，手腕横纹上侧有一凹陷处，按压有酸胀感（图22）。

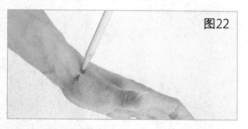

图22

《功效主治》 清热散风，舒筋利节。主治：前头痛、目赤肿痛、结膜炎、面神经麻痹、牙痛、耳聋、瘾疹；手腕无力。

《常用疗法》 刺法：直刺0.5～0.8寸。
灸法：米粒灸3～5壮，艾条灸10～20分钟。
推拿：点按法、揉法。

《穴位配伍》 ❶ 配上星穴、二间穴、前谷穴，主治目痛。
❷ 配阳谷穴，主治神经系统疾病。
❸ 配迎香穴、印堂穴，主治鼻炎。

特别说明	经穴。

偏历

○ 常用程度	★★
○ 国际编号	LI6

《穴名释义》 偏，偏斜；历，经历。穴为手阳明之络，脉气由本穴偏侧别出，越历本经走向太阴之脉。

《标准定位》 在前臂后外侧，腕背侧远端横纹上3寸，阳溪与曲池连线上。

《穴位速取》 ❶ 前臂侧立位，先取阳溪再向上量4横指（即3寸）处，桡骨外侧即是（图23）。

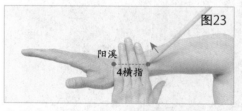

图23

阳溪

4横指

❷ 两虎口垂直交叉，在中指端落于前臂背面，所指处有一凹陷，按压有酸痛感。

《功效主治》 清热利尿，通经活络。主治：龋齿；耳聋、耳鸣；鼻出血；喉痛；面瘫；水肿、手臂酸痛。

《常用疗法》 刺法：直刺0.3～0.5寸或斜刺0.5～0.8寸。
灸法：艾炷灸或温针灸3～5壮，艾条灸5～10分钟。
推拿：点按法、揉法、拿法、推法。

《穴位配伍》 ❶ 配听宫穴，主治耳聋、耳鸣。
❷ 配水分穴、阴陵泉穴，主治水肿。

特别说明	络穴。

温溜

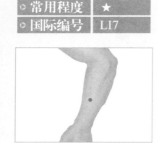

《穴名释义》温，温热；溜，通流。气血流经至此而深聚之处。

《标准定位》在前臂后外侧，腕背侧远端横纹上5寸，阳溪与曲池连线上。

《穴位速取》伸臂，掌向胸，先确定阳溪与曲池的位置，再从阳溪与曲池连线的中点处向下量1横指处即是（图24）。

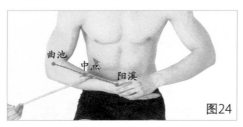

曲池　中点　阳溪　图24

《功效主治》调理肠胃，清邪泻热。主治：头痛、咽喉肿痛；鼻出血；腮腺炎；扁桃体炎；面瘫、面肿、癫狂；急性肠鸣、腹痛、肩背酸痛；痔疮；疗疮。

《常用疗法》刺法：直刺0.5~0.8寸。
灸法：艾炷灸3~5壮，艾条灸5~10分钟。
推拿：点按法、揉法、拿法、推法。

《穴位配伍》❶ 配期门穴，主治项强。
❷ 配厥阴俞穴、内庭穴，主治牙痛。

特别说明 ❶ 郄穴。
❷ 针刺时，局部有酸胀感。

下廉

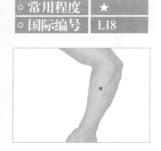

《穴名释义》下，下方；廉，边缘。屈肘侧置，穴在前臂桡侧内缘，上廉下方。

《标准定位》在前臂后外侧，肘横纹下4寸，阳溪与曲池连线上。

《穴位速取》前臂侧立位，在阳溪与曲池连线上1/3与下2/3的交点处（图25）。

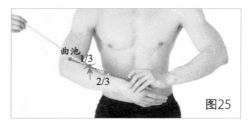

曲池　1/3　2/3　图25

《功效主治》调理肠腑，通经活络。主治：头痛、眩晕、目痛；牙痛、扁桃体炎；腹胀、腹痛；肘臂痛；脑血管病后遗症。

《常用疗法》刺法：直刺0.5~1寸。
灸法：艾炷灸或温针灸3~5壮，艾条灸5~10分钟。
推拿：点按法、揉法、拿法、推法。

《穴位配伍》❶ 配足三里穴，主治腹胀、腹痛。
❷ 配头维穴、神庭穴，主治头痛、眩晕、目痛等。
❸ 配丘墟穴，主治癫狂。

特别说明 针刺下廉穴可促进胃肠蠕动。

上廉

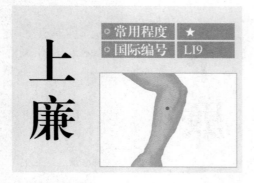

◦ 常用程度	★
◦ 国际编号	LI9

《穴名释义》上，上方；廉，边缘。屈肘侧置，穴在前臂桡侧内缘，下廉上方。

《标准定位》在前臂后外侧，肘横纹下3寸，阳溪与曲池连线上。

《穴位速取》❶ 前臂侧立位，在曲池下4横指（即3寸），桡骨内侧处（图26）。

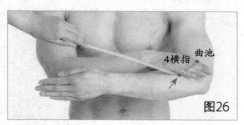

4横指　曲池

图26

❷ 位于阳溪与曲池连线上1/4与3/4的交点处。

《功效主治》调理肠腑，通经活络。主治：头痛、牙痛；半身不遂、肩臂酸痛、桡神经麻痹、手臂麻木；腹痛肠鸣；脑血管疾病后遗症。

《常用疗法》刺法：直刺0.5~1寸。
灸法：艾炷灸3~5壮，艾条灸5~10分钟。
推拿：点按法、揉法、拿法、推法。

《穴位配伍》❶ 配曲池穴，主治手臂麻木。
❷ 配足三里穴、内关穴，主要治疗脑血管疾病后遗症。

┌─────┬─────────────────────────┐
│特别 │❶ 针刺时，局部有酸胀感。   │
│说明 │❷ 针刺上廉穴可使胃蠕动增强。   │
└─────┴─────────────────────────┘

手三里

◦ 常用程度	★ ★ ★
◦ 国际编号	LI10

《穴名释义》手，上肢；三，数词；里，古代有以里为寸之说。穴在上肢，因距手臂肘端3寸，故名。

《标准定位》在前臂后外侧，肘横纹下2寸，阳溪与曲池连线上。

《穴位速取》侧腕屈肘，先确定阳溪与曲池的位置，从曲池沿阳溪与曲池的连线向下量约2横指（图27）。

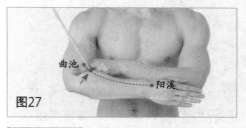

曲池　　阳溪

图27

《功效主治》通经活络，清热明目，理气通腑。主治：腰痛、肩背痛、上肢不遂、肩周炎；消化性溃疡、肠炎、消化不良、牙痛、口腔炎；腹痛、腹泻。

《常用疗法》刺法：直刺0.8~1.2寸。
灸法：艾炷灸或温针灸5~7壮，艾条灸10~20分钟。
推拿：点按法、揉法、拿法、推法。

《穴位配伍》❶ 配肩髃穴，主治上肢不遂、胃脘胀满。
❷ 配后溪穴，主治腰痛。

┌─────┬─────────────────────────┐
│特别 │弹拨手三里可消除因针刺不当引   │
│说明 │起的不适感。   │
└─────┴─────────────────────────┘

曲池

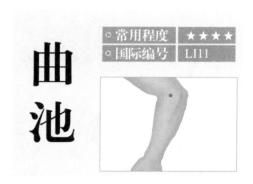

◉ 常用程度	★★★★
◉ 国际编号	LI11

【穴名释义】 曲，弯曲；池，池塘。脉气流注于水池中；又取穴时，屈曲其肘，横纹处有凹陷，形似浅池，故名。

【标准定位】 在肘横纹外侧端，屈肘，尺泽与肱骨外上髁连线的中点。

【穴位速取】 屈肘90度，肘横纹外侧端外凹陷中，按压有酸胀感处，即为曲池穴（图28）。

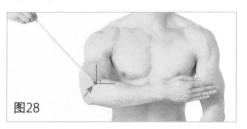

图28

【功效主治】 疏风清热，调和营卫。主治：热病、咽痛、目赤肿痛、视物不清、牙痛、半身不遂、肩痛不举、膝关节肿痛；头痛、头晕；月经不调；瘾疹、疥疮、丹毒；腹痛、吐泻；癫狂；瘰疬。

【常用疗法】 刺法：直刺1～1.5寸或用三棱针点刺放血。

灸法：艾炷灸5～7壮。

推拿：点按法、揉法、拿法、推法。

【穴位配伍】 ❶ 配肩髃穴、外关穴，主治上肢痿痹。

❷ 配合谷穴、血海穴、委中穴、膈俞穴，主治丹毒、荨麻疹。

❸ 配太冲穴、大椎穴，主治高血压。

肘髎

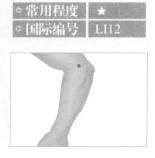

◉ 常用程度	★
◉ 国际编号	LI12

【穴名释义】 肘，肘部；髎，孔穴。穴在肘上肱骨旁凹陷，靠近骨隙处，故名。

【标准定位】 在肘后外侧，肱骨外上髁上缘，髁上嵴的前缘。

【穴位速取】 ❶ 在臂外侧，屈肘，先取曲池穴再向上量1横指处，在肱骨边缘处即为肘髎穴（图29）。

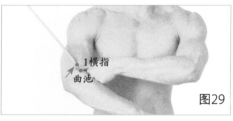

1横指
曲池

图29

❷ 屈肘，从曲池向外上方轻推，至肱骨外上髁上缘一凹陷处。

【功效主治】 舒筋活络，通经止痛。主治：肘臂酸痛、麻木、挛急、上肢神经痛、风湿性肘关节炎。

【常用疗法】 刺法：直刺0.5～1寸或沿胫骨前缘斜刺1～1.5寸。

灸法：艾炷灸或温针灸3～7壮，艾条灸10～20分钟。

推拿：点按法、揉法、拿法、推法。

【穴位配伍】 ❶ 配曲池穴，主治肱骨外上髁炎。

❷ 配列缺穴、阳溪穴，主治桡骨茎突狭窄性腱鞘炎。

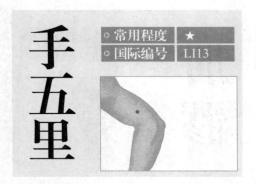

手五里

○ 常用程度　★
○ 国际编号　LI13

《穴名释义》手，上肢；五，数词；里，古代以里为寸，穴在曲池上3寸，若自肘端（肱骨外上髁）向上量之，适得5寸，故名。

《标准定位》在臂外侧，曲池与肩髃连线上，肘横纹上3寸。

《穴位速取》抬臂屈肘，自曲池沿曲池与肩髃连线向上量4横指（即3寸），所及肱骨桡侧缘的凹陷处即是（图30）。

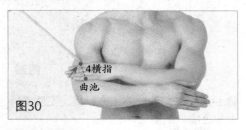

4横指
曲池
图30

《功效主治》理气散结，通经活络。主治：咳血、肺炎、胸膜炎、腹膜炎；淋巴结肿大、扁桃体炎；偏瘫；肘臂酸痛、麻木、挛急。

《常用疗法》刺法：直刺0.5～1寸。
灸法：艾炷灸或温针灸3～5壮，艾条灸5～20分钟。
推拿：揉法、点按法、拿法、推法。

《穴位配伍》❶配曲池穴，主治肘臂挛痛。
❷配合谷穴、曲池穴，主治牙痛。

臂臑

○ 常用程度　★★
○ 国际编号　LI14

《穴名释义》臂，上肢；臑，上臂肉隆起处。穴在上肢肌肉隆起处，故名。

《标准定位》在臂外侧，曲池与肩髃连线上，曲池上7寸，自然垂臂时，三角肌前缘处。

《穴位速取》屈肘，微握拳，上肢用力使其紧张，则上臂可见明显隆起，即三角肌，在三角肌下端偏内侧处，按压有酸胀感（图31）。

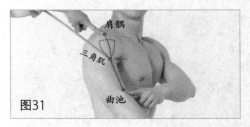

肩髃
三角肌
曲池
图31

《功效主治》清热明目，祛风通络。主治：目疾；淋巴结肿大；瘰疬；肩臂痛、上肢瘫痪或疼痛、颈项强痛、头痛；肌肉拉伤、肩周炎。

《常用疗法》刺法：直刺0.5～1寸或向上斜刺0.8～1.5寸。
灸法：艾炷灸或温针灸3～7壮，艾条灸5～20分钟。
推拿：揉法、点按法、拿法、推法。

《穴位配伍》❶配肩髃穴、肩贞穴，主治肩周炎。
❷配光明穴，主治目疾。

《标准定位》在肩带部，肩峰外侧缘前端与肱骨大结节两骨间凹陷中。

《穴位速取》屈肘外展，肩峰外侧缘前后端呈现两个凹陷，前一较深凹陷（图32）。

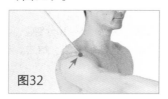
图32

《功效主治》通利关节，疏散风热。主治：上肢不遂、肩痛不举；瘰疬、风疹、荨麻疹；高血压；乳腺炎。

《常用疗法》刺法：直刺或向下斜刺0.8～1.5寸。

灸法：艾炷灸5～7壮。

推拿：揉法、点按法、拿法、推法。

肩髃

◦ 常用程度　★★
◦ 国际编号　LI15

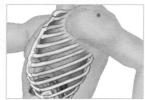

《标准定位》在肩带部，锁骨肩峰端与肩胛冈之间的凹陷处。

《穴位速取》在肩上部，锁骨肩峰端与肩胛冈之间的凹陷处即是，按压会有酸痛感（图33）。

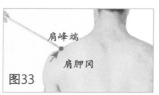
肩峰端
肩胛冈
图33

《功效主治》通经活络，散结消肿。主治：肩背疼痛；瘰疬、瘿气；吐血、胃出血。

《常用疗法》刺法：直刺或斜刺0.4～0.8寸或斜向外下方刺0.5～1寸。

灸法：艾炷灸或温针灸3～5壮。

推拿：揉法、点按法、拿法、推法。

巨骨

◦ 常用程度　★★
◦ 国际编号　LI16

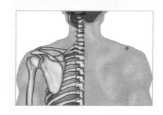

《标准定位》在颈前部，横平环状软骨，胸锁乳突肌后缘，在喉结旁，扶突穴与缺盆连线的中点。

《穴位速取》头微侧仰，位于喉结旁开3寸，扶突下1寸，在胸锁乳突肌的胸骨

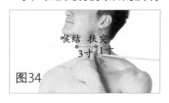
喉结　扶突
3寸 1寸
图34

头与锁骨头的结合处即为天鼎穴（图34）。

《功效主治》清咽散结，理气化痰。主治：暴喑、气哽、咽喉肿痛；瘰疬、瘿气。

《常用疗法》刺法：直刺或斜刺0.5～0.8寸。

灸法：艾炷灸3～5壮。

推拿：揉法、点按法、拿法、推法。

天鼎

◦ 常用程度　★★
◦ 国际编号　LI17

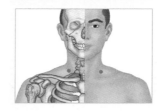

扶突

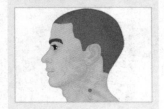

- 常用程度　★
- 国际编号　LI18

《标准定位》在颈前部，喉结旁，胸锁乳突肌的前、后缘之间。

《穴位速取》头微侧仰，先取甲状软骨与舌骨之间的廉泉穴，从廉泉向外4横指（即3寸），在胸锁乳突肌的前、后缘之间即为扶突穴（图35）。

《功效主治》清咽消肿，理气降逆。主治：咳嗽气喘、咽喉肿痛、暴喑；瘿气、瘰疬；低血压。

《常用疗法》刺法：直刺或斜刺0.5～0.8寸。
灸法：艾条灸5～10分钟。
推拿：揉法、拿法、推法。

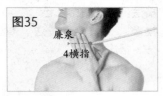

图35
廉泉
4横指

口禾髎

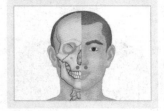

- 常用程度　★★
- 国际编号　LI19

《标准定位》在上唇部，鼻孔外缘直下，平水沟穴，平人中沟上1/3与下2/3交点处。

《穴位速取》正坐位，位于上唇部，鼻孔外缘直下，平水沟穴处，按压会有痛感（图36）。

《功效主治》祛风开窍，活血止血。主治：鼻塞、鼻出血、嗅觉减退、腮腺炎；口噤不开、口眼㖞斜；龋齿、牙龈脓肿。

《常用疗法》刺法：直刺0.3～0.5寸或向内平刺0.5～1寸。
推拿：揉法、点按法、拿法、推法。

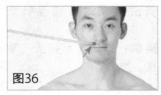

图36

迎香

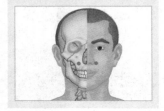

- 常用程度　★★★
- 国际编号　LI20

《标准定位》在面部，在鼻翼的外缘中点旁，鼻唇沟中。

《穴位速取》正坐位，用手指从鼻翼沿鼻唇沟向上推，至鼻唇沟中点处可触及一凹陷，按之酸胀处即是（图37）。

《功效主治》疏风解表，通利鼻窍。主治：鼻塞、鼻出血；脑卒中后遗症、口眼㖞斜、三叉神经痛；胆道蛔虫病；便秘、痛经。

《常用疗法》刺法：直刺0.2～0.3寸或沿鼻根向内上方平刺0.3～0.5寸。
推拿：揉法、点按法、拿法、推法。

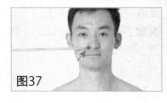

图37

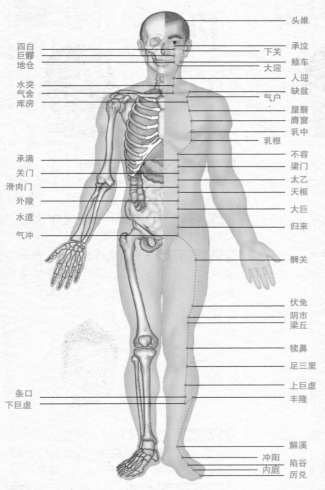

头维
承泣
下关
颊车
大迎
人迎
缺盆
气户
屋翳
膺窗
乳中
乳根
不容
梁门
太乙
天枢
大巨
归来
髀关
伏兔
阴市
梁丘
犊鼻
足三里
上巨虚
丰隆
解溪
冲阳
陷谷
内庭
厉兑

四白
巨髎
地仓
水突
气舍
库房
承满
关门
滑肉门
外陵
水道
气冲
条口
下巨虚

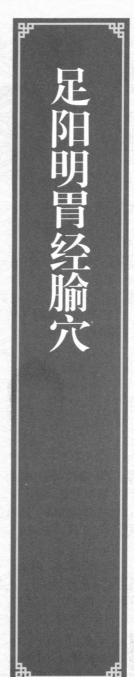

足阳明胃经腧穴

第四章

适用病症

　　本经腧穴主治胃肠等消化系统及神经系统、呼吸系统、循环系统和经脉循行路线所经过部位的病症，如胃痛、胸部及下肢疼痛、面神经炎、中风后遗症、热病等。

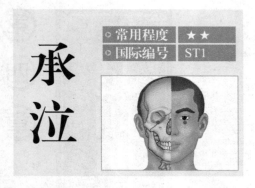

◇ 常用程度	★★
◇ 国际编号	ST1

承泣

《穴名释义》承，承受；泣，眼泪。穴在瞳孔下0.7寸，意指泣时泪下，穴处承受之，故名。

《标准定位》在面部，眼球与眶下缘之间，瞳孔直下。

《穴位速取》正坐位，直视前方，在面部，瞳孔正下方，在眼球与眶下缘之间的凹陷处（图38）。

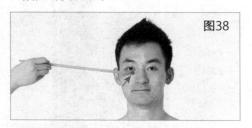

图38

《功效主治》疏风清热，明目止痛。主治：眼部疲劳、眼部充血、迎风流泪、夜盲、近视；眼睑眴动、口眼㖞斜、面肌痉挛。

《常用疗法》刺法：直刺0.5～1寸或平刺0.5～0.8寸。

推拿：揉法、点按法、摩法。

《穴位配伍》❶ 配内关穴，主治心律失常。
❷ 配睛明穴、攒竹穴、光明穴，主治目痛。

特别说明 ❶ 足阳明、阳跷、任脉交会穴。
❷ 针刺时以左手拇指向上轻推眼球，紧靠框缘缓慢进针，不宜提插，以防刺破血管引起血肿；出针时稍加按压，以防出血。

◇ 常用程度	★★
◇ 国际编号	ST2

四白

《穴名释义》四，四方广阔；白，明。穴在目下1寸，主"目不明"，针刺能使视力复明四方。

《标准定位》在面部，瞳孔直下，眶下孔凹陷中。

《穴位速取》正坐位或仰卧位，在面部，直视前方，瞳孔直下，沿眼眶向下约半横指，可触及一凹陷，按之酸胀（图39）。

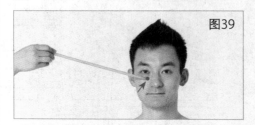

图39

《功效主治》散风明目，通经活络。主治：近视、目翳、目赤痛痒；眼睑眴动、口眼㖞斜；三叉神经痛、头痛、面痛、眩晕。

《常用疗法》刺法：直刺或向上斜刺0.3～0.5寸。

推拿：揉法。

《穴位配伍》❶ 配廉泉穴、承浆穴，主治口眼㖞斜。
❷ 配颊车穴、攒竹穴、太阳穴，主治角膜炎。

特别说明 针刺时不可深刺，以免伤及眶下动、静脉，也不可过度提插捻转。

巨髎

◎ 常用程度　★
◎ 国际编号　ST3

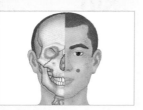

《穴名释义》 巨，巨大；髎，骨隙。穴在面部上颌骨和头骨交接处的大骨隙中，故名。

《标准定位》 在面部，瞳孔直下，横平鼻翼下缘处，鼻唇沟外侧。

《穴位速取》 正坐位或仰卧位，直视前方，瞳孔直下，沿瞳孔直下垂直线向下轻推，至与鼻翼下缘水平线的交点处，按之有酸胀感（图40）。

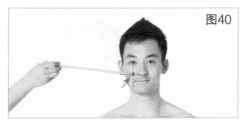

图40

《功效主治》 清热息风，明目退翳。主治：面痛、口眼㖞斜、眼睑䀮动；鼻出血、牙痛、唇颊肿痛；三叉神经痛；青光眼、近视、白内障。

《常用疗法》 刺法：直刺0.3 ~ 0.5寸。
灸法：温针灸3 ~ 5壮，艾条灸5 ~ 10分钟。
推拿：揉法、点按法、一指禅法。

《穴位配伍》 ❶ 配合谷穴，主治牙痛。
❷ 配地仓穴、颊车穴，主治口㖞。

特别说明	❶ 足阳明、阳跷交会穴。 ❷ 治疗面瘫时，可向颊车方向透刺。

地仓

◎ 常用程度　★★★
◎ 国际编号　ST4

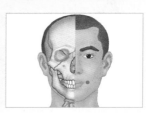

《穴名释义》 地，土地；仓，粮仓。土生五谷，谷从口入，如进粮仓。穴在口角旁，又脾主口土，为仓廪之官。

《标准定位》 在面部，口角旁开0.4寸，上直瞳孔。

《穴位速取》 正坐位，直视前方，瞳孔直下，沿瞳孔直下垂直线向下轻推，至与口角水平线的交点处（图41）。

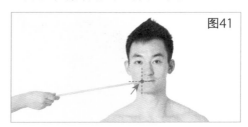

图41

《功效主治》 祛风止痛，舒筋活络。主治：口角㖞斜、流涎、唇颊肿、口腔黏膜炎、面肌痉挛、三叉神经痛、眼睑䀮动；小儿流涎。

《常用疗法》 刺法：直刺0.3 ~ 0.8寸。
灸法：温针灸3 ~ 5壮，艾条灸5 ~ 10分钟。
推拿：揉法、点按法。

《穴位配伍》 ❶ 配迎香穴，主治三叉神经痛。
❷ 配颊车穴，主治面瘫。

特别说明	❶ 治疗面瘫时，向颊车方向平刺0.5 ~ 1.5寸。 ❷ 治疗三叉神经痛时，可向迎香穴透刺。

大迎

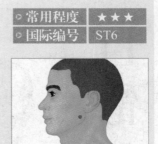

《穴名释义》大，多也、尊也；迎，受也。穴前有面动脉通过，按压该穴有大动脉搏动冲迎指面之感。

《标准定位》在面部，下颌角前方，咬肌附着部的前缘凹陷中，面动脉搏动处。

《穴位速取》正坐位，闭口鼓气，在下颌角前下方即出现一沟形凹陷，按凹陷下端有搏动处（图42）。

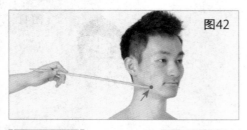

图42

《功效主治》祛风通络，消肿止痛。主治：颊肿、牙痛、口腔黏膜炎；口眼㖞斜、眼睑痉挛、颈部淋巴结结核、口噤、三叉神经痛。

《常用疗法》刺法：直刺0.3～0.5寸。
灸法：温针灸3～5壮，艾条灸10～15分钟。
推拿：揉法、点按法。

《穴位配伍》❶ 配颊车穴、合谷穴，治牙痛。
❷配天容穴、天牖穴，主治胸锁乳突肌痉挛。

特别说明	对本穴进行针刺时应注意避开动脉直刺或斜刺，以免伤及血管。

颊车

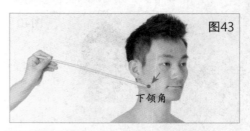

《穴名释义》耳前颧侧面为颊，下颌骨古称"颊车骨"。穴在其处，总载诸齿开合如机轴转运。

《标准定位》在面颊部，下颌角前上方约1横指，当咀嚼时咬肌隆起，按之有凹陷处。

《穴位速取》侧坐，上下齿咬紧时，隆起的咬肌高点处，按之凹陷有酸胀感处，即为颊车穴（图43）。

图43

下颌角

《功效主治》祛风通络，消肿止痛。主治：颊肿、甲状腺肿大、牙痛、口腔黏膜炎；口眼㖞斜、眼睑痉挛、口噤、耳部疼痛、三叉神经痛。

《常用疗法》刺法：直刺0.3～0.5寸或斜刺0.5～0.8寸。向地仓穴透刺1.5～2寸。
灸法：温针灸3～5壮，艾条灸10～15分钟。
推拿：揉法、点按法、指推法。

《穴位配伍》❶ 配颊车穴、口禾髎穴，主治牙痛。
❷配人中穴、承浆穴、合谷穴，主治脑卒中、口噤不开。

下关

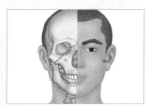

《穴名释义》 下，下方；关，机关。穴在下颌关节前"牙关"处。

《标准定位》 在面部耳前方，颧弓下缘中央与下颌切迹之间凹陷中。

《穴位速取》 ❶ 侧坐，位于颧弓下缘，下颌骨髁状突之前方，切迹之间凹陷中处，合口有孔，张口即闭（图44）。

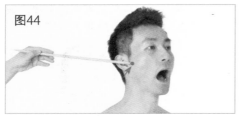

图44

❷ 颊车直上，在颧弓下缘取穴。

《功效主治》 消肿止痛，聪耳通络。主治：耳聋、耳鸣、聤耳；牙痛、三叉神经痛、鼻塞；口眼㖞斜、张口困难、面痛；高血压、足跟痛。

《常用疗法》 刺法：向下直刺0.5～1寸。
灸法：温针灸3～5壮，艾条灸10～15分钟。
推拿：揉法、点按法、指推法、摩法。

《穴位配伍》 ❶ 配偏历穴，主治龋齿。
❷ 配听宫穴、听会穴，主治耳鸣、耳聋。

特别说明 ❶ 足阳明、少阳交会穴。
❷ 治疗颞颌关节不利，可使用"齐刺法"。

头维

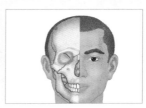

《穴名释义》 头，头部；维，维护。穴为阳明脉气所发，有维持头部正常秩序的作用，故名。

《标准定位》 在头侧部，额角发际直上0.5寸，头正中线旁开4.5寸。

《穴位速取》 ❶ 正坐，在头侧部，从额角发际向上轻推约1指宽，动嘴，可觉肌肉也会动之处，即为头维穴（图45）。

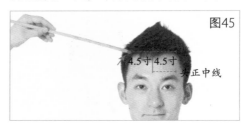

图45

4.5寸 4.5寸　头正中线

❷ 在鬓发前缘直上与神庭穴横开的交点处即是。

《功效主治》 清头明目，止痛镇痉。主治：头痛、头晕、目眩；眼痛、迎风流泪、视物不清、视力不清；高血压。

《常用疗法》 刺法：向后平刺0.5～1寸。
灸法：隔物灸3～5壮，艾条灸10～15分钟。
推拿：揉法、点按法、指推法。

《穴位配伍》 ❶ 配攒竹穴，主治眼睑胸动。
❷ 配睛明穴、临泣穴、风池穴，主治迎风流泪。

特别说明 运用本穴自我保健，可用中指或食指按压50～100次。

人迎

◦ 常用程度　★★
◦ 国际编号　ST9

《穴名释义》人，人类；迎，迎接。穴在切脉的人迎脉，古以此迎候人事三阳之气，故名。

《标准定位》在颈前部，横平喉结，旁开1.5寸，胸锁乳突肌前缘，颈总动脉搏动处。

《穴位速取》正坐，头微抬，从喉结往外测量2横指，在胸锁乳突肌颈部动脉搏动处（图46）。

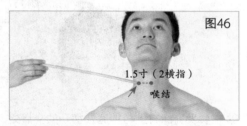

图46

1.5寸（2横指）
喉结

《功效主治》利咽散结，理气降逆。主治：头痛、眩晕；咽喉肿痛、扁桃体炎；瘰疬、瘿气；脑卒中偏瘫、胸满喘息、咳血；高血压；雷诺病。

《常用疗法》刺法：直刺0.3～0.8寸。
推拿：揉法、指推法、摩法。

《穴位配伍》❶配足三里穴、三阴交穴、攒竹穴，主治呃逆。
❷配大椎穴、太冲穴，主治高血压。

特别说明
❶足阳明、少阳交会穴。
❷针刺时，避开动脉直刺，以免刺伤血管。

水突

◦ 常用程度　★
◦ 国际编号　ST10

《穴名释义》水，水谷；突，凸起。穴在胸锁乳突肌前，喉结凸起之旁。当饮食咽下时，穴会向上凸起冲动，故名。

《标准定位》在颈前部，横平环状软骨，胸锁乳突肌前缘，即人迎与气舍连线的中点处。

《穴位速取》正坐，头微抬，人迎直下约1寸（1横指），胸锁乳突肌的前缘，按压有酸胀感处，即为水突穴（图47）。

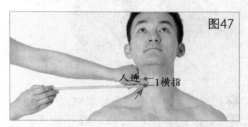

图47

人迎　1横指

《功效主治》清热利咽，降逆平喘。主治：咳嗽、气喘，咽喉肿痛；胸部憋闷；甲状腺肿大。

《常用疗法》刺法：直刺0.3～0.8寸。
推拿：揉法、指推法、摩法。

《穴位配伍》❶配内关穴，治甲状腺肿大。
❷配太冲穴、风池穴、风府穴，主治脑卒中偏瘫。

特别说明
❶不宜深刺，以免伤及颈总动脉和颈外动脉分支。
❷治疗甲状腺肿大，可用"齐刺""合谷刺"两种方法。

气舍

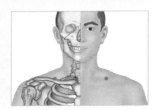

《穴名释义》 气，空气，指肺胃之气；舍，宅舍。脉气留止之处，穴在气管旁，犹如气之宅舍，故名。

《标准定位》 在颈前部，锁骨上小窝，锁骨胸骨端上缘，胸锁乳突肌胸骨头与锁骨头中间的凹陷处。

《穴位速取》 正坐仰靠，在颈部，锁骨胸骨端上缘，胸锁乳突肌胸骨头与锁骨头之间可触及一凹陷处，按之有痛感，即为气舍穴（图48）。

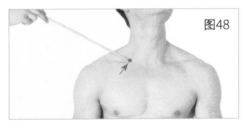

图48

《功效主治》 清咽利肺，理气散结。主治：咳嗽、气喘、咽喉肿痛；胸满、呼吸困难；瘿瘤、瘰疬；颈项强痛、落枕、颈椎病；消化不良、呃逆。

《常用疗法》 刺法：直刺0.3～0.5寸。
灸法：艾炷灸3～5壮；艾条灸5～10分钟。
推拿：指揉法、点按法

《穴位配伍》 配水突穴，主治瘿瘤。

特别说明 不宜深刺，以免伤及颈总动脉和肝、肺等器官。

缺盆

《穴名释义》 缺，凹陷；盆，器物名。穴在锁骨凹陷处，因穴在其中，骨形如破缺之盆，故名。

《标准定位》 在颈前部，锁骨上大窝，锁骨上缘凹陷中，距前正中线4寸。

《穴位速取》 正坐，位于颈外侧部，锁骨上缘与乳中线交点处向上向内可触及的凹陷处，按压有酸胀感处，即为缺盆穴（图49）。

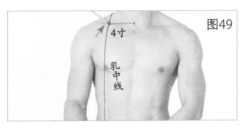

图49

4寸

乳中线

《功效主治》 宽胸利膈，止咳平喘。主治：咳嗽、气喘、咽喉肿痛；缺盆中痛、瘰疬；甲状腺肿大；膈肌痉挛；雷诺病、顽固性呃逆。

《常用疗法》 刺法：斜刺0.3～0.5寸。
灸法：艾炷灸3～5壮，艾条灸5～10分钟。
推拿：指揉法、点按法。

《穴位配伍》 ❶ 配肺俞穴，主治咳嗽。
❷ 配三阴交穴、十宣穴，主治雷诺病。

特别说明 ❶ 禁止向下斜刺。
❷ 不可深刺、捣刺，以免发生气胸。
❸ 孕妇禁针。

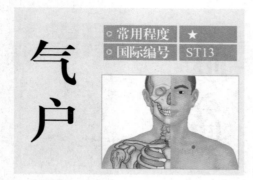

气户

○ 常用程度	★
○ 国际编号	ST13

【穴名释义】气，即脉气；户，门户。"气户"即脉气出入之门户。

【标准定位】在前胸部，锁骨下缘，前正中线旁开4寸。

【穴位速取】正坐位，乳中线与锁骨下缘相交的凹陷处，约距前正中线4寸处，按压有酸胀感，即为气户穴（图50）。

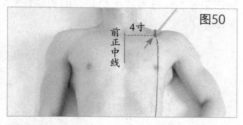

图50
4寸
前正中线

【功效主治】理气宽胸，止咳平喘。主治：咳喘、慢性支气管炎；胸痛胀满、胸膜炎；肋软骨炎、肋间神经痛。

【常用疗法】刺法：向外斜刺或平刺0.5～0.8寸。

灸法：艾炷灸3～5壮，艾条灸5～10分钟。

推拿：指揉法、点按法。

【穴位配伍】① 配气海穴，开胸理气，主治噎嗝。

② 配华盖穴，宽胸利气止痛，可以舒缓胁肋痛。

③ 配华盖穴、膻中穴、肺俞穴、尺泽穴、列缺穴，可宣肺宽胸，利气平喘，用于缓解胸胁疼痛、咳嗽喘息。

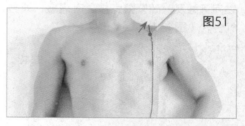

库房

○ 常用程度	★
○ 国际编号	ST14

【穴名释义】库，即府库；房，有居住之处之意。因本穴多关联到肺脏，好像肺的储藏之室，故名。

【标准定位】在前胸部，第1肋间隙，前正中线旁开4寸。

【穴位速取】① 正坐位，从乳头沿垂直线向上推3个肋间隙（即第1肋间隙），按压有酸胀感即是（图51）。

图51

② 正坐位，先取锁骨，锁骨下面的肋骨即为第1肋骨，在乳头直上，第1肋骨与第2肋骨之间处，按压有酸胀感。

【功效主治】理气宽胸，清热化痰。主治：咳喘、咳唾脓血、肺炎等；胸胁胀痛、胸膜炎；肋间神经痛。

【常用疗法】刺法：直刺或斜刺0.3～0.5寸。

灸法：艾炷灸3～5壮，艾条灸5～10分钟。

推拿：指揉法、点按法。

【穴位配伍】① 配肺俞穴、膻中穴、天突穴、尺泽穴，可宣肺利气，主治胸痛、咳嗽、吐脓血。

② 配尺泽穴、肺俞穴，可缓解咳嗽。

屋翳

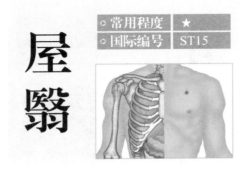

《穴名释义》 屋，深室；翳，隐蔽。翳亦华盖之意，肺为华盖，穴主肺疾，内应于肺。

《标准定位》 在前胸部，第2肋间隙，前正中线旁开4寸。

《穴位速取》 正坐位，从乳头沿乳中线向上推2个肋间隙（男性乳头所在的肋间隙为第4肋间隙，再向上数2肋即为第2肋间隙）按压有酸胀感处，即为屋翳穴（图52）。

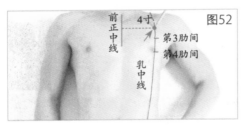

图52
前正中线　4寸
第3肋间
第4肋间
乳中线

《功效主治》 止咳化痰，消痈止痒。主治：咳喘、气喘、咳唾脓血、胸胁胀痛、乳腺炎、乳癖。

《常用疗法》刺法：直刺0.2～0.3寸或斜刺0.3～0.5寸。

灸法：艾炷灸3～5壮，艾条灸5～10分钟。

推拿：指揉法、点按法。

《穴位配伍》 ❶配天宗穴，主治乳腺炎。
❷配中府穴，主治胸胁胀痛。

> **特别说明** 不可深刺、捣刺，以免发生气胸。

膺窗

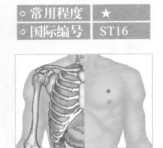

《穴名释义》 膺，指胸部；窗，通孔的意思。膺窗指位于胸部的穴位。本穴位于胸部乳房的乳晕上缘，为女性通乳汁的重要穴位。

《标准定位》 在前胸部，第3肋间隙，前正中线旁开4寸。

《穴位速取》 正坐位，从乳头沿乳中线向上推1个肋间隙（即第3肋间隙），按压有酸胀感处，即为膺窗穴（图53）。

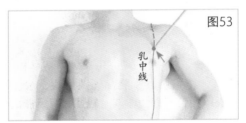

图53
乳中线

《功效主治》 止咳平喘，消肿清热。主治：咳喘、胸胁胀痛、乳腺炎、肠炎、肋间神经痛。

《常用疗法》刺法：直刺0.2～0.4寸或斜刺0.3～0.5寸。

灸法：艾炷灸3～5壮，艾条灸5～10分钟。

推拿：指揉法、点按法。

《穴位配伍》 ❶配支沟穴，用于缓解胸胁胀痛。

❷配乳根穴、曲池穴、足三里穴，主治乳腺炎。

❸配少泽穴、尺泽穴、足三里穴，用于改善乳汁分泌不足。

乳中

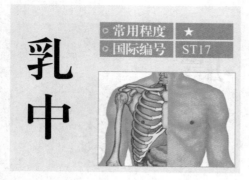

《穴名释义》顾名思义，可知本穴位位于乳房正中央。

《标准定位》在前胸部，第4肋间隙，乳头中央，前正中线旁开4寸。

《穴位速取》❶ 正坐位，乳头中央，距前正中线4寸，按压有麻胀感（图54）。

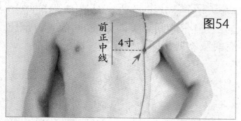

图54

前正中线　4寸

❷ 将食指指腹放于胸部乳头中央，食指指腹所指位置即为本穴，轻揉会有麻胀的感觉。

《常用疗法》此穴作为胸腹部取穴标志，不做针灸治疗。

| 特别说明 | 禁按摩、针刺或艾灸。 |

36

乳根

《穴名释义》乳，乳房；根，根部。穴在乳房之根部，故名。

《标准定位》在前胸部，第5肋间隙，前正中线旁开4寸。

《穴位速取》❶ 仰卧位，位于胸部，男性当乳头直下，女性沿锁骨中线，第5肋间隙，距前正中线4寸处，按压有酸胀感（图55）。

图55

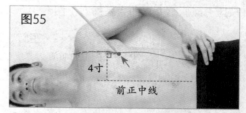

4寸　前正中线

❷ 仰卧位，从乳头沿垂直线向下推1个肋间隙，按压有酸胀感。

《功效主治》通乳化瘀，宣肺理气。主治：乳腺炎、乳腺增生、乳汁少；胸痛、咳喘；肋间神经痛。

《常用疗法》刺法：直刺或斜刺0.5~0.8寸。灸法：艾炷灸3~5壮，艾条灸5~10分钟。推拿：指揉法、点按法。

《穴位配伍》配少泽穴、足三里穴，主治乳汁少。

| 特别说明 | 宜循肋骨长轴方向刺入，在女性孕期和哺乳期，此穴亦应慎用，以保护乳房。 |

不容

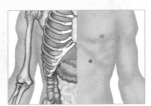

〖穴名释义〗不，在此处指开始的意思；容，意为容纳。不容，即指食物汇入的地方，也就是胃部的重要入口处。

〖标准定位〗在上腹部，脐中上6寸，前正中线旁开2寸。

〖穴位速取〗坐位，从肚脐向上量2个4横指（6寸），再水平旁开约2横指处，按压有酸胀感，即为不容穴（图56）。

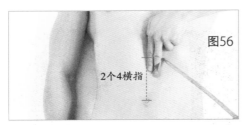

2个4横指

图56

〖功效主治〗调中和胃，理气止痛。主治：胃痛、呕吐、食欲不振、腹胀；肋间神经痛、肩臂部痉挛。

〖常用疗法〗刺法：直刺0.5~1寸。
灸法：艾炷灸3~5壮，艾条灸5~10分钟。
推拿：指揉法、点按法、掌推法、摩法。

〖穴位配伍〗❶ 配中脘穴、内关穴、足三里穴、公孙穴，用于缓解胃脘胀痛。
❷ 配上脘穴、大陵穴，主治呕吐。

> 特别说明：不可深刺，以免刺伤肝、胃。

承满

〖穴名释义〗承，指承受；满，指盛。因该穴位于不容之下，说明盛水的容器已满了，故名。

〖标准定位〗在上腹部，脐中上5寸，前正中线旁开2寸。

〖穴位速取〗❶ 在上腹部，脐中上5寸，前正中线旁开约2横指，按压有酸胀感即是（图57）。

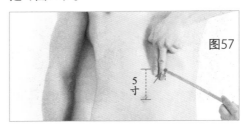

5寸

图57

❷ 坐位，从不容垂直向下量1横指（拇指），按压有酸胀感。

〖功效主治〗理气和胃，降逆止呕。主治：胃痛、吐血、呕吐、食欲不振、消化不良、腹胀；痢疾；肝炎。

〖常用疗法〗刺法：直刺0.5~1寸。
灸法：艾炷灸3~5壮，艾条灸5~10分钟。
推拿：掌推法、点按法、摩法。

〖穴位配伍〗❶ 配中脘穴、胃俞穴、合谷穴、太冲穴，用于缓解胃痛、腹胀。
❷ 配中脘穴、内关穴，主治呃逆。

> 特别说明：❶ 针刺时，上腹部沉重发胀。
> ❷ 勿深刺，以免刺伤肝、胃。

梁门

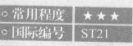

◇常用程度 ★★★
◇国际编号 ST21

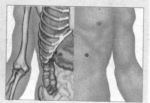

《穴名释义》 梁，通"粱"，膏粱之物；门，门户。穴为胃气出入之重要门户，故名。

《标准定位》 在上腹部，脐中上4寸，前正中线旁开2寸。

《穴位速取》 ❶ 仰卧位，在上腹部，肚脐与胸剑联合点的中点处，即脐中上4寸，前正中线旁开约2横指处（图58）。

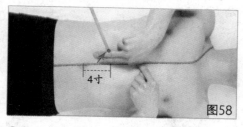

4寸

图58

❷ 仰卧位，取肚脐与胸剑联合点的中点处，再水平旁开约2横指处。

《功效主治》 和胃理气，健脾调中。主治：胃痛、呕吐、食欲不振、腹胀泄泻、消化不良；胃神经症。

《常用疗法》 刺法：直刺或斜刺0.5～1寸。
灸法：艾炷灸3～5壮，艾条灸5～10分钟。
推拿：指揉法、点按法、掌推法。

《穴位配伍》 ❶ 配梁丘穴、中脘穴、足三里穴，主治胃痛。

❷ 配胃俞穴、脾俞穴、肾俞穴、上巨虚穴，主治腹泻。

特别说明 过饱者禁针，肝大者慎针或禁针，不宜做大幅度的提插捻转。

关门

◇常用程度 ★★
◇国际编号 ST22

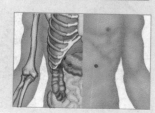

《穴名释义》 关，关隘；门，门户。穴在胃脘下部，约胃肠交界处，有开有关，如同门户，故名。

《标准定位》 在上腹部，肚脐与胸剑联合点的连线处，脐中上3寸，前正中线旁开2寸。

《穴位速取》 仰卧位，从肚脐沿前正中线向上量4横指（即3寸），再水平旁开约2横指（图59）。

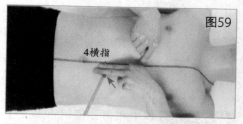

图59

4横指

《功效主治》 调理肠胃，利水消肿。主治：腹胀、腹痛、肠鸣、泄泻、便秘；水肿；遗尿。

《常用疗法》 刺法：直刺或斜刺0.5～1寸。
灸法：艾炷灸3～5壮，艾条灸5～10分钟。
推拿：指揉法、点按法、摩法。

《穴位配伍》 ❶ 配足三里穴、水分穴，主治肠鸣腹泻。

❷ 配中极穴，主治遗尿。

特别说明 针刺时，局部有酸胀感，可向下放散。

太乙

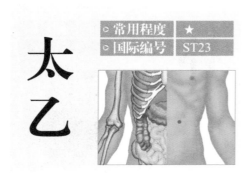

《穴名释义》太，即大的意思；乙，通"一"。这里指易学中的宇宙万物赖一以生之说，比喻脾胃如太乙居腹中以养先天的意思，故名。

《标准定位》在上腹部，脐中上2寸，前正中线旁开2寸。

《穴位速取》坐位，从肚脐沿前正中线向上量约2横指，再水平旁开约2横指，按压有酸胀感（图60）。

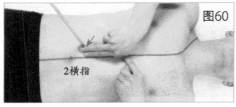

图60

2横指

《功效主治》涤痰开窍，镇静安神。主治：胃痛、消化不良、肠鸣、腹胀；癔症、心烦癫狂、精神病；遗尿。

《常用疗法》刺法：直刺0.8～1.2寸。
灸法：艾炷灸3～5壮，艾条灸5～10分钟。
推拿：掌推法、点按法、摩法。

《穴位配伍》❶ 配足三里穴、中脘穴，可用于缓解胃痛。
❷ 配百会穴、心俞穴、神门穴、大陵穴，主治癫痫。
❸ 配滑肉门穴，主治狂癫吐舌。

特别说明　针刺时，局部有酸胀感。

滑肉门

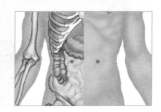

《穴名释义》滑，利；肉，肌肉。脾生肉，阳明主肉。穴主脾胃之疾，通利脾胃之门，故名。

《标准定位》在上腹部，脐中上1寸，前正中线旁开2寸。

《穴位速取》仰卧位，从肚脐沿前正中线向上量1横指，旁开约2横指处，按之有酸胀感即是（图61）。

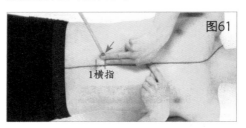

图61

1横指

《功效主治》镇惊安神，醒脑开窍。主治：胃痛、呕吐、癫狂、神经衰弱；月经不调；舌炎。

《常用疗法》刺法：直刺或斜刺0.8～1.2寸。
灸法：艾炷灸3～5壮，艾条灸5～10分钟。
推拿：指揉法、点按法、摩法、掌推法。

《穴位配伍》❶ 配足三里穴，主治胃痛。
❷ 配天枢穴、丰隆穴，主治肥胖症。
❸ 配少海穴、温溜穴，主治吐舌。

特别说明　❶ 针刺时，局部酸胀，可向下放散。
❷ 孕妇禁灸。
❸ 按摩此穴时，有呃逆、矢气等症状为正常现象。

天枢

◦ 常用程度　★★★★
◦ 国际编号　ST25

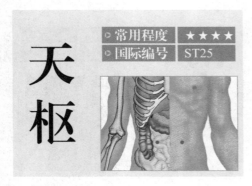

《穴名释义》枢，枢纽。脐上应天，脐下应地，穴在脐旁为上下腹交界处，通于中焦，故名。

《标准定位》在上腹部，横平脐中，前正中线旁开2寸。

《穴位速取》坐位或仰卧位，肚脐旁开约2横指处，按压有酸胀感即是（图62）。

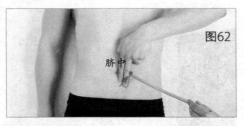

图62

脐中

《功效主治》调中和胃，理气健脾。主治：腹胀肠鸣、绕脐痛、便秘、泄泻、痢疾；月经不调、癥瘕、痛经、闭经；肥胖；腰痛；胆囊炎、肝炎、肾炎。

《常用疗法》刺法：直刺或斜刺1～1.5寸。
灸法：艾炷灸3～5壮，艾条灸15～30分钟。
推拿：指揉法、点按法。

《穴位配伍》① 配支沟穴，主治便秘。
② 配丰隆穴、陷谷穴，主治水肿。
③ 配气海穴、足三里穴，主治腹泻。

特别说明
① 大肠募穴。
② 直刺时，局部酸胀，可向同侧腹部放散。
③ 孕妇禁灸。

外陵

◦ 常用程度　★★★
◦ 国际编号　ST26

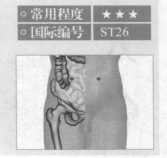

《穴名释义》外，腹中线外侧；陵，高起处，山陵。穴在腹脐外下方，因腹直肌隆起处如山陵，故名。

《标准定位》在下腹部，脐中下1寸，前正中线旁开2寸。

《穴位速取》仰卧位，从肚脐沿正中线向下量1横指（即1寸），再水平旁开约2横指（图63）。

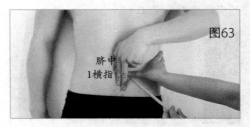

图63

脐中
1横指

《功效主治》和胃化湿，理气止痛。主治：腹痛；疝气、痛经；胃痛、胃下垂；阑尾炎。

《常用疗法》刺法：直刺或斜刺1～1.5寸。
灸法：艾炷灸3～5壮，艾条灸5～10分钟。
推拿：指揉法、点按法、摩法。

《穴位配伍》① 配子宫穴、三阴交穴，主治痛经。
② 配天枢穴、足三里穴、中脘穴，主治胃痛。
③ 配阑尾穴、足三里穴，主治阑尾炎。

特别说明　孕妇禁灸。

大巨

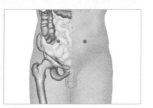

《穴名释义》大，空阔之意；巨，即硕大的意思。此穴位于身体肠道分布处的两侧，即腹直肌隆起高突的阔大处，故名。

《标准定位》在下腹部，脐中下2寸，前正中线旁开2寸。

《穴位速取》坐位，从肚脐沿前正中线向下量约2横指，再水平旁开约2横指，按压有酸胀感（图64）。

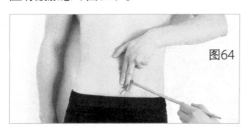

图64

《功效主治》调理肠胃，固肾纳气。主治：小腹胀满、便秘、小便不利；疝气；睾丸炎、遗精、早泄、阳痿；失眠。

《常用疗法》刺法：直刺1~1.5寸。
灸法：艾炷灸或温针灸3~5壮，艾条灸5~10分钟。
推拿：点按法、摩法、揉法。

《穴位配伍》❶ 配天枢穴，主治便秘。
❷ 配地机穴，主治疝气。
❸ 配关元穴，可有效调理和改善遗精、早泄。

┌─────┐
│特别│ 针刺时，局部酸胀，针感向下
│说明│ 放射。
└─────┘

水道

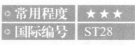
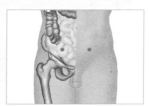

《穴名释义》水，水液；道，道路。穴有通调水道，使水液渗注于膀胱之功。

《标准定位》在下腹部，脐中下3寸，前正中线旁开2寸。

《穴位速取》仰卧位，从肚脐沿正中线向下量4横指（即3寸），再水平旁开约2横指，按压有酸胀感（图65）。

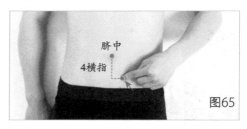

脐中
4横指

图65

《功效主治》利水消肿，调经止痛。主治：小腹胀满、腹水、小便不利；痛经、不孕症、疝气；脱肛、便秘；子宫内膜炎、附件炎、卵巢炎；脊髓炎。

《常用疗法》刺法：直刺1~1.5寸。
灸法：艾炷灸3~5壮，艾条灸5~10分钟。
推拿：指揉法、点按法。

《穴位配伍》❶ 配三阴交穴、中极穴，主治痛经，不孕症。
❷ 配水分穴，主治水肿。
❸ 配筋缩穴，主治背脊强痛。

┌─────┐
│特别│ 直刺时，局部酸胀，可向阴部
│说明│ 放散。
└─────┘

41

归来

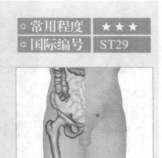

◦ 常用程度	★★★
◦ 国际编号	ST29

〔穴名释义〕 归，归来；来，返回。穴有恢复和复原之意。穴主男子卵缩、女子子宫脱出诸症，刺本穴可使之复原而愈。

〔标准定位〕 在下腹部，脐中下4寸，前正中线旁开2寸。

〔穴位速取〕 ❶ 仰卧位，在下腹部，脐中下4寸，前正中线旁开2横指，按压有酸胀感（图66）。

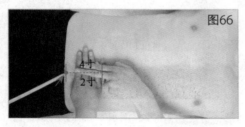

图66

❷ 仰卧位，从耻骨联合上缘沿前正中线向上量1横指，再水平旁开约2横指，按压有酸胀感。

〔功效主治〕 活血化瘀，调经止痛。主治：阴挺；月经不调、闭经、白带、阴痒；疝气；腹痛；膀胱炎、夜尿症。

〔常用疗法〕 刺法：直刺1～1.5寸或斜刺1.5～2寸。

灸法：艾炷灸3～5壮，艾条灸5～10分钟。

推拿：指揉法、点按法。

〔穴位配伍〕 配大敦穴，主治疝气。

特别说明 斜刺时，针尖朝向耻骨联合上缘方向。

气冲

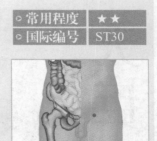

◦ 常用程度	★★
◦ 国际编号	ST30

〔穴名释义〕 气，经气；冲，冲要。穴在气街部位，为经气流注之冲要，故名。

〔标准定位〕 在腹股沟，耻骨联合上缘，前正中线旁开2寸，动脉搏动处。

〔穴位速取〕 ❶ 仰卧位，在腹股沟稍上方，耻骨联合上缘，肚脐下5寸，距前正中线约2横指，按压有酸胀感（图67）。

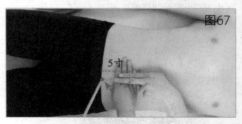

图67

❷ 仰卧位，从耻骨联合上缘中点，水平旁开约2横指，按压有酸胀感。

〔功效主治〕 调经舒筋，理气止痛。主治：肠鸣；腹痛；疝气；痛经、月经不调、不孕症；阳痿、阴肿、前列腺炎。

〔常用疗法〕 刺法：直刺1～1.5寸或斜刺1～2寸。

灸法：艾炷灸3～5壮，艾条灸5～10分钟。

推拿：指揉法、点按法、摩法、指推法。

〔穴位配伍〕 ❶ 配气海穴，治肠鸣、腹痛。❷ 配大敦穴，主治疝气。

特别说明 不可深刺、捣刺，斜刺时向外阴方向。

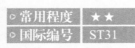

髀关

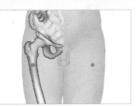

《穴名释义》髀，髀骨，即股骨；关，肌骨上端关节处。因穴在髂前上棘下方近股骨关节处，故名。

《标准定位》在股前侧，髂前上棘与髌底外侧端的连线上，屈股时，平会阴，居缝匠肌外侧凹陷中。

《穴位速取》坐位，右手手掌第1横纹中点按于伏兔穴，手掌平伸向前，在中指尖到处即是（图68）。

图68

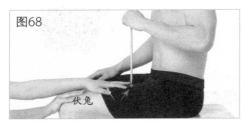

伏兔

《功效主治》强腰壮膝，通经活络。主治：疗下肢痿痹、脑卒中偏瘫、腰膝冷痛、膝关节痛、大腿肌肉痉挛、重症肌无力。

《常用疗法》刺法：直刺1～2寸或斜刺2～3寸。
灸法：艾炷灸3～5壮，艾条灸5～10分钟。
推拿：指揉法、点按法、肘压法、弹拨法。

《穴位配伍》❶配犊鼻穴、阳陵泉穴，主治腰腿疼痛。
❷配伏兔穴，主治痿痹。
❸配梁丘穴、鹤顶穴、犊鼻穴，治膝关节疼痛。

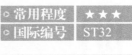

伏兔

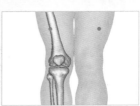

《穴名释义》伏，俯伏；兔，兔子。穴位局部肌肉隆起，形如俯伏之兔，故名。

《标准定位》在股前区，髌底上6寸，髂前上棘与髌底外侧端的连线上。

《穴位速取》❶坐位，屈膝成直角，以手掌横纹中点按在髌骨上缘中点，手指并拢按压在大腿上，在中指尖端到达处，按压有酸胀感，即为伏兔穴（图69）。

图69

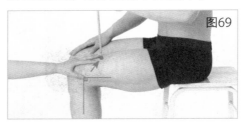

❷在膝上6寸，大腿前面正中，按压有酸胀感。

《功效主治》散寒化湿，疏通经络。主治：下肢不遂、腰膝冷痛；脚气；荨麻疹；类风湿性关节炎。

《常用疗法》刺法：直刺1～2寸。
灸法：艾炷灸3～5壮，艾条灸5～10分钟。
推拿：指揉法、点按法、揉法。

《穴位配伍》❶配髀关穴、阳陵泉穴，主治下肢痿痹。
❷配犊鼻穴、足三里穴，主治膝关节病。

| 特别说明 | 针刺时，局部酸胀，可传至膝关节。 |

阴市

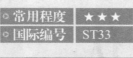

◎ 常用程度　★★★
◎ 国际编号　ST33

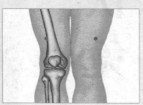

《穴名释义》阴，阴阳之阴，指寒邪；市，集结之外。穴为足阳明脉气所发，主治阴寒湿邪集聚之患，故名。

《标准定位》在股前外侧，髌底上3寸，股直肌肌腱外侧缘。

《穴位速取》正坐屈膝，于膝盖外上缘直上4横指（即3寸）处，按压有酸胀感，即为阴市穴（图70）。

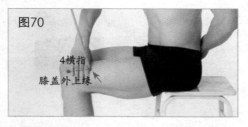

图70

4横指
膝盖外上缘

《功效主治》温经散寒，理气止痛。主治：腿膝冷痛、屈伸不利；疝气、腹胀、腹痛；脑血管疾病后遗症；糖尿病；水肿；类风湿性关节炎。

《常用疗法》刺法：直刺1～1.5寸。
灸法：艾炷灸或温针灸3～5壮，艾条灸5～10分钟。
推拿：指揉法、点按法、弹拨法。

《穴位配伍》❶ 配足三里穴、阳陵泉穴，主治腿膝痿痹。
❷ 配承山穴，主治疝气。
❸ 配伏兔穴、足三里穴、丰隆穴、血海穴，主治脑卒中。

梁丘

◎ 常用程度　★★★
◎ 国际编号　ST34

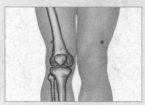

《穴名释义》梁，山梁；丘，丘陵。该穴前骨巨如梁，穴后肉隆如丘，故名。

《标准定位》在股前外侧，髌底上2寸，股外侧肌与股直肌肌腱之间。

《穴位速取》屈膝，在大腿前面，髂前上棘与髌底外侧端连线上，髌底上约2横指处即是（图71）。

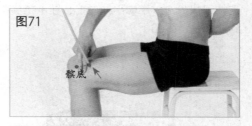

图71

髌底

《功效主治》理气和胃，通经活络。主治：急性胃痛、腹泻、乳腺炎；痛经；膝关节肿痛、下肢不遂。

《常用疗法》刺法：直刺或斜刺1～12寸。
灸法：艾炷灸3～5壮，艾条灸5～10分钟或天灸。
推拿：指揉法、点按法。

《穴位配伍》❶ 配足三里穴、公孙穴，主治胃痛。
❷ 配少泽穴，主治乳腺炎。
❸ 配下巨虚穴、足三里穴，主治腹泻。

特别说明
❶ 足阳明胃经的郄穴。
❷ 针刺时，局部酸胀，可放射至膝关节。

犊鼻

◇ 常用程度 ★★★★
◇ 国际编号 ST35

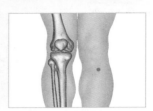

【穴名释义】犊,小牛;鼻,鼻孔。穴在髌韧带外侧凹陷处,犹如牛犊鼻孔。

【标准定位】在膝前区,髌骨下缘,髌骨与髌韧带外侧凹陷中。

【穴位速取】侧坐屈膝135度,下肢用力蹬直时,在膝盖外边见一凹陷处,按压有酸胀感,即为犊鼻穴(图72)。

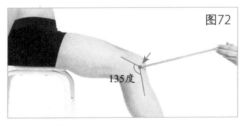

图72

135度

【功效主治】通经活络,消肿止痛。主治:膝关节肿痛、屈伸不利;下肢麻痹;腹胀、便秘;脚气。

【常用疗法】刺法:从前向后斜刺0.5~1寸。

灸法:艾炷灸5~9壮,艾条灸5~10分钟。

推拿:揉法、点按法。

【穴位配伍】❶配鹤顶穴、足三里穴、阴陵泉穴,主治膝关节病。

❷配支沟穴、天枢穴,主治腹胀、便秘。

❸配天枢穴、太溪穴、涌泉穴,主治脚气。

❹配梁丘穴、膝眼穴、委中穴,主治膝关节炎。

足三里

◇ 常用程度 ★★★★
◇ 国际编号 ST36

【穴名释义】足,下肢;三,数词;里,古代有以里为寸之说。穴在下肢,位于膝下3寸,故名。

【标准定位】在小腿外侧,犊鼻下3寸,犊鼻与解溪连线上。

【穴位速取】❶坐位屈膝,取犊鼻,自犊鼻向下量4横指处(即3寸),按压有酸胀感,即为足三里穴(图73)。

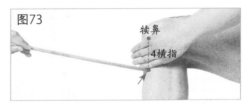

图73

犊鼻

4横指

❷站立弯腰,用同侧手张开虎口围住髌骨上外缘,余4指向下,中指尖所指处,按压有酸胀感。

【功效主治】此穴位为合穴;胃下合穴。健脾和胃,扶正培元。主治:胃痛、呕吐、消化不良;腹胀、肠鸣、泄泻、痢疾、便秘;乳腺炎;虚劳羸瘦、咳嗽气喘、心悸气短、乏力;头晕失眠、癫狂;膝关节疼痛、脑卒中偏瘫。

【常用疗法】刺法:直或斜刺1~2寸。

灸法:艾炷灸3~5壮,艾条灸5~10分钟。

推拿:指揉法、点按法、推法。

【穴位配伍】❶配阳陵泉穴、悬钟穴,主治下肢痿痹。

❷配内关穴,主治呕吐。

上巨虚

◦ 常用程度 ★★★
◦ 国际编号 ST37

〖穴名释义〗 巨虚，巨大空虚。穴在下巨虚之上方，胫骨、腓骨之间大的空隙处，故名。

〖标准定位〗 在小腿外侧，犊鼻下6寸，距胫骨前缘1横指（中指）处。

〖穴位速取〗 坐位屈膝，从足三里向下量4横指（即3寸），在胫、腓骨之间可触及一凹陷处（图74）。

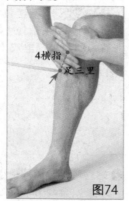

4横指
足三里
图74

〖功效主治〗 调和肠胃，通经活络。主治：肠鸣、腹痛、泄泻、便秘、肠痈；消化不良；面部痤疮；下肢痿痹、膝关节肿痛；脑血管疾病后遗症。

〖常用疗法〗 刺法：直刺1~2寸。
灸法：艾炷灸或温针灸5~8壮。
推拿：指揉法、点按法、擦法。

〖穴位配伍〗 ❶ 配足三里穴、气海穴，主治便秘、泄泻。
❷ 配胆囊穴、阳陵泉穴，主治急性阑尾炎。

特别说明 ❶ 大肠下合穴。
❷ 针刺时，局部酸胀，可向下放射至足背。

条口

◦ 常用程度 ★★★★
◦ 国际编号 ST38

〖穴名释义〗 条，长条之形。穴在上下巨虚之间，胫、腓骨间隙中，所在的条状肌肉处有如条口状，故名。

〖标准定位〗 在小腿外侧，犊鼻下8寸，距胫骨前缘1横指（中指）处。

〖穴位速取〗 侧坐屈膝，足三里直下，于外膝眼与外踝尖连线之中点同高处取穴（图75）。

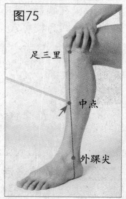

图75
足三里
中点
外踝尖

〖功效主治〗 舒筋活络，理气和中。主治：肩周冷痛、抬举困难；下肢痿痹、跗肿、转筋；肠炎；扁桃体炎。

〖常用疗法〗 刺法：直刺1~1.5寸。
灸法：艾炷灸或温针灸3~5壮，艾条灸5~10分钟。
推拿：指揉法、点按法。

〖穴位配伍〗 ❶ 配承山穴、肩贞穴，主治肩周炎。
❷ 配太冲穴、中封穴，主治腓神经麻痹。

特别说明 针刺时，局部有酸胀沉重感，可向下扩散至小腿、足背。

下巨虚

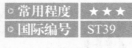

《穴名释义》下，下方；巨，巨大；虚，中空。穴位于胫、腓骨之间的空隙下方，故名。

《标准定位》在小腿外侧，犊鼻下9寸，距胫骨前缘1横指（中指）处。

《穴位速取》坐位屈膝，先确定条口的位置，从条口向下量1横指，在胫、腓骨之间可触及一凹陷处，即为下巨虚（图76）。

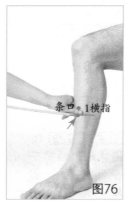

图76

《功效主治》调理肠胃，安神定志。主治：小腹痛、泄泻、痢疾；下肢痿痹；肋间神经痛；癫痫、精神病；乳腺炎。

《常用疗法》刺法：直或斜刺1～1.5寸。
灸法：艾炷灸或温针灸5～9壮，艾条灸10～20分钟。
推拿：指揉法、点按法。

《穴位配伍》❶配天枢穴、气海穴，治腹痛。
❷配少泽穴，主治乳腺炎。

特别说明 ❶ 小肠下合穴。
❷ 针刺时，局部有酸胀感。

丰隆

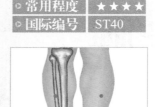

《穴名释义》丰，丰满；隆，隆盛。穴在伸趾长肌外侧与腓骨短肌之间，该处肌肉丰满而隆起，故名。

《标准定位》在小腿外侧，外踝尖上8寸，胫骨前肌前缘2横指（中指）处。

《穴位速取》坐位屈膝，先确定犊鼻的位置，取犊鼻与外踝尖连线的中点即条口的位置，向右量1横指，在腓骨略前方肌肉丰满处，按压有沉重感，即为丰隆穴（图77）。

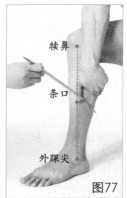

犊鼻

条口

外踝尖

图77

《功效主治》健脾化痰，和胃降逆。主治：咳嗽、痰多、哮喘；头晕；癫狂、癫痫；下肢不遂；腹胀、便秘。

《常用疗法》刺法：直刺1～1.5寸。
灸法：艾炷灸或温针灸5～7壮，艾条灸5～10分钟。
推拿：指揉法、点按法、擦法。

《穴位配伍》❶配风池穴，主治眩晕。
❷配膻中穴、肺俞穴，主治咳嗽痰多。

特别说明 ❶ 络穴。
❷ 针刺时，局部有酸胀感。

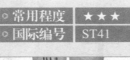

◎ 常用程度	★ ★ ★
◎ 国际编号	ST41

解溪

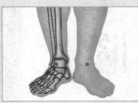

〈穴名释义〉解，分解；溪，沟溪。穴在足腕部，当系鞋带之处，如溪谷之状，故名。

〈标准定位〉在足背与小腿交界处的横纹中央凹陷处，拇长伸肌腱与趾长伸肌腱之间。

〈穴位速取〉正坐，足背屈，与外踝尖齐平，位于踝关节前横纹中两条大筋之间的凹陷中，与第2足趾正对处，按之有酸胀感即是（图78）。

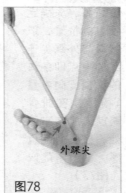

外踝尖

图78

〈功效主治〉舒筋活络，清胃化痰。主治：踝关节疼痛、下肢痿痹；头痛、头晕；癫狂、精神病；腹胀、便秘；高血压；足下垂。

〈常用疗法〉刺法：直刺0.5～1寸或平刺1～1.5寸。

灸法：艾炷灸3～5壮，艾条灸10～15分钟。

推拿：指揉法、点按法、掐法。

〈穴位配伍〉❶ 配阳陵泉穴、悬钟穴，主治下肢痿痹。

❷ 配昆仑穴、中封穴，主治踝关节扭伤。

特别说明	经穴。

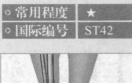

◎ 常用程度	★
◎ 国际编号	ST42

冲阳

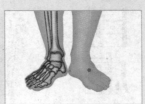

〈穴名释义〉冲，意为要冲，有动的含义；阳，为阳脉。此穴位于足背高处的动脉上，既是胃经脉气流通的"要冲"，又有动脉跳动所产生的脉冲，故名。

〈标准定位〉在足背，长伸肌腱和趾长伸肌腱之间，足背动脉搏动处。

〈穴位速取〉在足背最高处，第2、3跖骨与中间楔状骨之间，可触及足背动脉（图79）。

〈功效主治〉和胃化痰，通络宁神。主治：胃痛、腹胀；恶心、食欲不振；

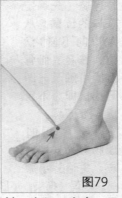

图79

面肿、牙痛、口眼㖞斜；癫狂、癫痫；足背肿痛、足痿无力。

〈常用疗法〉刺法：直刺0.3～0.5寸。

推拿：指揉法、点按法。

〈穴位配伍〉❶ 配陷谷穴、然谷穴、中封穴，主治足背肿。

❷ 配条口穴、悬钟穴、飞扬穴，主治下肢痿痹。

❸ 配中脘穴、足三里穴，可用于缓解胃痛。

特别说明	❶ 原穴。 ❷ 针刺时应避开动脉。

陷谷

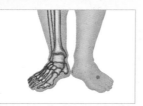

《穴名释义》陷，凹陷；谷，山谷。因穴在足背第2、3跖骨间凹陷，如山谷处，故名。

《标准定位》在足背，第2、3跖骨间，第2跖趾关节近端凹陷中。

《穴位速取》正坐，足尖着地在足背第2、3跖骨间结合部之前可触及一凹陷处，按压有酸胀感即是陷谷穴（图80）。

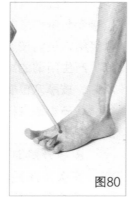

图80

《功效主治》清热解表，理气和胃。主治：水肿、足背肿痛；下肢瘫痪、足扭伤；急性腰扭伤；肠鸣泻痢、胃痛、疝气。

《常用疗法》刺法：直刺0.3～0.5寸或向上斜刺0.5～1寸。

灸法：艾炷灸3～5壮，艾条灸5～10分钟。

推拿：点按法、掐法、弹拨法。

《穴位配伍》❶配上星穴、前顶穴、囟会穴、公孙穴，主治面肿。

❷配后溪穴，主治急性腰扭伤。

❸配足三里穴、中脘穴，主治胃痛。

特别说明 输穴。

内庭

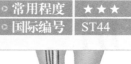
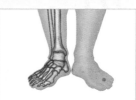

《穴名释义》内，里边；庭，门庭。穴在足背第2、3趾间缝纹端。趾缝如门，喻穴在纳入门庭之处。

《标准定位》在足背，第2、3趾间，趾蹼缘后方赤白肉际处。

《穴位速取》正坐，在足背，第2、3趾间，趾蹼缘后方赤白肉际处，按压有酸胀感，即是内庭穴（图81）。

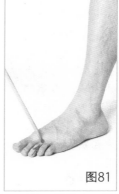

图81

《功效主治》清胃泻火，理气止痛。主治：牙痛、牙龈炎、咽喉肿痛、三叉神经痛；口㖞、鼻出血；腹胀、便秘、胃痛；足背或跖趾关节肿痛；热病。

《常用疗法》刺法：直或斜刺0.3～0.8寸。

灸法：艾炷灸3～5壮，艾条灸5～10分钟。

推拿：指揉法、点按法、掐法。

《穴位配伍》❶配合谷穴，主治牙痛。

❷配地仓穴、颊车穴，主治口㖞。

特别说明 ❶荥穴。
❷针刺时，局部有酸胀感。

厉兑

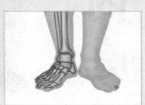

《穴名释义》厉，胃；兑，口。本穴在趾端，犹如胃经之门户。

《标准定位》在足趾，第2趾末节外侧，趾甲根角侧后方0.1寸（指寸）。

《穴位速取》正坐，在足第2趾，由足背第2趾趾甲外侧缘与趾甲下缘各作一垂线之交点处，按压有痛感（图82）。

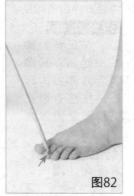

图82

《功效主治》清热和胃，通经活络。主治：面肿、牙痛、鼻出血、咽喉肿痛、扁桃体炎；梦魇、癫狂、瘛症；热病；休克；下肢麻痹；足背肿痛。

《常用疗法》刺法：浅刺0.1～0.2寸或用三棱针点刺放血。
灸法：米粒灸3～5壮，艾条灸5～10分钟。
推拿：掐法、点按法。

《穴位配伍》❶ 配内关穴、神门穴，主治多梦。
❷ 配大敦穴，主治疝气。
❸ 配间使穴、膈关穴，主治癫狂。

特别说明 足阳明胃经的井穴。

经络知识加油站

穴位也"怕累"，不要无止境地反复按摩

按摩穴位、反应点或反射区等，可以产生刺激信息。这些信息经过一定的途径，到达病变部位，可起到改善疾病的作用。刺激信息的传递，关键是在穴位、反应点或反射区等部位上做功。做功量不够，信息量不强烈，达不到应有的舒解效果；做功量过大，信息量过多，会造成穴位疲劳，反而导致穴位接受刺激信息的能力减弱，即机体经络穴位对按摩刺激的应答力下降，产生所谓的经穴疲劳综合征。所以，按摩穴位要定时定量、有规律、有节奏地进行，不要无止境地反复按摩。

按摩开始时，穴位的压痛敏感，多次按压后，压痛就不敏感了。按摩多日后，病情好转，穴位、反应点的压痛随之减轻，这是疾病好转的必然结果。如果病情没有好转，而压痛明显迟钝，这就是穴位疲劳现象。

那么，遇到穴位疲劳的情况，我们该怎么办呢？左右两只手有着同样的穴位、反应点，如果左手的穴位、反应点疲劳了，可以调换使用右手的，也可以左右手的交叉轮流使用。

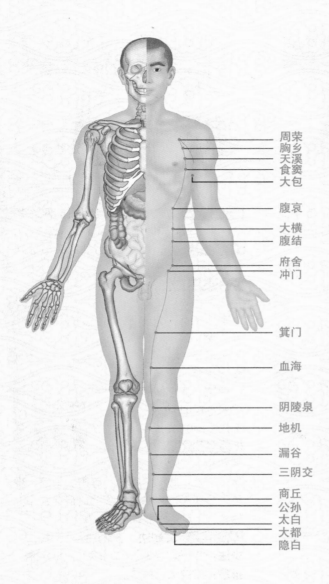

周荣
荣乡
胸溪
天窦
食窦
大包

腹哀

大横
腹结

府舍
冲门

箕门

血海

阴陵泉

地机

漏谷

三阴交

商丘
公孙
太白
大都
隐白

足太阴脾经腧穴

适用病症

　　本经腧穴主治脾、胃等消化系统病症及经脉循行路线上的其他病症，如胃痛、恶心呕吐、呃逆、腹泻、黄疸、舌根强痛及膝关节、大腿内侧肿胀、冷痛等。

隐白

◇ 常用程度	★★
◇ 国际编号	SP1

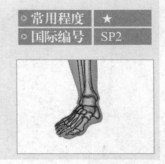

《穴名释义》 隐，隐藏；白，为金之色。足太阴属土，土者，金之母，言足太阴气脉所起，手太阴金气所隐。

《标准定位》 在足趾，大趾末节内侧，趾甲根角侧后方0.1寸（指寸）。

《穴位速取》 正坐，足着地，在足大趾甲内侧缘线与基底部线之交点处，按压有痛感，即是隐白穴（图83）。

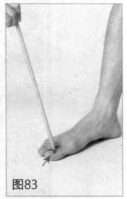

图83

《功效主治》 调经统血，健脾回阳。主治：月经过多、崩漏、便血、尿血；牙龈出血；鼻出血；腹胀；癫狂、多梦、小儿惊风。

《常用疗法》 刺法：浅刺0.1～0.2寸或用三棱针点刺放血。

灸法：艾炷灸3～7壮，艾条灸10～15分钟。

推拿：点按法、掐法。

《穴位配伍》 ❶ 配地机穴、三阴交穴，主治出血症。

❷ 配大敦穴，主治疝气。

特别说明	❶ 井穴。
	❷ 十三鬼穴之一，治一切癫狂病。

大都

◇ 常用程度	★
◇ 国际编号	SP2

《穴名释义》 大，大小之大；都，都会。穴在大趾，为经气所留聚之处。

《标准定位》 在足趾，第1跖趾关节远端赤白肉际凹陷中。

《穴位速取》 正坐，在足大趾与足掌所构成的关节（第1跖趾关节）前下方掌背交界线处可触及一凹陷，按压有酸胀感，即为大都穴（图84）。

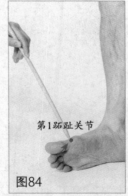

第1跖趾关节

图84

《功效主治》 健脾和中，泻热止痛。主治：腹胀、呕吐、腹泻、胃痛、便秘；热病无汗；脑血管疾病后遗症；小儿抽搐；足趾痛、肢端寒冷。

《常用疗法》 刺法：直刺0.3～0.5寸。

灸法：艾炷灸1～3壮，艾条灸10～15分钟。

推拿：点按法、掐法。

《穴位配伍》 ❶ 配足三里穴、天枢穴，主治腹胀。

❷ 配公孙穴、中脘穴，主治胃痛。

特别说明	❶ 荥穴。
	❷ 孕妇及产后百日内禁灸。

太白

◇ 常用程度 ★★
◇ 国际编号 SP3

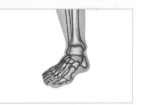

《穴名释义》太，大，始；白，金色。穴为金色所始；又太白为星座名，即金星；亦含土能生金之意。

《标准定位》在足内侧，第1跖趾关节近端赤白肉际凹陷中。

《穴位速取》坐位，在足大趾与足掌所构成的关节（第1跖趾关节）后下方掌背交界线处可触及一凹陷，按压有酸胀感，即为太白穴（图85）。

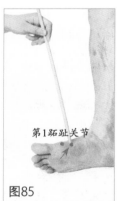

第1跖趾关节

图85

《功效主治》健脾和胃，清热化湿。主治：胃痛、便秘、肠鸣、腹胀、腹痛、泄泻、呕吐、痢疾；肢倦、身重；痔疮；心痛；腰痛；下肢麻痹或疼痛、脚气。

《常用疗法》刺法：直刺0.5～0.8寸。
灸法：艾炷灸3～5壮，艾条灸10～15分钟。
推拿：点按法、掐法。

《穴位配伍》❶ 配足三里穴、中脘穴，主治胃痛。
❷ 配承山穴、二白穴，主治痔疮。

特别说明 ❶ 输穴、原穴。
❷ 针刺时，局部有酸胀感。

公孙

◇ 常用程度 ★★★
◇ 国际编号 SP4

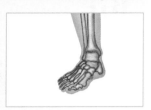

《穴名释义》公，通；孙，孙络。脾经之络脉从此通向胃经。

《标准定位》在足内侧，第1跖骨底的前下缘赤白肉际处。

《穴位速取》在足大趾与足掌所构成的关节（第1跖趾关节）内侧，往后用手推有一弓形骨（足弓），在弓形骨后端下缘可触及一凹陷，按压有酸胀感，即为公孙穴（图86）。

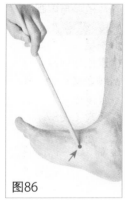

图86

《功效主治》健脾和胃，调理冲任。主治：胃脘痛、胃脘堵闷、腹痛、泄泻、便血；心痛、胸闷；月经不调、产后血晕；逆气里急；癫痫；足跟痛。

《常用疗法》刺法：直刺0.6～1.2寸或透刺。
灸法：艾炷灸3～5壮，艾条灸5～10分钟。
推拿：点按法、掐法。

《穴位配伍》❶ 配足三里穴、中脘穴、内关穴，主治胃痛。
❷ 配申脉穴、昆仑穴，主治足跟痛。

特别说明 络穴；八脉交会穴，通冲脉。

商丘

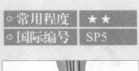

◎ 常用程度 ★★
◎ 国际编号 SP5

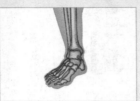

《穴名释义》商，五音之一；丘，土山。穴为足太阴之经穴，五行属金，位于凸起之内踝前下。

《标准定位》在足内侧，内踝前下方，舟骨粗隆与内踝尖连线中点凹陷中。

《穴位速取》侧坐垂足，于内踝前缘直线与内踝下缘横线之交点处，按压有酸胀感，即为商丘穴（图87）。

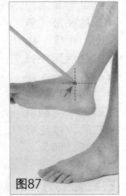

图87

《功效主治》健脾化湿，通调肠胃。主治：足踝疼痛；痔疮；腹胀、腹痛、泄泻、便秘、黄疸、消化不良；脚气、水肿；小儿惊厥、百日咳。

《常用疗法》刺法：直刺0.5~0.8寸或平刺1~1.5寸。

灸法：艾炷灸3~5壮，艾条灸5~10分钟。

推拿：点按法、掐法。

《穴位配伍》❶ 配商丘穴、承山穴，主治痔疮。
❷ 配申脉穴、昆仑穴、太溪穴，主治足跟痛。

特别说明	❶ 经穴。 ❷ 针刺时，局部酸痛，可向整个踝关节扩散。

三阴交

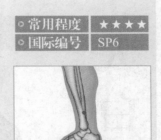

◎ 常用程度 ★★★★
◎ 国际编号 SP6

《穴名释义》三阴，三条阴经；交，交会。穴为肝、脾、肾三条阴经之交会穴。

《标准定位》在小腿内侧，内踝尖上3寸，胫骨内侧缘后际。

《穴位速取》侧坐垂足，手4指并拢，小指下边缘紧靠内踝尖上，食指上缘所在的水平线与胫骨后缘的交点处，按压有酸胀感（图88）。

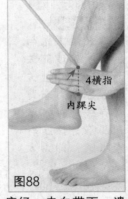

4横指
内踝尖
图88

《功效主治》健脾和胃，调经止带。主治：月经不调、崩漏、痛经、赤白带下；遗精、阳痿、早泄、阴茎痛、疝气；遗尿、尿闭、水肿、小便不利；腹胀、泄泻；足痿、脚气；瘾疹、湿疹；失眠、头痛、头晕。

《常用疗法》刺法：直刺1~1.5寸。

灸法：艾炷灸5~9壮，艾条灸5~10分钟。

推拿：点按法、掐法、指推法。

《穴位配伍》❶ 配中极穴，主治月经不调。
❷ 配大敦穴，主治疝气。

特别说明	❶ 足太阴、少阴、厥阴经交会穴。 ❷ 针刺时，局部酸痛，可向膝关节放射。

漏谷

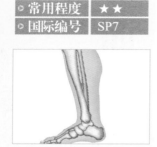

《穴名释义》漏，渗漏；谷，凹陷处。因本穴具有渗湿利尿之功能，故名。

《标准定位》在小腿内侧，内踝尖上6寸，胫骨内侧缘后际。

《穴位速取》取侧坐位，垂足，在小腿内侧从内踝尖向上量2个4横指（一夫法）处，胫骨内侧面后缘，按压有酸胀感，即为漏谷穴（图89）。

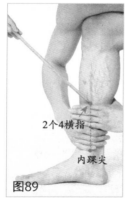

2个4横指

内踝尖

图89

《功效主治》健脾和胃，利尿除湿。主治：腹胀、肠鸣；小便不利；下肢痿痹、女性漏下赤白、肩胛部疼痛；尿路感染；精神病。

《常用疗法》刺法：直刺1～1.5寸。
灸法：艾炷灸5～9壮，艾条灸5～10分钟。
推拿：点按法、揉法、指推法。

《穴位配伍》❶ 配足三里穴，主治腹胀、肠鸣。
❷ 配阴陵泉穴，主治下肢痿痹。

| 特别说明 | 不可深刺，防止刺伤胫后动脉、胫后静脉，导致出血过多。 |

地机

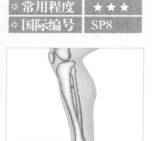

《穴名释义》地，土为地之体，足太阴脾土；机，要。穴为足太阴气血深聚之处，故名。

《标准定位》在小腿内侧，阴陵泉下3寸，胫骨内侧缘后际。

《穴位速取》取侧坐位，在小腿内侧，内踝尖与阴陵泉连线上，阴陵泉下4横指（即3寸）处（一夫法），按压有酸胀感处即是（图90）。

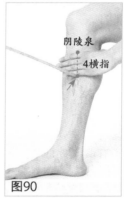

阴陵泉

4横指

图90

《功效主治》健脾渗湿，调经止带。主治：腹痛、泄泻、遗精、阳痿；小便不利、水肿；月经不调、痛经；腰痛、乳腺炎；下肢痿痹。

《常用疗法》刺法：直刺0.5～0.8寸。
灸法：艾炷灸或温针灸3～5壮，艾条灸5～10分钟。
推拿：点按法、揉法、指推法。

《穴位配伍》❶ 配子宫穴，主治痛经。
❷ 配血海穴，主治功能失调性子宫出血。

| 特别说明 | ❶ 郄穴。❷ 针刺时，局部有酸胀感。 |

阴陵泉

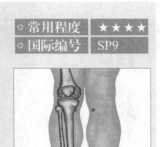

《穴名释义》 阴，阴阳之阴；陵，山陵；泉，水泉。穴在胫骨内侧髁下缘凹陷中，如山陵之水泉，故名。

《标准定位》 在小腿内侧，胫骨内侧髁下缘与胫骨内侧缘之间的凹陷中。

《穴位速取》 侧坐屈膝，用拇指沿小腿内侧骨内缘由下往上推，至拇指到膝关节下时，在胫骨向内上弯曲处可触及一凹陷处，按压有酸胀感即是（图91）。

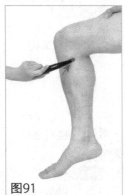

图91

《功效主治》 健脾理气，通经活络。主治：小便不利或失禁、水肿、黄疸；腹胀、泄泻；膝痛；阴茎痛、痛经、女性阴痛；低血压；便秘、尿频；失眠。

《常用疗法》 刺法：直刺1～2寸。
灸法：艾炷灸5～9壮，艾条灸5～10分钟。
推拿：点按法、揉法、指推法。

《穴位配伍》 ❶配肝俞穴、至阳穴，主治黄疸。
❷配阳陵泉穴、膝关穴、鹤顶穴，主治膝关节炎。

特别说明 ❶合穴。
❷针刺时，局部有酸胀感。

血海

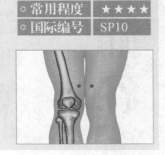

《穴名释义》 血，气血；海，百川之汇。穴为足太阴脉气所发，气血归聚之海，故名。

《标准定位》 在股前内侧，髌底内侧端上2寸，股内侧肌隆起处。

《穴位速取》 侧坐屈膝90度，用左手掌心对准右髌骨中央，手掌伏于膝盖上，拇指与其他4指约成45度，拇指尖所指处，即为血海穴（图92）。

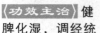
45度

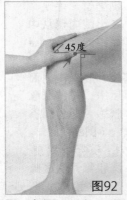

图92

《功效主治》 健脾化湿，调经统血。主治：月经不调、痛经、闭经；湿疹、荨麻疹、瘾疹、丹毒、神经性皮炎；膝关节炎、下肢溃疡。

《常用疗法》 刺法：直刺1～1.5寸。
灸法：艾炷灸5～9壮，艾条灸5～10分钟。
推拿：点按法、揉法、指推法。

《穴位配伍》 ❶配曲池穴、合谷穴、三阴交穴，主治荨麻疹。
❷配带脉穴，主治月经不调。
❸配犊鼻穴、阴陵泉穴，主治膝关节疼痛。

箕门

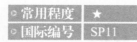
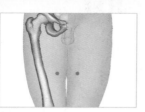

《穴名释义》箕，簸箕；门，大门。位于人体如簸箕部位且为脉气进出门户。另外，本穴在大腿内侧，同时也是足太阴脾经的门户，故名。

《标准定位》在股内侧，髌底内侧端与冲门的连线上1/3与下2/3交点，长收肌和缝匠肌交角的动脉搏动处。

《穴位速取》坐位，两腿微张开于缝匠肌内侧缘，距血海上2个4横指处，按压有酸胀感即是（图93）。

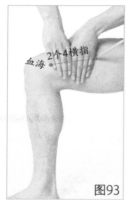

血海　2个4横指

图93

《功效主治》健脾渗湿，通利下焦。主治：腹股沟肿痛；小便不利、遗尿；精力减退；痔疮。

《常用疗法》刺法：直刺0.5～1寸。
灸法：艾炷灸或温针灸3～5壮，艾条灸5～10分钟。

推拿：点按法、揉法、指推法。

《穴位配伍》❶ 配然谷穴、行间穴，利水通淋，主治淋证。
❷ 配合阳穴、三阴交穴，主治盆腔炎。
❸ 配通里穴、大敦穴、膀胱俞穴，主治小儿遗尿、尿失禁。

冲门

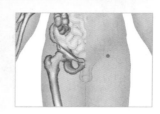

《穴名释义》冲，即要冲；门，是门户。本穴可触及股动脉的要冲，是脾经脉气往上冲而进入腹部的门户，故名。

《标准定位》在腹股沟，腹股沟斜纹中，髂外动脉搏动处的外侧。

《穴位速取》仰卧位，与耻骨联合上缘齐平，距前正中线3.5寸，按压有酸胀感，即为冲门穴（图94）。

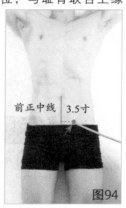

前正中线　3.5寸

图94

《功效主治》健脾化湿，理气解痉。主治：疝气；功能失调性子宫出血、盆腔炎；尿潴留；乳腺炎；胃肠痉挛。

《常用疗法》刺法：直刺0.5～1寸。
灸法：间接灸或温针灸3～5壮，艾条灸5～10分钟。

推拿：点按法、揉法、指推法。

《穴位配伍》❶ 配大敦穴，主治疝气。
❷ 配中极穴、三阴交穴，主治排尿不畅。
❸ 配中脘穴、气海穴、三阴交穴，主治子宫脱垂等。

府舍

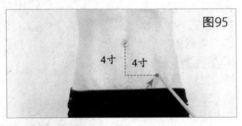

《穴名释义》 府，脏腑；舍，居处。穴为足太阴、厥阴、少阴、阳明、阴维5条经脉气血聚会之处所，故名。

《标准定位》 在下腹部，脐中下4.3寸，前正中线旁开4寸。

《穴位速取》 仰卧位，在下腹部，前正中线旁开4寸即是（图95）。

图95

4寸　4寸

《功效主治》 健脾理气，散结止痛。主治：疝气、腹痛、脾肿大、肠炎、阑尾炎；便秘；睾丸炎；附件炎、腹股沟淋巴结炎。

《常用疗法》 刺法：直刺1～1.5寸。
灸法：艾炷灸或温针灸5～9壮，艾条灸5～10分钟。
推拿：点按法、揉法、指推法。

《穴位配伍》 ❶ 配气海穴，主治腹痛。
❷ 配冲门穴，主治腹股沟淋巴结炎。

特别说明 足太阴、厥阴、阴维脉·交会穴。

腹结

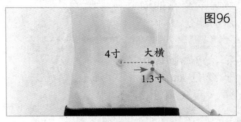

《穴名释义》 腹，下腹部；结，结聚。穴为腹气结聚之处，故名。

《标准定位》 在下腹部，脐中下1.3寸，前正中线旁开4寸。

《穴位速取》 ❶ 仰卧位，在下腹部，前正中线旁开4寸，大横下1.3寸（图96）。

图96

4寸　大横
1.3寸

❷ 仰卧位，在下腹部，先取气海，再旁开4寸，再略向上0.2寸处。

《功效主治》 健脾温中，宣通降逆。主治：蛔虫症、绕脐腹痛、泄泻、痢疾；便秘；疝气；支气管炎；阳痿；脚气。

《常用疗法》 刺法：直刺1～1.5寸。
灸法：艾炷灸或温针灸3～5壮，艾条灸5～10分钟。
推拿：点按法、揉法、指推法。

《穴位配伍》 ❶ 配天枢穴、大横穴，主治腹痛。
❷ 配支沟穴、足三里穴，主治便秘。

特别说明 针刺时，局部有酸胀感。

58

大横

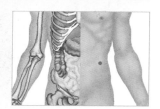

【穴名释义】大，大小之大；横，平。穴位与肚脐在同一条水平线上，在内应横行于大肠，故名。

【标准定位】在上腹部，脐中旁开4寸。

【穴位速取】❶ 仰卧位，在腹中部，先取肚脐（神阙），再从前正中线旁开4寸，按压有酸胀感（图97）。

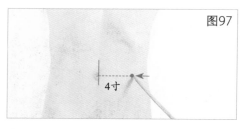

图97

4寸

❷ 仰卧位，在腹中部，腹直肌外侧缘距腹中线为4寸，按压有酸胀感。

【功效主治】温中散寒，调理肠胃。主治：泄泻、便秘、腹痛、痢疾；肠麻痹、肠道寄生虫病；四肢痉挛；流行性感冒。

【常用疗法】刺法：直刺1～2寸。
灸法：艾炷灸或温针灸5～7壮，艾条灸5～10分钟。
推拿：点按法、揉法、指推法。

【穴位配伍】❶ 配神阙穴，主治肠寄生虫病。
❷ 配支沟穴、足三里穴、天枢穴，主治习惯性便秘。

特别说明	❶ 足太阴、阴维脉交会穴。 ❷ 针刺时，局部有酸胀感。

腹哀

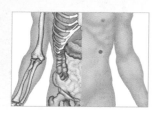

【穴名释义】腹，腹部；哀，哀鸣，哀痛。凡腹中疼痛难忍，发出哀鸣之音，本穴均能治疗，故名。

【标准定位】在上腹部，脐中上3寸，前正中线旁开4寸。

【穴位速取】仰卧位，在上腹部，先取大横穴，再向上量4横指（即3寸）处，按压有酸胀感（图98）。

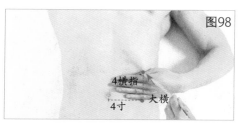

图98

4横指
大横
4寸

【功效主治】健脾和胃，理气调肠。主治：腹痛、肠鸣、消化不良、痢疾、绕脐痛；胃溃疡、胃痉挛、胃酸过多或过少。

【常用疗法】刺法：直刺1～1.5寸。
灸法：艾炷灸或温针灸3～5壮，艾条灸5～10分钟。
推拿：点按法、揉法、指推法。

【穴位配伍】❶ 配中脘穴、关元穴，主治胃下垂。
❷ 配气海穴，主治肠鸣。

特别说明	❶ 足太阳、阴维脉交会穴。 ❷ 针刺时，局部有酸胀感。 ❸ 不可深刺、提插。

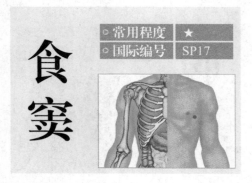

○ 常用程度	★
○ 国际编号	SP17

食窦

《穴名释义》窦，即孔，就是孔穴水道之意。该穴可用于调理胸胁支满，肠间雷鸣，常有水声，似有水谷从此通过。

《标准定位》在前胸部，第5肋间隙，前正中线旁开6寸。

《穴位速取》仰卧位，在胸部，前正中线旁开2个4横指处，再向下1肋，在第5肋间隙，按压有酸胀感，即是食窦穴（图99）。

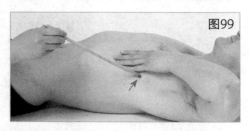

图99

《功效主治》宣肺平喘，健脾利湿。主治：胸胁胀痛、反胃、食入即吐；腹胀、水肿、尿潴留；肋间神经痛。

《常用疗法》刺法：向外或者平刺0.5～0.8寸。

灸法：艾炷灸或温针灸3～5壮，艾条灸5～10分钟。

推拿：点按法、揉法、指推法。

《穴位配伍》❶配膈俞穴、郄门穴、阳陵泉穴，主治胸胁满痛。

❷配膈俞穴，可缓解呃逆症状。

❸配足三里穴、中脘穴，可改善腹痛、肠鸣。

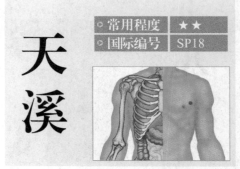

○ 常用程度	★★
○ 国际编号	SP18

天溪

《穴名释义》天，天空；溪，两肋间凹陷处。本穴功在宽胸通乳，犹溪水畅流。

《标准定位》在前胸部，第4肋间隙，前正中线旁开6寸。

《穴位速取》❶仰卧位，从前正中线向外量2个4横指，在第4肋间隙，按压有酸胀感，即是天溪穴（图100）。

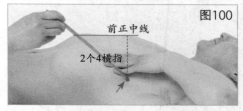

图100

前正中线

2个4横指

❷仰卧位，先取乳中，再旁开2寸处，在第4肋间隙，按压有酸胀感。

《功效主治》宽胸理气，止咳通乳。主治：胸中满痛、咳嗽、哮喘、支气管炎；乳腺炎；乳汁分泌不足；肋间神经痛。

《常用疗法》刺法：斜刺或者平刺0.5～0.8寸。

灸法：艾炷灸或温针灸3～5壮，艾条灸5～10分钟。

推拿：点按法、揉法、指推法。

《穴位配伍》❶配膻中穴，主治胸胁胀痛。

❷配支沟穴、天宗穴，主治岔气。

特别说明 ❶不可深刺，以免引起气胸。
❷针刺时，局部有酸胀感。

胸乡

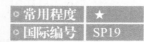

- 常用程度 ★
- 国际编号 SP19

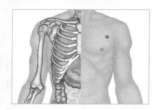

《穴名释义》胸，胸部；乡，部位。穴在胸廓之侧，故名。

《标准定位》在前胸部，第3肋间隙，前正中线旁开6寸。

《穴位速取》仰卧位，在胸部，从乳头旁开2寸，再向上数1个肋间（即第3肋间隙），按压有酸胀感，即为胸乡穴（图101）。

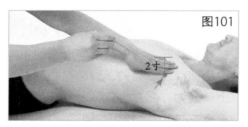

2寸

图101

《功效主治》宣肺止咳，理气止痛。主治：胸胁胀痛、肺水肿、支气管哮喘；肋间神经痛；膈肌痉挛。

《常用疗法》刺法：斜刺或向外平刺0.5～0.8寸。

灸法：艾炷灸或温针灸3～5壮，艾条灸5～10分钟。

推拿：点按法、揉法、指推法。

《穴位配伍》❶ 配膻中穴，主治胸胁胀痛。

❷ 配天溪穴，主治肋间神经痛。

特别说明 ❶ 不可深刺，以免伤及内脏器官。 ❷ 针刺时，局部有酸胀感。

周荣

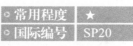

- 常用程度 ★
- 国际编号 SP20

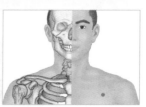

《穴名释义》周，周行；荣，荣养。脾气散精，上归于肺，赖肺气敷布调节以荣养全身。

《标准定位》在前胸部，第2肋间隙，前正中线旁开6寸。

《穴位速取》仰卧位，在胸部，从前正中线旁开2个4横指，再向上2间（第2肋间隙）即是周荣穴（图102）。

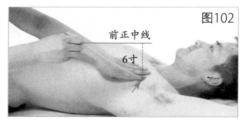

前正中线

6寸

图102

《功效主治》宣肺平喘，理气化痰。主治：胸胁胀满、胸膜炎；咳嗽气喘、肺脓肿、支气管扩张；膈肌痉挛、肋间神经痛。

《常用疗法》刺法：斜刺或向外平刺0.5～0.8寸。

灸法：艾炷灸3～5壮，艾条灸5～10分钟。

推拿：点按法、揉法、指推法。

《穴位配伍》❶ 配膻中穴，主治胸胁胀满。

❷ 配天溪穴、胸乡穴，主治肋间神经痛。

特别说明 ❶ 不可深刺，以防气胸。 ❷ 针刺时，局部有酸胀感。

大包

◎ 常用程度 ★★
◎ 国际编号 SP21

《穴名释义》大，大小之大；包，包容。本穴为脾之大络，通络阴阳之经。

《标准定位》在侧胸部，第6肋间隙，腋中线上。

《穴位速取》仰卧位，沿腋中线自上而下摸至第6肋间隙，按压有酸胀感，即为大包穴（图103）。

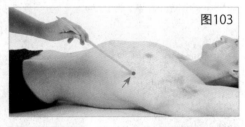

图103

《功效主治》统血养经，宽胸止痛。主治：胸胁痛、气喘；全身疼痛；岔气；四肢无力；肋间神经痛。

《常用疗法》刺法：斜刺或向后平刺0.5～0.8寸。
灸法：艾炷灸3～5壮，艾条灸5～10分钟。
推拿：点按法、揉法、指推法。

《穴位配伍》❶ 配足三里穴，主治四肢无力。
❷ 配天溪穴、膻中穴，主治肋间神经痛。

特别说明 ❶ 脾之大络。
❷ 不可深刺，以免伤及肺脏。

经络知识加油站

养血需"四物汤"

中医医方中有一道养血名方——四物汤。而在人体经络中，也存在具有类似四物汤养血作用的腧穴，那就是血海、膻中、心俞、膈俞、肝俞、脾俞、膏肓、悬钟、三阴交、足三里等穴。

◎ 血海是脾经之穴，以"血海"命名，比喻此穴犹如血液聚汇之海。

◎ 膻中本是补气要穴，但中医历来有"益气生血"的说法，故常常作为养血之穴。

◎ 心俞、膈俞、肝俞、脾俞四穴分别为心、膈肌、肝、脾之背俞穴。中医认为，心主血，肝藏血，脾统血，心、肝、脾三脏都与血液的生成和储存息息相关。膈俞在心下肝上，是为"血之会穴"，只要是与血有关的病症，均可取用。

◎ 膏肓与心包的关系密切，为古今养血要穴。

◎ 悬钟为"髓之会穴"，骨髓具有造血功能。临床实验研究也表明，针灸悬钟穴确有促进血中红细胞生成的作用。

◎ 三阴交为肝、脾、肾三条经脉的交会穴，通过养肝、补脾、益肾，促成血液再生。

◎ 足三里是多气多血的胃经腧穴，属全身第一补气补血要穴。

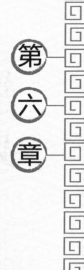

第六章

手少阴心经腧穴

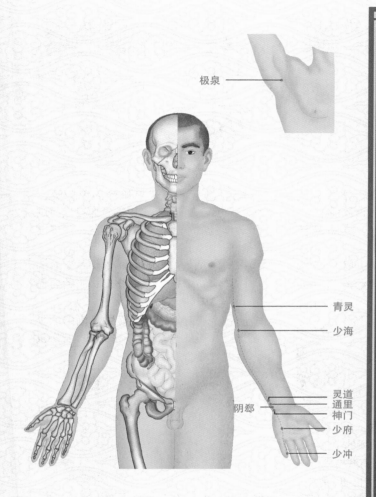

极泉

青灵

少海

灵道
通里
神门
少府
少冲

阴郄

适用病症

　　本经腧穴主治心、胸、神经系统、循环系统病症，以及经脉循行所经过部位的病症，如心痛、心悸、失眠、咽干、口渴及上肢内侧后缘疼痛等。

极泉

○ 常用程度	★★
○ 国际编号	HT1

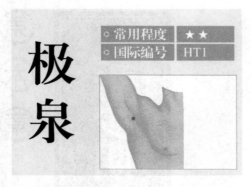

《穴名释义》极，高大；泉，水泉。穴在腋窝处，位置最高，局部凹陷如泉。

《标准定位》在腋窝中央，腋动脉搏动处。

《穴位速取》❶ 屈肘上臂外展，手掌按于后枕，于腋窝中部有动脉搏动处（图104）。

图104

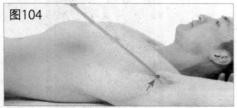

❷ 正坐，一只手平伸，举掌向上，屈肘，掌心对着自己的头部，用另一只手的中指尖按压对侧腋窝正中凹陷处，按压有酸痛感。

《功效主治》宽胸宁心，活络止痛。主治：胸闷气短、心痛、心悸；肘臂冷痛、上肢不遂；腋臭；肩周炎；乳汁分泌不足。

《常用疗法》刺法：直刺0.5～0.8寸。

灸法：艾炷灸或温针灸3～5壮，艾条灸5～10分钟。

推拿：点按法、揉法、弹拨法。

《穴位配伍》配曲池穴、肩贞穴，主治臂痛。

特别说明	避开动脉，针刺时整个腋窝酸胀，可有麻电感向前臂指端放散或上肢抽动。

青灵

○ 常用程度	★
○ 国际编号	HT2

《穴名释义》青，是肝脏的颜色；灵，为灵巧的意思。指此穴内的气血在运行过程中，因散热而缩合成水湿之气，表现出风木的灵巧特征，故名。

《标准定位》在臂内侧，极泉与少海的连线上，肘横纹上3寸，肱二头肌的内侧沟中。

《穴位速取》❶ 先取肘横纹尺侧端的少海，于少海穴4横指（即3寸）处，与极泉成直线位上（图105）。

图105

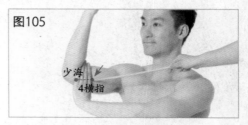

少海
4横指

❷ 屈肘举臂，在极泉与少海连线的上2/3与下1/3交点处，肱二头肌的尺侧缘。

《功效主治》理气止痛，宽胸宁心。主治：神经性头痛、心痛、心悸、胁痛、肩臂痛。

《常用疗法》刺法：直刺0.5～1寸。

灸法：艾炷灸或温针灸3～5壮，艾条灸5～10分钟。

推拿：点按法、揉法。

《穴位配伍》配肩贞穴、曲池穴，主治肩臂痛。

少海

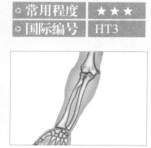

〖穴名释义〗少，手少阴经；海，百川之汇。脉气汇聚之处。

〖标准定位〗在肘前内侧，横平肘横纹，肱骨内上髁前缘。

〖穴位速取〗❶屈肘举臂，以手抱头，在肘内侧横纹尽头处，按压有酸胀感（图106）。

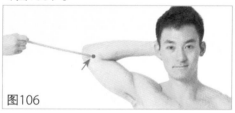

图106

❷屈肘举臂，在肘横纹内侧端与肱骨内上髁连线的中点处，按压有酸胀感。

〖功效主治〗理气通络，宁心安神。主治：心痛、肘臂挛痛、麻木；手颤；瘰疬；腋胁痛；三叉神经痛；落枕；神经衰弱；下肢痿痹；疔疮。

〖常用疗法〗刺法：直刺0.5～1寸。
灸法：艾炷灸或温针灸3～5壮，艾条灸5～10分钟。
推拿：点按法、揉法、指推法。

〖穴位配伍〗❶配曲池穴，主治肘臂挛痛。
❷配神门穴、内关穴，主治心律不齐。

特别说明	针刺时，局部酸胀，可有麻电感向前臂放散。

灵道

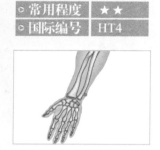

〖穴名释义〗灵为心灵之毅力；道指道路，为经穴之常道。本穴是心灵出入的道路，手指相握依赖的是心意之灵，力到即能握物，故名。

〖标准定位〗在前臂前内侧，腕掌侧远端横纹上1.5寸，尺侧腕屈肌腱的桡侧缘。

〖穴位速取〗仰掌，在尺侧腕屈肌腱桡侧缘，腕横纹上1.5寸处（图107）。

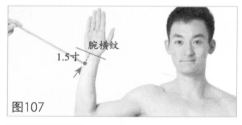

图107

〖功效主治〗宁心安神，活血通络。主治：心痛、暴喑、瘈疭；失眠；精神分裂症；失语；舌骨肌麻痹或萎缩。

〖常用疗法〗刺法：直刺0.5～1寸。
灸法：艾炷灸或温针灸1～3壮，艾条灸5～10分钟。

〖穴位配伍〗❶配内关穴，主治胸痹。
❷配天突穴，主治暴喑不能言。

特别说明	❶经穴。❷在针刺时，应避开尺动脉、尺静脉。❸针刺时，局部有酸胀感，针感可向肘及手指放射。

通里

◇ 常用程度　★★
◇ 国际编号　HT5

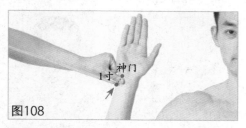

《穴名释义》通，通路；里，表里。本经络脉由本穴别出，与小肠经互为表里而相通。

《标准定位》在前臂前内侧，腕掌侧远端横纹上1寸，尺侧腕屈肌腱的桡侧缘。

《穴位速取》坐位，仰掌，在前臂前区，于尺侧腕屈肌桡侧缘，在神门与少海连线上，神门上1寸处（图108）。

图108

《功效主治》安神定志，通经活络。主治：心悸、怔忡、癔症；暴喑、舌强不语；肘臂挛痛、麻木；手颤；腋胁部痛；头颈痛、瘰疬。

《常用疗法》刺法：直刺0.5～1寸。
灸法：艾炷灸1～3壮，艾条灸5～10分钟。
推拿：点按法、揉法。

《穴位配伍》❶配廉泉穴、哑门穴，可治疗不语。
❷配内关穴、神门穴，主治心悸。

| 特别说明 | ❶络穴。
❷不可以深刺，以免伤及血管和神经。
❸留针时，不可做屈腕动作。 |

阴郄

◇ 常用程度　★★
◇ 国际编号　HT6

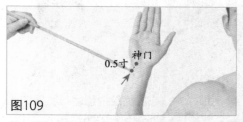

《穴名释义》阴，阴阳之阴，手少阴经；郄，孔隙。气血深聚处。

《标准定位》在前臂前内侧，腕掌侧远端横纹上0.5寸，尺侧腕屈肌腱的桡侧缘。

《穴位速取》仰掌，前臂前区，于尺侧腕屈肌桡侧，在神门与少海连线上，神门上0.5寸，即拇指半横指处，即是阴郄穴（图109）。

图109

《功效主治》清心安神，固表开音。主治：心痛、惊悸；骨蒸盗汗、吐血、衄血、暴喑；神经衰弱、癫痫；肺结核；子宫内膜炎。

《常用疗法》刺法：直刺0.3～0.5寸。
灸法：间接灸3～5壮，艾条灸5～10分钟。
推拿：点按法、揉法、指推法。

《穴位配伍》❶配大陵穴、间使穴，可治疗癫痫。
❷配大椎穴，主治阴虚盗汗。

| 特别说明 | ❶郄穴。
❷针刺时避开尺动脉、尺静脉，以免引起大出血。
❸针刺时，局部有酸胀感。 |

神门

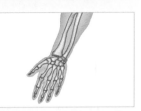

《穴名释义》 神，心神，神明；门，门户。心藏神，心气出入之门户。

《标准定位》 在腕前内侧，腕掌侧远端横纹尺侧端，尺侧腕屈肌腱的桡侧缘。

《穴位速取》 仰掌，在腕骨后缘，尺侧腕屈肌的桡侧，在掌后第1横纹上即是神门穴（图110）。

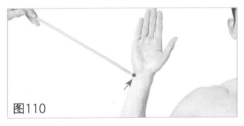

图110

《功效主治》 宁心安神，通经活络。主治：失眠健忘；心痛、惊悸、心烦、胸痛；神经衰弱、癫狂、痫症、痴呆；高血压；产后失血；扁桃体炎。

《常用疗法》 刺法：直刺0.3～0.5寸或向上平刺1～1.5寸。

灸法：艾炷灸1～3壮，艾条灸5～15分钟。

推拿：点按法、揉法、掐法。

《穴位配伍》 ❶ 配内关穴、心俞穴，主治心痛。

❷ 配内关穴、三阴交穴，主治健忘、失眠。

特别说明	❶ 输穴、原穴。 ❷ 针刺时避开尺动脉、尺静脉，以免引起出血。

少府

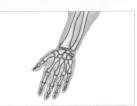

《穴名释义》 少，手少阴；府，聚也，处所。穴为脉气所留之处。

《标准定位》 在手掌面，横平第5掌指关节近端，第4、5掌骨之间。

《穴位速取》 仰掌，在手掌面，握拳，手指屈向掌心横纹，在小指尖下凹陷处，按压有酸痛感，即是少府穴（图111）。

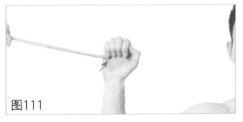

图111

《功效主治》 清心泻火，理气活络。主治：心悸、胸痛、心律不齐；阴痛、阴部瘙痒；痈疡；小指挛痛；遗尿、尿潴留；月经过多；癔症；臂神经痛；肋间神经痛。

《常用疗法》 刺法：直刺0.3～0.5寸。

灸法：艾炷灸3～5壮，艾条灸5～10分钟。

推拿：点按法、揉法、指推法。

《穴位配伍》 ❶ 配内关穴，主治心悸。

❷ 配地机穴，主治阴部瘙痒。

特别说明	❶ 荥穴。 ❷ 针刺时，局部有酸胀感。

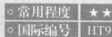

◇ 常用程度　★★
◇ 国际编号　HT9

少冲

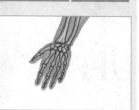

〈穴名释义〉 少，阴也；冲，突也。少冲的意思是指此穴中的气血物质从体内冲出，故名。

〈标准定位〉 在手指，小指末节桡侧，指甲根角侧上方0.1寸（指寸）。

〈穴位速取〉 俯掌伸指，在手小指指甲底部与小指桡侧缘引线（掌背交界线）的交点处即为少冲穴（图112）。

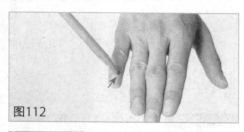

图112

〈功效主治〉 清热息风，醒神开窍。主治：心悸、心痛、胸胁痛；癫狂、热病、昏迷、小儿休克；脑出血。

〈常用疗法〉 刺法：浅刺0.1～0.2寸或用三棱针点刺放血。

灸法：艾炷灸或温针灸3～5壮，艾条灸5～10分钟。

推拿：点按法、掐法。

〈穴位配伍〉 配风府穴、水沟穴、十宣穴、合谷穴，主治脑卒中昏迷。

| 特别说明 | ❶ 井穴。
❷ 针刺时，局部有酸胀感。
❸ 以垂直方式轻轻揉捏此穴位，有助于醒脑提神。 |

68

经络知识加油站

按摩是不是越痛越好？

经络按摩的原理是按摩之处的神经一旦受到刺激，会将信号传达至组织器官，调节其功能。当气血运行顺畅，气能生血，血能载气，穴位的疼痛将逐渐缓和，最后消除，身体也就会恢复原有的活力。

手部按摩主要通过刺激手部穴位或病理反射区等调节相应脏腑的功能，从而预防和缓解疾病。所以，对多数穴位和病理反射区来说，刺激适当强一点，痛感重一点，效果就会更好一些。特别是骨骼、关节、肌肉、韧带等部位的病痛，必须用较强的力量按摩，才能取得较满意的效果。但也不要用力过重，以免造成损伤。手部按摩时，用力要先轻后重，可逐渐增加力量，直至被按摩者能接受的最大限度为止。一般而言，按摩手法力量较轻、时间较长为补法；按摩手法力量较重、时间较短为泻法。

按摩的正确方法是用正确的方式，准确地找到穴位或反射区，再以正确的手法，轻轻触压。若一味信奉"越痛越好"，会使受按摩者关节、软组织受损。依据中医理论，用力按压是泻法，一开始可能会感觉有效，长期这样下去会让身体越来越虚。

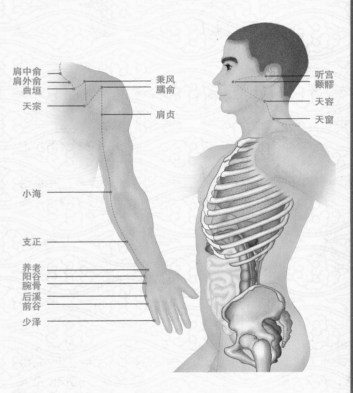

肩中俞
肩外俞
曲垣
天宗

秉风
臑俞

肩贞

小海

支正

养老
阳谷骨
腕骨
后溪
前谷

少泽

听宫
颧髎

天容

天窗

第七章

手太阳小肠经腧穴

适用病症

　　本经腧穴主治头项、五官病症，热病，神志疾患及本经循行部位的病变，如小腹疼痛、腰背痛、耳聋、目黄、咽喉肿痛、癫狂及肩臂外侧后缘痛等。

少泽

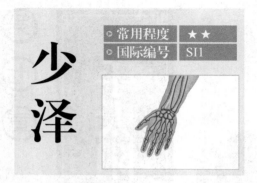

◇ 常用程度　★★
◇ 国际编号　SI1

《穴名释义》少，幼小，初生；泽，沼泽。穴为脉气所初生之处，故名。

《标准定位》在手指，小指末节尺侧，指甲根角侧上方0.1寸（指寸）。

《穴位速取》伏掌，伸直小指，于小指甲尺侧缘与基底部各作一线，两线交点处，按之有酸胀感（图113）。

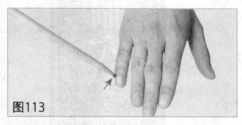

图113

《功效主治》清热通乳，散瘀利窍。主治：热病、脑卒中、昏迷；乳汁少、乳腺炎；咽喉肿痛、目翳、头痛；耳鸣、耳聋；疟疾。

《常用疗法》刺法：浅刺0.1～0.2寸或用三棱针点刺放血。

灸法：艾炷灸1～3壮，艾条灸5～15分钟。

推拿：点按法、掐法。

《穴位配伍》❶ 配膻中穴、乳根穴，主治乳汁分泌过少。

❷ 配人中穴、十宣穴，主治高热、脑卒中昏迷。

特别说明
❶ 井穴，为急救穴之一。
❷ 孕妇慎用。
❸ 针刺时，局部胀痛。

前谷

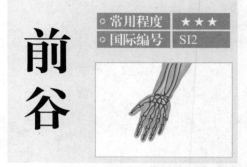

◇ 常用程度　★★★
◇ 国际编号　SI2

《穴名释义》前，表明位置，穴在本节后陷之前，又因孔穴所在之处骨肉相会，凹陷如谷，又恰与后溪相对，故名。

《标准定位》在手指，第5掌指关节尺侧远端赤白肉际凹陷中。

《穴位速取》正坐位，微握拳，在小指本节（第5掌指关节）前的掌指横纹头赤白肉际处，按压有酸胀感（图114）。

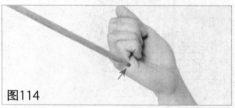

图114

《功效主治》疏风散热，清利头目。主治：头项、肘臂、腕关节疼痛，手指麻木；腮腺炎；热病、头痛；耳鸣、耳聋；小便赤；咽喉肿痛、产后无乳、乳腺炎、乳汁少。

《常用疗法》刺法：直刺0.3～0.5寸。

灸法：艾炷灸或温针灸3～5壮，艾条灸5～15分钟。

推拿：点按法、揉法。

《穴位配伍》❶ 配合谷穴、曲池穴、外关穴，主治手臂痛麻。

❷ 配照海穴、中封穴，主治咽喉肿痛。

❸ 配后溪穴，主治耳鸣。

特别说明
荥穴。

后溪

◆ 常用程度　★★★★
◆ 国际编号　SI3

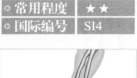

《穴名释义》 后，前后之后；溪，沟溪。穴在第5掌指关节后方，当尺侧横纹尽头，其形犹如沟溪。

《标准定位》 在手背，第5掌指关节尺侧近端赤白肉际凹陷中。

《穴位速取》 仰掌握拳，在手掌尺侧，第5掌指关节后，有一皮肤皱褶凸起，其尖端处即为后溪穴（图115）。

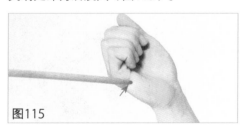

图115

《功效主治》 清心安神，通经活络。主治：头项强痛、失眠；疟疾、手指及肘臂挛急；脑卒中、癫狂、痫证；耳聋、目赤；盗汗；荨麻疹、腰扭伤；小儿惊厥。

《常用疗法》 刺法：直刺0.5～1寸。

灸法：艾炷灸1～3壮，艾条灸5～15分钟。

推拿：点按法、揉法。

《穴位配伍》 ❶ 配列缺穴、膻中穴，主治项强痛。

❷ 配人中穴，主治急性腰扭伤。

> **特别说明** 本穴为手太阳小肠经之输穴，八脉交会穴之一，通于督脉。

腕骨

◆ 常用程度　★★
◆ 国际编号　SI4

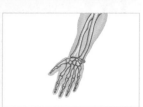

《穴名释义》 腕，腕部；骨，骨头。穴在手外侧豌豆骨下的凹陷处，故名。

《标准定位》 在腕后内侧，第5掌骨底与三角骨之间的赤白肉际凹陷中。

《穴位速取》 屈肘，掌心向下，由后溪穴向腕部推，可摸到两块骨头（第5掌骨基底和三角骨），在两块骨头的结合部可触及一凹陷处即为腕骨穴（图116）。

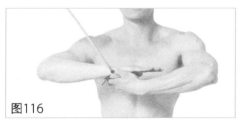

图116

《功效主治》 清心安神，通经活络。主治：头项强痛、失眠、疟疾、手指及肘臂挛急；脑卒中、癫狂、痫证；耳聋、目赤；消渴、热病；盗汗；荨麻疹、腰扭伤。

《常用疗法》 刺法：直刺0.3～0.5寸。

灸法：艾炷灸1～3壮，艾条灸5～15分钟。

推拿：点按法、揉法。

《穴位配伍》 ❶ 配列缺穴、膻中穴，主治项强痛。

❷ 配人中穴，主治急性腰扭伤。

> **特别说明** ❶ 原穴。
> ❷ 针刺时，局部有酸胀感。

阳谷

《穴名释义》 阳，阳气；谷，山谷。穴在手外侧豌豆骨与尺骨间凹陷中，其外形如山谷，故名。

《标准定位》 在腕后内侧，尺骨茎突与三角骨之间的凹陷中。

《穴位速取》 屈肘，掌心向外，由腕骨穴向腕部推，相隔一骨（三角骨）的凹陷处（图117）。

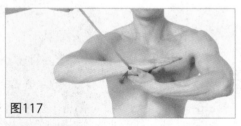

图117

《功效主治》 清心明目，镇惊聪耳。主治：头颔肿、手腕痛；热病；头痛、目眩；精神病；小儿惊风；神经性耳聋、耳鸣；痔疮。

《常用疗法》 刺法：直刺0.3~0.5寸。
灸法：艾炷灸3~5壮，艾条灸5~15分钟。
推拿：点按法、揉法。

《穴位配伍》 ❶ 配阳池穴，主治腕部疼痛。
❷ 配间使穴，主治癫痫。

特别说明 ❶ 经穴。
❷ 针刺时，局部有酸胀感，可扩散至整个腕关节。

养老

《穴名释义》 养老，奉养老人。本穴可以治疗老年性疾病，为调治老年疾病的要穴，故名。

《标准定位》 在前臂后侧，腕背横纹上1寸，尺骨小头近端桡侧凹陷中。

《穴位速取》 正坐，掌心向下，用另一手指按在尺骨小头的最高点上，然后掌心转向胸部，在手指滑入的骨缝中，即是养老穴（图118）。

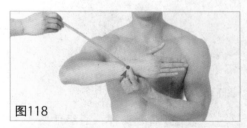

图118

《功效主治》 明目清热，通经活络。主治：目视不明；肩背肘臂酸痛；急性腰痛；落枕；脑血管疾病后遗症；远视、近视；耳聋。

《常用疗法》 刺法：向上斜刺0.5~0.8寸。
灸法：艾炷灸3~5壮，艾条灸5~15分钟。
推拿：点按法、揉法。

《穴位配伍》 ❶ 配夹脊穴，主治颈椎病。
❷ 配秩边穴，主治急性腰扭伤。

特别说明 ❶ 郄穴。
❷ 针刺时，局部有酸胀感，针感可向肩部放射。

支正

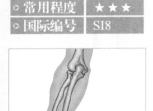

《穴名释义》支，络脉；正，正经。本穴位手太阳之络，正经由此别支而走少阴，故名。

《标准定位》在前臂外侧，阳谷与小海连线的中点下1寸，腕背侧远端横纹上5寸处。

《穴位速取》正坐，掌心向胸，在阳谷与小海连线中点，再向下量1寸（拇指）处（图119）。

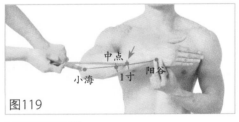

中点　1寸　阳谷　小海

图119

《功效主治》清热通络，安神定志。主治：头痛、项强、关节松弛无力、十二指肠溃疡、肘部酸痛；皮肤赘生小疣；糖尿病；神经衰弱。

《常用疗法》刺法：直刺或者斜刺0.5～0.8寸。

灸法：艾炷灸或温针灸3～5壮，艾条灸5～15分钟。

推拿：点按法、揉法。

《穴位配伍》❶ 配合谷穴，主治头痛。
❷ 配劳宫穴、少府穴，主治舌尖痛。

特别说明
❶ 络穴。
❷ 针刺时，局部有酸胀感，针感可向手指放射。

小海

《穴名释义》小，微小，小肠经；海，海洋。气血至此，犹如水流入海。

《标准定位》在肘后内侧，尺骨鹰嘴与肱骨内上髁之间凹陷处。

《穴位速取》屈肘举臂，在肘横纹平齐之尺骨鹰嘴与肱骨内上髁之间，用手弹拨该部位，有麻感可直达小指（图120）。

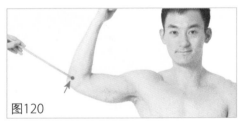

图120

《功效主治》清热祛风，宁神定志。主治：肘臂疼痛；癫痫；头痛；精神分裂症；耳鸣、耳聋、肱骨外上髁炎。

《常用疗法》刺法：直刺0.3～0.5寸。

灸法：艾炷灸或温针灸3～5壮，艾条灸5～15分钟。

推拿：点按法、揉法。

《穴位配伍》❶ 配曲池穴、手三里穴，主治肘臂疼痛。
❷ 配合谷穴、颊车穴，主治咽喉炎，颊肿。
❸ 配耳门穴、听宫穴、中渚穴，主治耳聋、耳鸣。

特别说明　合穴。

肩贞

◇ 常用程度　★★★
◇ 国际编号　SI9

《穴名释义》肩，肩部；贞，正。穴在肩后纹端，当后肩正中，故名。

《标准定位》在肩带部，肩关节后下方，臂内收时，腋后纹头直上1寸。

《穴位速取》正坐垂肩，上臂内收，从腋后纹头向上量1寸，三角肌后缘处，按压有酸胀感即是（图121）。

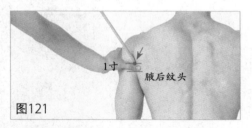

1寸　腋后纹头

图121

《功效主治》清头聪耳，通经活络。主治：肩臂麻痛、肩关节周围炎；瘰疬；耳鸣、耳聋；脑血管疾病后遗症；头痛。

《常用疗法》刺法：直刺1～1.5寸。
灸法：艾炷灸或温针灸3～7壮，艾条灸5～15分钟。
推拿：点按法、揉法、拿法。

《穴位配伍》❶ 配曲池穴、手三里穴，主治上肢不遂。
❷ 配肩髃穴、肩髎穴，主治肩关节炎。

特别说明	针刺时，局部有酸胀感，可向肩部及指端放射。

臑俞

◇ 常用程度　★★★
◇ 国际编号　SI10

《穴名释义》臑，肱骨上端；俞，穴位。穴在臑部，为经气所输注之处。

《标准定位》在肩带部，腋后纹头直上，肩胛冈下缘凹陷中。

《穴位速取》正坐垂肩，上臂内收，用手指从腋后纹头肩贞穴直上推至肩胛冈下缘，有一凹陷处，按压有酸胀感即是（图122）。

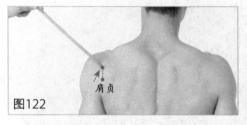

肩贞

图122

《功效主治》舒筋活络，消肿化痰。主治：肩臂疼痛；瘰疬；足跟痛；上肢神经痛。

《常用疗法》刺法：直刺或者斜刺0.5～1.5寸。
灸法：艾炷灸或温针灸3～5壮，艾条灸5～15分钟。
推拿：点按法、揉法、弹拨法。

《穴位配伍》❶ 配肩髃穴、曲池穴，主治肩臂疼痛。
❷ 配昆仑穴、太溪穴，主治足跟痛。

特别说明	❶ 本穴为手太阳经、足太阳经、阳维脉、阳跷脉之交会穴。❷ 针刺时，局部有酸痛感，可向肩部扩散。

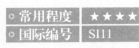
◇ 常用程度　★★★★
◇ 国际编号　SI11

天宗

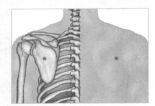

《穴名释义》天，天空，高处；宗，本，中心。穴在肩胛冈中点下窝正中，意为人体上部重要的腧穴。

《标准定位》在肩带部，肩胛冈下窝中央凹陷处，与第4胸椎平齐。

《穴位速取》正坐垂肩，在肩胛冈中点与肩胛骨下角连线的上1/3与下2/3交点凹陷中（图123）。

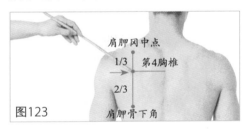

肩胛冈中点
1/3　第4胸椎
2/3
图123
肩胛骨下角

《功效主治》通经活络，理气消肿。主治：肩胛疼痛；气喘；乳腺炎；胆囊炎；落枕；肘臂外后侧痛。

《常用疗法》刺法：直刺或者斜刺0.5～1寸。
灸法：艾炷灸或温针灸3～5壮，艾条灸5～15分钟。

推拿：点按法、揉法。

《穴位配伍》❶ 配膻中穴、足三里穴，主治乳腺炎。

❷ 配肩外俞穴，主治肩胛痛。

❸ 配阳陵泉穴、胆囊穴，主治胆结石。

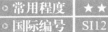
◇ 常用程度　★★
◇ 国际编号　SI12

秉风

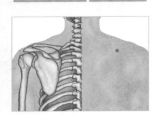

《穴名释义》秉，执掌，执持，又通"柄"；风，风邪。穴主肩痛不可举，功在舒筋散风，故名。

《标准定位》在肩胛区，肩胛冈上窝中点，天宗穴直上，举臂有凹陷处。

《穴位速取》正坐位，在肩胛部，冈上窝中央，与臑俞、天宗连成一个三角形，举臂有凹陷处，按压有酸胀感（图124）。

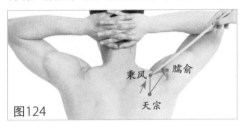

秉风　臑俞
天宗
图124

《功效主治》疏风活络，止咳化痰。主治：肩胛疼痛、上肢酸麻、手痛、冈上肌肌腱炎、支气管炎、肩周炎、颈椎病。

《常用疗法》刺法：直刺0.5～1寸。
灸法：艾炷灸或温针灸3～5壮，艾条灸5～15分钟。

推拿：点按法、揉法、推法。

《穴位配伍》❶ 配天宗穴，主治肩胛疼痛。

❷ 配肺俞穴，主治支气管炎。

> 特别说明 ❶ 为手三阳与足少阳交会穴。
> ❷ 针刺时，局部有酸胀感。

曲垣

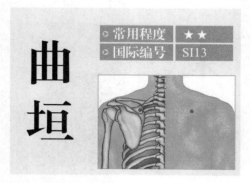

【穴名释义】曲，弯曲；垣，短墙。意为人体弯曲蜿蜒如短墙的穴位。

【标准定位】在肩带部，肩胛冈内侧端上缘凹陷中，平第2胸椎处。

【穴位速取】坐位，在肩胛部，冈上窝内侧端，当臑俞与第2胸椎棘突连线的中点处，即为曲垣穴（图125）。

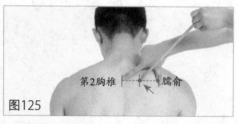

第2胸椎　　臑俞

图125

【功效主治】舒筋活络，散风止痛。主治：肩胛疼痛；冈上肌肌腱炎。

【常用疗法】刺法：直刺或向外下斜刺0.5～1寸。

灸法：艾炷灸或温针灸3～5壮，艾条灸5～15分钟。

推拿：点按法、揉法。

【穴位配伍】❶ 配天宗穴、后溪穴、昆仑穴，用于缓解肩背痛。

❷ 配曲池穴、合谷穴，主治上肢疼痛不举。

| 特别说明 | 针刺时，局部有酸胀感。 |

肩外俞

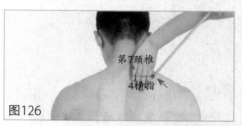

【穴名释义】肩，肩部；外，外侧；俞，穴位。穴在肩部，约在肩胛骨内侧缘之稍外方，故名。

【标准定位】在背部，第1胸椎棘突下，后正中线旁开3寸。

【穴位速取】坐位，低头，有颈部交界处椎骨高突（即第7颈椎）往下推1个椎骨的棘突，由此旁开量4横指（即3寸），在肩胛骨内侧缘处，即为肩外俞穴（图126）。

第7颈椎

4横指

图126

【功效主治】舒筋活络，散风止痛。主治：肩背疼痛、颈项强急；肺炎、胸膜炎；低血压。

【常用疗法】刺法：向外斜刺0.5～0.8寸。

灸法：艾炷灸3～5壮，艾条灸5～15分钟。

推拿：点按法、揉法、推法。

【穴位配伍】❶ 配肩外俞穴、大椎穴、列缺穴、天宗穴，主治肩背疼痛、颈项强急。

❷ 配肺俞穴，主治肺炎。

| 特别说明 | 不可深刺，以防气胸。 |

肩中俞

◎ 常用程度 ★★
◎ 国际编号 SI15

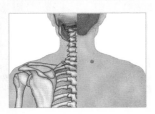

《穴名释义》肩，肩部；中，中部；俞，穴位。穴在肩部大椎与肩井之间。

《标准定位》在背部脊柱区，第7颈椎棘突下，后正中线旁开2寸。

《穴位速取》❶ 坐位，低头，在颈部交界处椎骨高突（即第7颈椎），由此旁开量约2横指，按压有酸胀感（图127）。

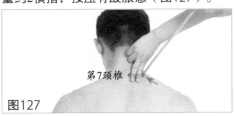

第7颈椎

图127

❷ 坐位，低头，在第7颈椎棘突下，肩胛骨上角的内侧。

《功效主治》宣肺解表，活络止痛。主治：咳嗽、气喘、咳血、支气管扩张；肩背疼痛；目视不明。

《常用疗法》刺法：斜刺0.5～0.8寸。
灸法：艾炷灸3～5壮，温和灸10分钟，艾条灸5～15分钟。
推拿：点按法、揉法、推法。

《穴位配伍》❶ 配肩外俞穴、大椎穴，主治肩背疼痛。
❷ 配肺俞穴，主治咳嗽。

特别说明　不可深刺，以防气胸。

天窗

◎ 常用程度 ★
◎ 国际编号 SI16

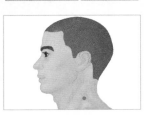

《穴名释义》天，指阳，头颈为阳，引申为头颈之意；窗，通孔的意思，此处指头之孔窍，表示天窗是位于头颈部的穴位。

《标准定位》在颈前部，横平喉结，胸锁乳突肌的后缘。

《穴位速取》侧坐位，平甲状软骨与舌骨肌之间的廉泉穴，于胸锁乳突肌后缘，按压有酸胀感，即是天窗穴（图128）。

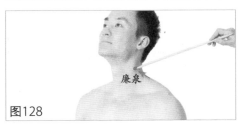

廉泉

图128

《功效主治》聪耳开窍，宁神定志。主治：耳鸣、耳聋、聤耳；失音；牙痛，牙关不利；三叉神经痛、面痛；颞颌关节炎。

《常用疗法》刺法：直刺0.5～1寸。
灸法：艾炷灸或温针灸3～5壮，艾条灸5～15分钟。
推拿：点按法、揉法。

《穴位配伍》❶ 配合谷穴、少商穴，主治咽痛。
❷ 配外关穴，主治耳鸣、耳聋。

特别说明　针刺时，不可做大幅度的提插捻转，以免伤及血管。

天容

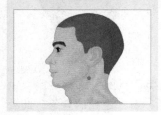

- 常用程度　★★
- 国际编号　SI17

《标准定位》在颈前部，下颌角的后方，胸锁乳突肌的前缘凹陷中。

《穴位速取》侧坐位，头转向对侧，在颈部外侧部，平下颌角，在胸锁乳突肌的前缘凹陷中，按压

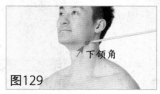

下颌角

图129

有酸痛感（图129）。

《功效主治》聪耳利咽，清热降逆。主治：耳鸣、耳聋、咽喉肿痛、牙龈炎、暴喑、扁桃体炎；哮喘；瘾症；甲状腺肿大；颈项肿痛。

《常用疗法》刺法：斜刺0.5～1寸。

灸法：艾炷灸1～3壮，艾条灸5～15分钟。

推拿：点按法、揉法。

颧髎

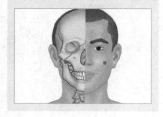

- 常用程度　★★★
- 国际编号　SI18

《标准定位》在面部，目外眦直下，颧骨下缘的凹陷中。

《穴位速取》侧坐位，在颧骨下缘水平线与目外眦角垂线之交点处，约与迎香同高，按压有明显酸胀

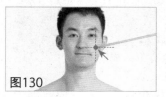

图130

感即为颧髎穴（图130）。

《功效主治》清热消肿，祛风止痛。主治：口眼㖞斜、眼睑眴动；牙痛、面痛、面肌痉挛、三叉神经痛、鼻炎。

《常用疗法》刺法：直刺0.3～0.5寸或斜刺0.5～1寸。

灸法：艾炷灸1～3壮，艾条灸5～15分钟。

推拿：点按法、揉法。

听宫

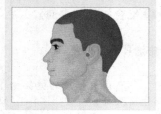

- 常用程度　★★★★
- 国际编号　SI19

《标准定位》在面部，耳屏正中与下颌骨髁状突之间的凹陷处。

《穴位速取》侧坐位，微张口，在面部耳屏前，下颌骨髁状突的后方，张口有凹陷处（图131）。

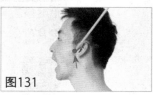

图131

《功效主治》聪耳开窍，宁神定志。主治：耳鸣、耳聋、聤耳；失音；牙痛、牙关不利；三叉神经痛；颞颌关节炎。

《常用疗法》刺法：张口直刺1～1.5寸。

灸法：艾炷灸或温针灸3～5壮，艾条灸5～15分钟。

推拿：点按法、揉法。

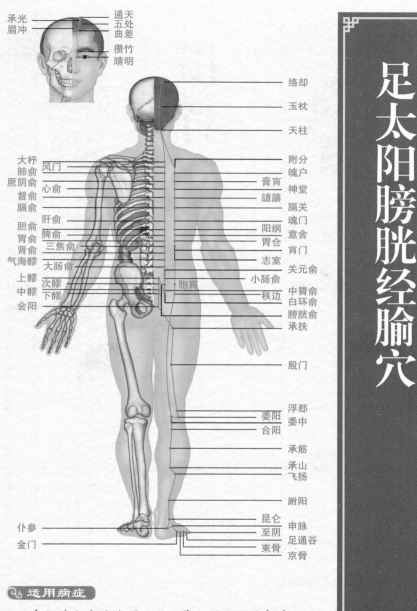

承光　通天　天
眉冲　　　五处
　　　　　曲差
　　　　　攒竹
　　　　　睛明

络却
玉枕
天柱

大杼　风门　　　　　　　　附分
肺俞　　　　　　　　　　　魄户
厥阴俞　　　　　　　　　膏肓
督俞　心俞　　　　　　　神堂
膈俞　　　　　　　　　　譩譆
　　　肝俞　　　　　　　膈关
胆俞　脾俞　　　　　　　魂门
胃俞　三焦俞　　　　　　意舍
肾俞　　　　　　　　　　阳纲
气海俞　大肠俞　　　　　胃仓
上髎　　　　　　　　　　肓门
中髎　次髎　　　　　　　志室
会阳　下髎　　　胞肓　　关元俞
　　　　　　　　　　　　小肠俞
　　　　　　　　　　秩边　中膂俞
　　　　　　　　　　　　白环俞
　　　　　　　　　　　　膀胱俞
　　　　　　　　　　　　承扶

殷门

浮郄
委阳　委中
合阳

承筋
承山
飞扬

跗阳

仆参　　　　　　　　昆仑　申脉
　　　　　　　　　　至阴　足通谷
金门　　　　　　　　束骨　京骨

第八章

足太阳膀胱经腧穴

适用病症

本经腧穴主治头项、眼、背、腰、下肢部病症，以及与其相关的神志病症和脏腑病症，如癫痫、头痛、目疾、鼻病、小便不利及下肢后侧部位的疼痛等。

睛明

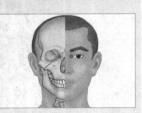

《穴名释义》睛，眼睛；明，明亮。穴在目内眦，主治目疾，善明目，故名。

《标准定位》在面部，目内眦角稍内上方眶内侧壁的凹陷中。

《穴位速取》正坐位，目视前方，手置于内侧眼角稍上方，轻轻按压有一凹陷处，按压有酸胀感，即为睛明穴（图132）。

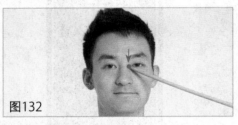

图132

《功效主治》明目退翳，祛风清热。主治：近视、视神经萎缩、青光眼、结膜炎；急性腰痛、坐骨神经痛。

《常用疗法》刺法：直刺0.5～1寸。
推拿：点按法、揉法。

《穴位配伍》❶ 配光明穴、攒竹穴，主治近视眼。
❷ 配后溪穴、人中穴，主治急性腰扭伤。

特别说明
❶ 此穴为手、足太阳经，足阳明经，阴跷脉，阳跷脉之交会穴。
❷ 此穴禁灸。
❸ 针刺时，患者闭目，医者用左手推眼球向外侧固定，右手缓慢进针，不宜提插捻转，出针后按压针孔片刻。

攒竹

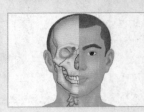

《穴名释义》攒，簇聚；竹，竹子。穴在眉头陷中，眉毛丛生，犹如竹子簇聚，故名。

《标准定位》在面部，眉头凹陷中，额切迹处。

《穴位速取》正坐位，目视前方，在眉毛内侧端有一隆起处，按压有酸胀感，即为攒竹穴（图133）。

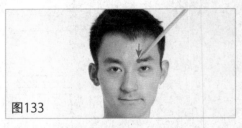

图133

《功效主治》清热散风，活络明目。主治：近视、泪囊炎、视力减退；目赤肿痛、眼睑𥆧动、迎风流泪、眼睑下垂、面瘫、面肌痉挛；口眼㖞斜、眉棱骨痛；头痛；呃逆；腰痛。

《常用疗法》刺法：向下斜刺0.3～0.5寸或平刺0.5～0.8寸或用三棱针点刺放血。
推拿：点按法、揉法。

《穴位配伍》配风池穴、太阳穴，主治神经性头痛。

特别说明
❶ 此穴禁灸。
❷ 自我保健时，可用两手拇指腹揉按两侧的攒竹穴30～50次，可以预防各种目疾。

眉冲

◎ 常用程度　★
◎ 国际编号　BL3

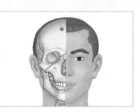

《穴名释义》眉，眉毛，在这里指的是穴内的气血物质为寒冷的水湿之气。冲，为冲射的意思。眉冲，即指来自膀胱经的气血在此穴处向上而行。

《标准定位》在头部，额切迹直上发际0.5寸，神庭与曲差连线之间。

《穴位速取》正坐位，在攒竹穴直上，入发际0.5寸处，神庭与曲差连线之间，按压有痛感（图134）。

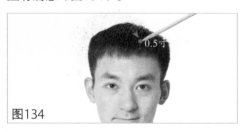

图134

《功效主治》清头明目，通窍安神。主治：头痛、眩晕、鼻塞；癫痫；眼肌痉挛；三叉神经痛；结膜炎。

《常用疗法》刺法：平刺0.3～0.5寸。
推拿：点按法、揉法、推法。

《穴位配伍》❶ 配太阳穴，可缓解头痛。❷ 配大椎穴、后溪穴，可调和阴阳之气，主治癫痫。

特别说明　❶ 针刺时，局部有酸胀感。❷ 不宜灸。

曲差

◎ 常用程度　★
◎ 国际编号　BL4

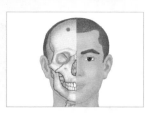

《穴名释义》曲，隐秘的意思；差，派遣的意思。曲差，即指膀胱的经气血由此穴位输送到头上的各个部位。别名为"鼻冲"。

《标准定位》在头部，前发际正中直上0.5寸，旁开1.5寸。

《穴位速取》正坐位，手指自眉头向上推，在入发际0.5寸处，再旁开1.5寸处，按压有痛感（图135）。

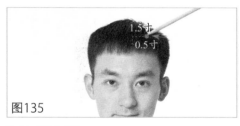

图135

《功效主治》清头明目，安神利窍。主治：头痛、眩晕、鼻塞、鼻出血；三叉神经痛；目视不明、结膜炎。

《常用疗法》刺法：平刺0.5～0.8寸。
推拿：点按法、揉法、推法。

《穴位配伍》配印堂穴、迎香穴，主治鼻塞、流涕。

特别说明　❶ 针刺时，局部有酸胀感。❷ 不宜灸。

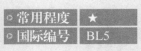

| ◎ 常用程度 | ★ |
| 国际编号 | BL5 |

五处

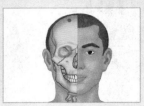

《穴名释义》五，指东、南、西、北、中五个方位；处，处所的意思。"五处"的意思是指此处穴位的气血来自头上的各个部位。

《标准定位》在头部，前发际正中直上1寸，旁开1.5寸。

《穴位速取》正坐位，手指自眉头向上推，在入发际1寸处，再旁开1.5寸处，按压有痛感即是（图136）。

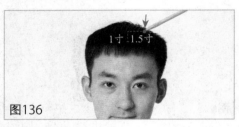

1寸 1.5寸

图136

《功效主治》清头明目，泻热息风。主治：头痛、眩晕；脑卒中偏瘫；癫痫；三叉神经痛；结膜炎；青光眼；鼻炎；神经症。

《常用疗法》刺法：平刺0.5～0.8寸。
灸法：间接灸3～5壮，艾条灸5～10分钟。
推拿：点按法、揉法、推法。

《穴位配伍》❶配合谷穴、太冲穴，主治头痛、目眩。
❷配率谷穴、行间穴，主治头痛、目眩。

| 特别说明 | 出针时应按压针孔，以免出血。 |

| ◎ 常用程度 | ★★ |
| 国际编号 | BL6 |

承光

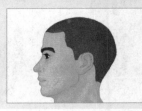

《穴名释义》承，承受；光，光线。此穴可使眼睛承受光明，故名。

《标准定位》在头部，前发际正中直上2.5寸，旁开1.5寸。

《穴位速取》正坐位，先取百会穴，在百会穴与前发际之连线中点，再旁开1.5寸处，按压有酸胀感（图137）。

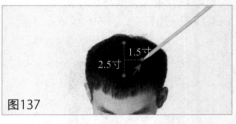

1.5寸
2.5寸

图137

《功效主治》清热散风，明目通窍。主治：目视不明；脑卒中偏瘫；头晕、目眩、鼻炎；内耳性眩晕；面神经麻痹；热病；癫痫；三叉神经痛。

《常用疗法》刺法：平刺0.3～0.5寸。
灸法：艾条灸5～10分钟。
推拿：点按法、揉法、指推法、摩法。

《穴位配伍》❶配百会穴，主治头痛。
❷配通天穴，主治鼻炎。

| 特别说明 | ❶不宜深刺。
❷出针时要按压针孔，以免出血。
❸此穴为主治目疾之要穴。
❹自我保健时可用食指按压此穴1～3分钟。 |

通天

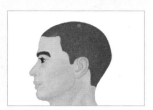

《穴名释义》 通，通达；天，天空。穴在足太阳之脉至高之位，如通达天空。

《标准定位》 在头部，前发际正中直上4寸，旁开1.5寸。

《穴位速取》 取正坐位，闭上双眼，先取百会穴，在百会穴向上量1寸处再旁开1.5寸处，按压有酸胀感即是（图138）。

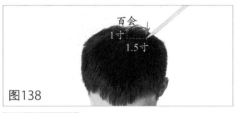

图138

《功效主治》 宣肺利鼻，散风清热。主治：鼻塞，鼻出血，鼻窦炎；头痛，目眩；脑血管疾病后遗症；三叉神经痛；面肌痉挛；支气管炎，支气管哮喘。

《常用疗法》 刺法：平刺0.3~0.5寸。
灸法：间接灸3~5壮，艾条灸5~10分钟。
推拿：点按法、揉法、指推法、摩法。

《穴位配伍》 ❶配迎香穴、合谷穴，可治疗鼻炎。
❷配络却穴、关元穴，主治脑血管疾病后遗症。
❸配风池穴、昆仑穴，主治头重眩晕。
❹配上星穴，主治鼻疮。

> **特别说明** 出针时按压针孔，以免出血。

络却

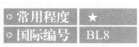
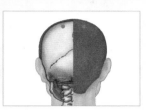

《穴名释义》 络，指细小的络脉，眼白外侧有红肉，结于大眼角为络；却，指退却的意思。络却，即指此穴可使目赤血络消退。

《标准定位》 在头部，前发际正中直上5.5寸，旁开1.5寸。

《穴位速取》 坐位，先取百会穴，在百会穴后0.5寸，再旁开1.5寸处，按压有痛感（图139）。

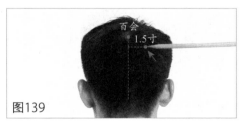

图139

《功效主治》 祛风清热，明目通窍。主治：目视不明；脑卒中偏瘫，癫痫；耳鸣；头痛，眩晕；面神经麻痹。

《常用疗法》 刺法：平刺0.3~0.5寸。
灸法：间接灸3~5壮，艾条灸5~10分钟。
推拿：点按法、揉法、推法。

《穴位配伍》 ❶配风池穴、听会穴，主治眩晕、耳鸣。
❷配睛明穴、太阳穴，主治眼部疾病。
❸配大椎穴、长强穴，主治癫痫。

> **特别说明** 出针时按压针孔，以免出血。

玉枕

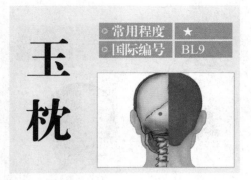

《穴名释义》玉，玉石；枕，头与枕接触之部位。古称枕骨为"玉枕骨"，因穴在其上而得名。

《标准定位》在头部，横平枕外隆凸上缘，后发际正中直上2.5寸，旁开1.3寸。

《穴位速取》取坐位，沿后发际正中线向上轻推触及枕骨，由此旁开1.3寸处，在骨性隆起的外上缘可触及一凹陷，按压有酸胀感即是（图140）。

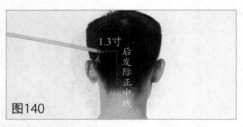

1.3寸
后发际正中线

图140

《功效主治》开窍明目，通经活络。主治：头项痛；视神经炎、目视不明、青光眼、近视；鼻塞、嗅觉减退；口疮；枕神经痛；足癣。

《常用疗法》刺法：平刺0.3～0.5寸。
灸法：间接灸3～5壮，艾条灸5～10分钟。
推拿：点按法、揉法、指推法、摩法。

《穴位配伍》❶ 配大椎穴，主治头项强痛。
❷ 配少府穴、涌泉穴，主治口疮。

特别说明 ❶ 出针时要按压针孔，以免出血。
❷ 不宜深刺。

天柱

《穴名释义》天，天空；柱，支柱。人体以头为天，颈项犹如擎天之柱，故名。

《标准定位》在项后部，横平第2颈椎棘突上际斜方肌外缘之后发际凹陷中。

《穴位速取》取坐位，后发际中点上0.5寸，再旁开1.3寸处，按压有酸胀感即是（图141）。

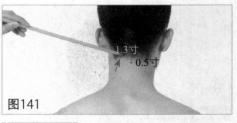

1.3寸
0.5寸

图141

《功效主治》清头明目，强壮筋骨。主治：头晕、头痛、目眩；鼻塞、咽喉肿痛；失眠；癔症；项强、肩背痛、颈椎病、腰扭伤。

《常用疗法》刺法：平刺0.5～0.8寸。
灸法：间接灸3～5壮，艾条灸5～10分钟。
推拿：点按法、揉法、指推法、拿法。

《穴位配伍》❶ 配大椎穴、列缺穴，主治头项强痛。

❷ 配风池穴、商阳穴、关冲穴，可治疗热病汗不出。

特别说明 自我保健时可经常按摩此穴，有助于改善视力衰退，使头脑反应敏锐，增强记忆力，并且可以改善心脏功能。

大杼

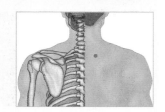

〈穴名释义〉 大，大小之大；杼，梭子。脊柱两侧有横突隆起，形似织梭。

〈标准定位〉 在背部脊柱区，第1胸椎棘突下，后正中线旁开1.5寸。

〈穴位速取〉 坐位，由颈背交界处椎骨的最高点（第7颈椎）向下数1个椎骨（第1胸椎），引一垂线，再从肩胛骨内侧缘引一垂线，两条垂线之间距离的中点处，按压有酸胀感（图142）。

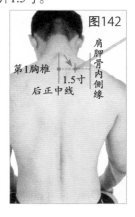

图142

第1胸椎
后正中线
1.5寸
肩胛骨内侧缘

〈功效主治〉 清热解表，宣肺止咳。主治：肩、背、腰、骶、膝关节疼；发热、咳嗽、头痛、鼻塞；癫狂。

〈常用疗法〉 刺法：向内斜刺0.5～0.8寸。
灸法：艾炷灸或温针灸3～5壮，艾条灸5～10分钟。
推拿：点按法、揉法、指推法、一指禅法。

〈穴位配伍〉 ❶ 配大椎穴、风池穴、后溪穴，主治颈椎病。
❷ 配颊车穴、合谷穴，主治牙痛。

特别说明 八会穴之骨会。手太阳经、足太阳经交会穴。

风门

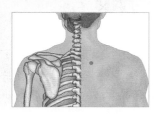

〈穴名释义〉 风，风邪；门，门户。穴为风邪出入之门户，又主风邪，故名。

〈标准定位〉 在背部脊柱区，第2胸椎棘突下，后正中线旁开1.5寸。

〈穴位速取〉 取坐位，由颈背交界处椎骨的最高点（第7颈椎）向下数2个椎骨（第2胸椎），引一垂线，再从肩胛骨内侧缘引一垂线，两条垂线之间距离的中点处，按压有酸胀感，即是风门穴（图143）。

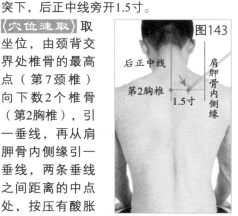

图143

后正中线
第2胸椎
1.5寸
肩胛骨内侧缘

〈功效主治〉 祛风散邪，宣肺固表。主治：伤风、咳嗽；发热、头痛、项强、肩背痛；胸中热、荨麻疹；遗尿。

〈常用疗法〉 刺法：向内斜刺0.5～0.8寸。
灸法：艾炷灸3～5壮，艾条灸5～10分钟。
推拿：点按法、揉法、指推法、一指禅法。

〈穴位配伍〉 ❶ 配肩井穴、中渚穴、支沟穴，主治肩背酸痛。
❷ 配迎香穴、合谷穴、通天穴，主治鼻炎。

特别说明 ❶ 足太阳、督脉交会穴。
❷ 不可深刺，以防气胸。

肺俞

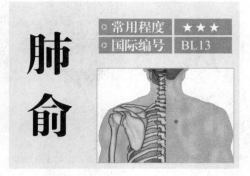

◉常用程度	★★★
◉国际编号	BL13

《穴名释义》肺，肺脏；俞，输注。穴为肺脏之气输注部位，故名。

《标准定位》在背部脊柱区，第3胸椎棘突下，后正中线旁开1.5寸。

《穴位速取》取坐位，由颈背交界处椎骨的最高点（第7颈椎）向下数3个椎骨（第3胸椎），引一垂线，再从肩胛骨内侧缘引一垂线，两条垂线之间距离的中点处，按压有酸胀感，即是肺俞穴（图144）。

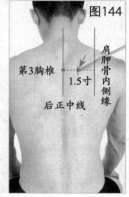

图144
第3胸椎　1.5寸
后正中线
肩胛骨内侧缘

《功效主治》解表宣肺，止咳平喘。主治：发热、咳嗽、气喘、慢性支气管炎、咳血、胸满、骨蒸潮热、盗汗、落枕、鼻塞；肩背痛。

《常用疗法》刺法：向内斜刺0.5～0.8寸。
灸法：艾炷灸或温针灸3～5壮，艾条灸5～10分钟。
推拿：点按法、揉法、指推法、一指禅法。

《穴位配伍》配心俞穴、膈俞穴、灵台穴，主治丹毒疮疡。

特别说明	❶ 背俞穴。
	❷ 不可深刺，以防气胸。

厥阴俞

◉常用程度	★★
◉国际编号	BL14

《穴名释义》厥阴，心包络；俞，输注。穴为心包气血之气输注部位，故名。

《标准定位》在背部脊柱区，第4胸椎棘突下，后正中线旁开1.5寸。

《穴位速取》取坐位，两肩胛骨下角水平线与脊柱相交所在的椎体为第7胸椎，向上数3个椎骨（第4胸椎），引一垂线，再从肩胛骨内侧缘引一垂线，两条垂线之间距离的中点处（图145）。

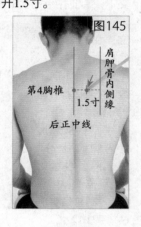

图145
第4胸椎　1.5寸
后正中线
肩胛骨内侧缘

《功效主治》宁心安神，宽胸理气。主治：心痛、心悸、心绞痛、风湿性心脏病；咳嗽、胸闷；神经衰弱；肋间神经痛。

《常用疗法》刺法：向内斜刺0.5～0.8寸。
灸法：艾炷灸或温针灸3～5壮，艾条灸5～10分钟。
推拿：点按法、揉法、指推法。

《穴位配伍》❶ 配神门穴、临泣穴、内关穴，主治心痛、心悸。
❷ 配膻中穴，主治胸闷不畅。

特别说明	❶ 不可深刺，以防气胸。
	❷ 针刺时，局部有酸胀感。

心俞

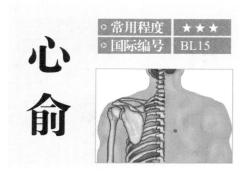

《穴名释义》心，心脏；俞，输注。穴为心脏气血之气输注部位，故名。

《标准定位》在背部脊柱区，第5胸椎棘突下，后正中线旁开1.5寸。

《穴位速取》取坐位，两肩胛骨下角水平线与脊柱相交所在的椎体为第7胸椎，向上数2个椎骨（第5胸椎），引一垂线，再从肩胛骨内侧缘引一垂线，两条垂线之间距离的中点处（图146）。

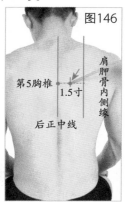

图146
第5胸椎
1.5寸
肩胛骨内侧缘
后正中线

《功效主治》宽胸理气，宁心安神。主治：癫痫；心痛、心悸、胸闷、气短；失眠、健忘；咳嗽、吐血；梦遗、盗汗；肋间神经痛；低血压。

《常用疗法》刺法：向内斜刺0.5~0.8寸。
灸法：艾炷灸或温针灸5~7壮，艾条灸5~10分钟。
推拿：点按法、揉法、指推法、一指禅法。

《穴位配伍》❶ 配神门穴、百会穴、四神聪穴，主治失眠健忘。
❷ 配缺盆穴、肝俞穴、巨阙穴、鸠尾穴，主治咳血。

督俞

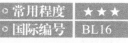
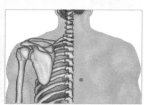

《穴名释义》督，督脉；俞，输注。穴为督脉气血之气输注部位，故名。

《标准定位》在背部脊柱区，第6胸椎棘突下，后正中线旁开1.5寸。

《穴位速取》取坐位，两肩胛骨下角水平线与脊柱相交所在的椎体为第7胸椎，向上数1个椎骨（第6胸椎），引一垂线，再从肩胛骨内侧缘引一垂线，两条垂线之间距离的中点处（图147）。

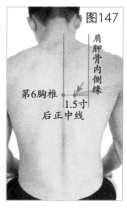

图147
第6胸椎
1.5寸
肩胛骨内侧缘
后正中线

《功效主治》宽胸理气，消肿止痛。主治：心痛、胸闷；胃痛、腹痛；咳嗽、气喘；皮肤瘙痒症；银屑病。

《常用疗法》刺法：向内斜刺0.5~0.8寸。
灸法：艾炷灸或温针灸5~7壮，艾条灸5~10分钟。
推拿：点按法、揉法、指推法。

《穴位配伍》配脾俞穴、天枢穴、足三里穴，可治疗腹胀、肠鸣。

> 特别说明 ❶ 背俞穴。
> ❷ 不可深刺，以防气胸。

膈俞

《穴名释义》膈，膈肌；俞，输注。穴为膈气输注于后背体表的部位，故名。

《标准定位》在背部脊柱区，第7胸椎棘突下，后正中线旁开1.5寸。

《穴位速取》取坐位，两肩胛骨下角水平线与脊柱相交所在的椎体为第7胸椎，引一垂线，再从肩胛骨内侧缘引一垂线，两条垂线之间距离的中点处，按压有酸胀感即为膈俞穴（图148）。

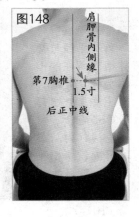

图148
肩胛骨内侧缘
第7胸椎
1.5寸
后正中线

《功效主治》宽胸降逆，和血止血。主治：急性胃脘痛、呃逆、噎嗝、便血；咳嗽、气喘、咳血；贫血；瘾疹、荨麻疹、皮肤瘙痒。

《常用疗法》刺法：向内斜刺0.5～0.8寸。
灸法：艾炷灸或温针灸5～7壮，艾条灸5～10分钟。
推拿：点按法、揉法、指推法、一指禅法。

《穴位配伍》配血海穴、曲池穴，主治皮肤瘙痒、荨麻疹。

特别说明　❶ 背俞穴，血会。
❷ 不可深刺，以防气胸。

肝俞

《穴名释义》肝，肝脏；俞，输注。穴为肝脏气血输注于后背体表的部位。

《标准定位》在背部脊柱区，第9胸椎棘突下，后正中线旁开1.5寸。

《穴位速取》取坐位，两肩胛骨下角水平线与脊柱相交所在的椎体为第7胸椎，向下数2个椎体（第9胸椎），引一垂线，再从肩胛骨内侧缘引一垂线，两条垂线之间距离的中点处（图149）。

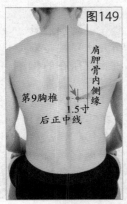

图149
肩胛骨内侧缘
第9胸椎
1.5寸
后正中线

《功效主治》疏肝利胆，安神明目。主治：癫狂、痫证；胁痛、黄疸；目视不明；癫狂、脊背痛；目疾。

《常用疗法》刺法：向内斜刺0.5～0.8寸。
灸法：艾炷灸或温针灸5～7壮，艾条灸5～10分钟。
推拿：点按法、揉法、指推法。

《穴位配伍》❶ 配商阳穴、光明穴，主治目视不清。
❷ 配脾俞穴、志室穴，主治两胁胀痛。

特别说明　❶ 不可直刺，以防气胸。
❷ 不可深刺，以免伤及内脏。

胆俞

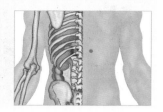

《穴名释义》胆，胆腑；俞，输注。穴为胆腑气血输注于后背体表的部位。

《标准定位》在背部脊柱区，第10胸椎棘突下，后正中线旁开1.5寸。

《穴位速取》坐位，两肩胛骨下角水平线与脊柱相交所在的椎体为第7胸椎，向下数3个椎体（第10胸椎），引一垂线，再从肩胛骨内侧缘引一垂线，两条垂线之间距离的中点处，按压有酸胀感（图150）。

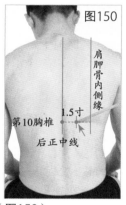

图150
肩胛骨内侧缘
1.5寸
第10胸椎
后正中线

《功效主治》清热祛湿，利胆止痛。主治：黄疸、口苦、饮食不下、胁满痛、肺痨、骨蒸潮热。

《常用疗法》刺法：向内斜刺0.5～0.8寸。
灸法：艾炷灸或温针灸5～7壮，艾条灸5～10分钟。
推拿：点按法、揉法、指推法、一指禅法。

《穴位配伍》❶ 配商阳穴、小肠俞穴、涌泉穴、少府穴，主治口舌干，食欲不下。
❷ 配章门穴，主治两胁胀痛。

特别说明 ❶ 背俞穴。
❷ 不可深刺，以防气胸。

脾俞

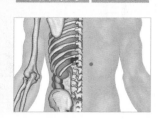

《穴名释义》脾，脾脏；俞，输注。穴为脾脏气血输注于后背体表的部位，故名。

《标准定位》在背部脊柱区，第11胸椎棘突下，后正中线旁开1.5寸。

《穴位速取》坐位，两肩胛骨下角水平线与脊柱相交所在的椎体为第7胸椎，向下数4个椎体（第11胸椎），引一垂线，再从肩胛骨内侧缘引一垂线，两条垂线之间距离的中点处（图151）。

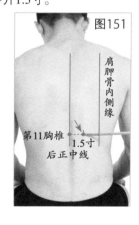

图151
肩胛骨内侧缘
第11胸椎
1.5寸
后正中线

《功效主治》健脾利湿，和胃益气。主治：腹胀、黄疸、呕吐、泄泻、痢疾、便血；水肿；嗜睡；糖尿病、肾炎；月经不调；背痛。

《常用疗法》刺法：向内斜刺0.5～0.8寸。
灸法：艾炷灸5～7壮，艾条灸5～10分钟。
推拿：点按法、揉法、指推法、一指禅法。

《穴位配伍》配足三里穴、支沟穴，主治腹胀、便秘。

特别说明 不可深刺，以免伤及肾脏，导致腰部疼痛加剧或腰肌强直，尿血、尿液外溢而继发感染等。

胃俞

○ 常用程度	★★★
○ 国际编号	BL21

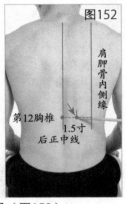

《穴名释义》胃，胃脏；俞，输注。穴为胃脏气血输注于后背体表的部位，故名。

《标准定位》在背部脊柱区，第12胸椎棘突下，后正中线旁开1.5寸。

《穴位速取》坐位，两髂前上棘最高点的水平连线与脊柱相交所在的椎体为第4腰椎，向上数4个椎体（第12胸椎），引一垂线，再从肩胛骨内侧缘引一垂线，两条垂线之间距离的中点处即是（图152）。

图152
肩胛骨内侧缘
第12胸椎
1.5寸
后正中线

《功效主治》健脾和胃，理气降逆。主治：胃脘痛、呕吐、胃下垂；腹胀、肠鸣、痢疾；糖尿病；失眠。

《常用疗法》刺法：向内斜刺0.5～0.8寸。
灸法：艾炷灸5～7壮，艾条灸5～10分钟。
推拿：点按法、揉法、指推法、一指禅法。

《穴位配伍》❶配中脘穴、梁丘穴、足三里穴、公孙穴、内庭穴，主治胃痛。
❷配神门穴、百会穴，主治失眠。

特别说明 ❶背俞穴。
❷不可深刺，以防气胸。

三焦俞

○ 常用程度	★★★
○ 国际编号	BL22

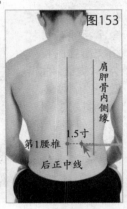

《穴名释义》三焦，三焦腑；俞，输注。穴为三焦气血输注于后背体表的部位，故名。

《标准定位》在腰部，第1腰椎棘突下，后正中线旁开1.5寸。

《穴位速取》坐位，两髂前上棘最高点的水平连线与脊柱相交所在的椎体为第4腰椎向上数3个椎体（第1腰椎），引一垂线，再从肩胛骨内侧缘引一垂线，两条垂线之间距离的中点处即是（图153）。

图153
肩胛骨内侧缘
第1腰椎
1.5寸
后正中线

《功效主治》调理三焦，健脾利水。主治：腹胀、肠鸣、泄泻、痢疾；水肿、小便不利；遗精；腰背强痛。

《常用疗法》刺法：向内斜刺0.5～1寸。
灸法：艾炷灸或温针灸5～7壮，艾条灸5～10分钟。
推拿：点按法、揉法、指推法、一指禅法。

《穴位配伍》配气海穴、足三里穴，主治腹胀、肠鸣。

特别说明 不宜深刺，以免损伤肾脏。

肾俞

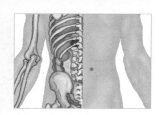

《穴名释义》肾，肾脏；俞，输注。穴为肾脏气血输注于后背体表的部位，故名。

《标准定位》在腰部，第2腰椎棘突下，后正中线旁开1.5寸。

《穴位速取》坐位，与肚脐中相对应处即为第2腰椎，引一垂线，再从肩胛骨内侧缘引一垂线，两条垂线之间距离的中点处，按压有酸胀感（图154）。

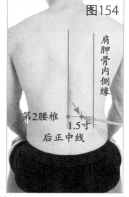

图154
肩胛骨内侧缘
第2腰椎
1.5寸
后正中线

《功效主治》益肾助阳，纳气利水。主治：腰痛、骨病；耳聋、耳鸣、视物昏花；遗尿、小便不利、水肿；遗精、阳痿；月经不调、白带；咳嗽、气喘。

《常用疗法》刺法：向内斜刺0.5～1寸。
灸法：艾炷灸或温针灸5～7壮，艾条灸5～10分钟。
推拿：点按法、揉法、指推法、一指禅法。

《穴位配伍》❶ 配关元穴、三阴交穴，主治遗精。
❷ 配太溪穴，主治腰痛。

特别说明 不可深刺，以免造成肾脏出血。

气海俞

《穴名释义》气海，元气之海；俞，输注。穴为人体元气输注于后背体表的部位，故名。

《标准定位》在腰部，第3腰椎棘突下，后正中线旁开1.5寸。

《穴位速取》坐位，两髂前上棘最高点的水平连线与脊柱相交所在的椎体为第4腰椎，向上数1椎体（第3腰椎），引一垂线，再从肩胛骨内侧缘引一垂线，两条垂线之间距离的中点处（图155）。

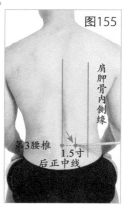

图155
肩胛骨内侧缘
第3腰椎
1.5寸
后正中线

《功效主治》补肾益气，调经止痛。主治：腹胀、肠鸣、痔疮；痛经、腰痛；遗精、阳痿；坐骨神经痛；脑血管疾病后遗症。

《常用疗法》刺法：向内斜刺0.5～1寸。
灸法：艾炷灸5～7壮，艾条灸5～10分钟。
推拿：点按法、揉法、指推法、一指禅法。

《穴位配伍》❶ 配气海穴、足三里穴、上巨虚穴、丰隆穴，主治腹胀、肠鸣。
❷ 配环跳穴、阳陵泉穴、足三里穴、太溪穴、商丘穴，主治坐骨神经痛。

大肠俞

◦ 常用程度	★ ★ ★ ★
◦ 国际编号	BL25

《穴名释义》 大肠，大肠腑；俞，输注。穴为大肠之气血输注于后背体表的部位，故名。

《标准定位》 在腰部，第4腰椎棘突下，后正中线旁开1.5寸。

《穴位速取》 坐位，两髂前上棘最高点的水平连线与脊柱相交所在的椎体为第4腰椎，引一垂线，再从肩胛骨内侧缘引一垂线，两条垂线之间距离的中点处，按压有酸胀感（图156）。

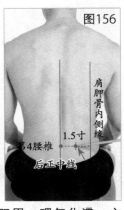

图156

肩胛骨内侧缘

第4腰椎　1.5寸

后正中线

《功效主治》 疏调肠胃，理气化滞。主治：腹胀、泄泻、痢疾、便秘、痔疮出血、遗尿；脚气；腰痛、坐骨神经痛。

《常用疗法》 刺法：直刺0.8～1.2寸或向下平刺2.0～2.5寸。

灸法：艾炷灸或温针灸5～7壮，艾条灸5～10分钟或用天灸。

推拿：点按法、揉法、指推法、一指禅法。

《穴位配伍》 ❶ 配气海穴、足三里穴、支沟穴，主治便秘。

❷ 配关元穴，主治腰痛。

关元俞

◦ 常用程度	★ ★ ★
◦ 国际编号	BL26

《穴名释义》 关，人体关交之处；元，元气；俞，输注。穴为人体元气输注于后背体表的部位，故名。

《标准定位》 在腰部，第5腰椎棘突下，后正中线旁开1.5寸。

《穴位速取》 坐位，两髂前上棘最高点的水平连线与脊柱相交所在的椎体为第4腰椎，向下数1椎体（第5腰椎），引一垂线，再从肩胛骨内侧缘引一垂线，两条垂线之间距离的中点处，按压有酸胀感，即为关元俞穴（图157）。

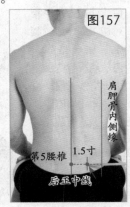

图157

肩胛骨内侧缘

第5腰椎　1.5寸

后正中线

《功效主治》 培补元气，通调二便。主治：腰骶痛；痛经；腹胀、泄泻；小便频数或不利、遗尿；消渴。

《常用疗法》 刺法：直刺0.8～1.2寸。

灸法：艾炷灸或温针灸5～7壮，艾条灸5～10分钟。

推拿：点按法、揉法、指推法、一指禅法。

《穴位配伍》 ❶ 配气海穴，可治疗腹胀、肠鸣。

❷ 配膀胱俞穴、肾俞穴，主治腰痛。

小肠俞

◎常用程度 ★★
◎国际编号 BL27

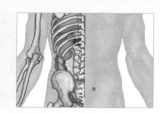

【穴名释义】小肠，小肠腑；俞，输注。穴为小肠之气输注于后背体表的部位，故名。

【标准定位】在骶部，横平第1骶后孔，骶正中嵴旁开1.5寸。

【穴位速取】坐位，从骨盆后面髂嵴最高点向内下方骶角两侧循摸可触及一高骨凸起（髂后上棘），与之平行的髂骨正中凸起处即第1骶椎棘突，引一垂线，再从肩胛骨内侧缘引一垂线，两条垂线之间距离的中点处，按压有酸胀感（图158）。

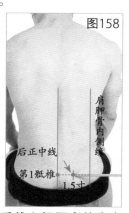

图158

后正中线
第1骶椎
1.5寸
肩胛骨内侧缘

【功效主治】清热利湿，通调二便。主治：腰骶痛；小腹胀痛、小便不利、遗尿；遗精、白带增多；疝气；痔疮；消渴。

【常用疗法】刺法：向内斜刺0.8～1.2寸或向下斜刺2.0～2.5寸。

灸法：艾炷灸5～7壮，艾条灸5～10分钟。

推拿：点按法、揉法、指推法、一指禅法。

【穴位配伍】❶配肾俞穴、三阴交穴、关元穴，主治泌尿系统结石。

❷配天枢穴、足三里穴、上巨虚穴，主治便秘、痢疾。

膀胱俞

◎常用程度 ★★★
◎国际编号 BL28

【穴名释义】膀胱，膀胱腑；俞，输注。穴为膀胱之气血输注于后背体表的部位，故名。

【标准定位】在骶部，横平第2骶后孔，骶正中嵴旁开1.5寸。

【穴位速取】坐位，从骨盆后面髂嵴最高点向内下方骶角两侧循摸可触及一高骨凸起（髂后上棘），与之平行的髂骨正中凸起处即第1骶椎棘突，向下数1个椎体（即第2骶椎），引一垂线，再从肩胛骨内侧缘引一垂线，两条垂线之间距离的中点处，按压有酸胀感（图159）。

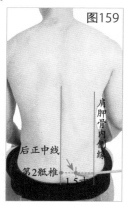

图159

后正中线
第2骶椎
1.5寸
肩胛骨内侧缘

【功效主治】清热利湿，通淋止痛。主治：小便不利、遗尿；腰脊强痛、腿痛、坐骨神经痛；腹痛、泄泻、便秘等。

【常用疗法】刺法：直刺0.8～1.2寸。

灸法：艾炷灸5～7壮，艾条灸5～10分钟。

推拿：点按法、揉法、指推法、一指禅法。

【穴位配伍】❶配中极穴、阴陵泉穴，主治小便不利。

❷配天枢穴、石关穴，主治腹胀、便秘。

中膂俞

◦ 常用程度　★
◦ 国际编号　BL29

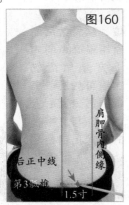

《穴名释义》"膂"是脊椎旁隆起的肌肉群。本穴位是脊椎两侧肌肉隆起的地方，前对中极穴，故名。

《标准定位》在骶部，横平第3骶后孔，骶正中嵴旁开1.5寸。

《穴位速取》坐位，从骨盆后面髂嵴最高点向内下方骶角两侧循摸可触及一高骨凸起（髂后上棘），与之平行的髂骨正中凸起处即第1骶椎棘突，向下数2椎体（即第3骶椎），引一垂线，再从肩胛骨内侧缘引一垂线，两条垂线之间距离的中点处，按压有痛感（图160）。

图160

后正中线
第3骶椎
肩胛骨内侧缘
1.5寸

《功效主治》温阳理气，止痛散寒。主治：泄泻；疝气；腰脊强痛、坐骨神经痛；脚气；肠炎；腹膜炎。

《常用疗法》刺法：直刺1～1.5寸。
灸法：艾炷灸或温针灸3～5壮。
推拿：点按法、揉法、推法、摩法。

《穴位配伍》❶配三阴交穴、肾俞穴，主治遗尿、月经不调。
❷配心俞穴，主治噩梦。

白环俞

◦ 常用程度　★
◦ 国际编号　BL30

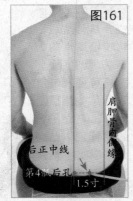

《穴名释义》人体藏精之处谓之"白环"；俞，穴位。本穴为人体精气输注之处，故名。

《标准定位》在骶部，横平第4骶后孔，骶正中嵴旁开1.5寸。

《穴位速取》坐位，从骨盆后面髂嵴最高点向内下方骶角两侧循摸可触及一高骨凸起（髂后上棘），与之平行的髂骨正中凸起处即第1骶椎棘突，向下数3椎体（即第4骶后孔），引一垂线，再从肩胛骨内侧缘引一垂线，两条垂线之间距离的中点处，按压有酸胀感（图161）。

图161

后正中线
第4骶后孔
肩胛骨内侧缘
1.5寸

《功效主治》益肾固精，调经止带。主治：遗精、白带过多、月经不调、遗尿；腰骶疼痛、坐骨神经痛；疝气。

《常用疗法》刺法：向内斜刺1～1.5寸。
灸法：艾炷灸5～7壮，艾条灸5～10分钟。
推拿：点按法、揉法、指推法、一指禅法。

《穴位配伍》❶配三阴交穴、肾俞穴，主治遗尿、月经不调。
❷配心俞穴，主治噩梦。

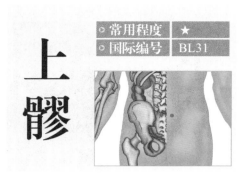

◇常用程度　★
◇国际编号　BL31

上髎

《穴名释义》髎，意为洞穴、石窟，是骨头中间空的缝隙。臀部的扁平骨称作骶骨，在骶骨的左右两侧各有4个凹陷，最上面的穴位称为上髎，其下依次为次髎、中髎、下髎，合称八髎。

《标准定位》位于骶部，正对第1骶后孔中。

《穴位速取》坐位，从骨盆后面髂嵴最高点向内下方骶角两侧循摸可触及一高骨凸起（髂后上棘），与之平行的髂骨正中凸起处即第1骶椎棘突，向下数1椎体（即第2骶椎）棘突，髂后上棘与其之间的凹陷即为第2骶后孔，然后把无名指按在第2骶后孔上，食指、中指、无名指、小指等距离分开，小指尖所指处，按压有酸胀感（图162）。

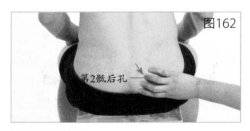

图162

第2骶后孔

《功效主治》补益下焦，清利湿热。主治：腰骶痛、小腹痛；小便不利、带下。

《常用疗法》刺法：直刺1～1.5寸。

灸法：艾炷灸或温针灸3～5壮，艾条灸5～10分钟。

《穴位配伍》配血海穴、地机穴，主治痛经。

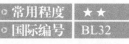

◇常用程度　★★
◇国际编号　BL32

次髎

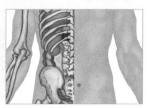

《穴名释义》次，第二；髎，骨隙。因穴在第2骶后孔中，故名。

《标准定位》位于骶部，正对第2骶后孔中。

《穴位速取》坐位，从骨盆后面髂嵴最高点向内下方骶角两侧循摸可触及一高骨凸起（髂后上棘），与之平行的髂骨正中凸起处即为第1骶椎棘突，向下数1个椎体（即第2骶椎）棘突，髂后上棘与其之间的凹陷处即为第2骶后孔，按压有酸胀感（图163）。

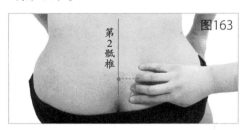

图163

第2骶椎

《功效主治》清利湿热，理气调经。主治：遗精、阳痿、小便不利；月经不调、痛经、白带增多；腰骶痛、下肢痿痹；疝气；外阴湿疹。

《常用疗法》刺法：直刺1～1.5寸。

灸法：艾炷灸或温针灸5～7壮，艾条灸5～10分钟。

推拿：点按法、揉法、指推法、一指禅法。

《穴位配伍》❶配三阴交穴、中极穴、肾俞穴，主治遗尿。

❷配血海穴、地机穴，主治痛经。

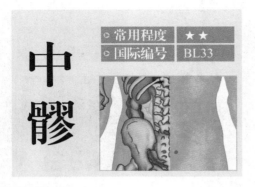

中髎

◎ 常用程度　★★
◎ 国际编号　BL33

《穴名释义》中，中间；髎，骨隙。穴在第3骶后孔中，约居四髎的中部。

《标准定位》在骶部，次髎下内方，正对第3骶后孔中。

《穴位速取》坐位，从骨盆后面髂嵴最高点向内下方骶角两侧循摸可触及一高骨凸起（髂后上棘），与之平行的髂骨正中凸起处即第1骶椎棘突，向下数1个椎体（即第2骶椎）棘突，髂后上棘与其之间的凹陷即为第2骶后孔，然后把无名指按在第2骶后孔上，食指、中指、无名指、小指等距离分开，中指尖所指处，按压有酸胀感（图164）。

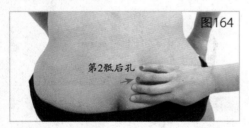

图164

第2骶后孔

《功效主治》通降二便，调经止带。主治：月经不调，白带增多，小便不利，便秘，泄泻；腰骶疼痛。

《常用疗法》刺法：直刺1～1.5寸。
灸法：间接灸5～7壮，艾条灸5～10分钟。
推拿：点按法、揉法、指推法、一指禅法。

《穴位配伍》❶配足三里，主治便秘。
❷配血海、次髎，主治月经不调。

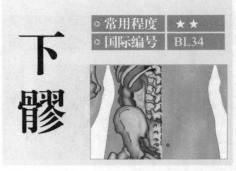

下髎

◎ 常用程度　★★
◎ 国际编号　BL34

《穴名释义》下，下方；髎，骨隙。穴在第4骶后孔中，居下，故名。

《标准定位》在骶部，中髎下内方，正对第4骶后孔中。

《穴位速取》坐位，从骨盆后面髂嵴最高点向内下方骶角两侧循摸可触及一高骨凸起（髂后上棘），与之平行的髂骨正中凸起处即第1骶椎棘突，向下数1个椎体（即第2骶椎）棘突，髂后上棘与其之间的凹陷即为第2骶后孔，然后把无名指按在第2骶后孔上，食指、中指、无名指、小指等距离分开，食指尖所指处，按压有酸胀感（图165）。

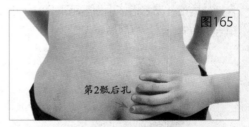

图165

第2骶后孔

《功效主治》清热利湿，通调二便。主治：腰骶痛，小腹痛，肠鸣，泄泻；小便不利，白带增多；腰痛。

《常用疗法》刺法：直刺1～1.5寸。
灸法：艾炷灸5～7壮，艾条灸5～10分钟。
推拿：点按法、揉法、指推法、一指禅法。

《穴位配伍》❶配气海，主治腹痛。
❷配承筋、胞肓，主治腰背酸痛。

会阳

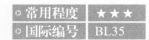

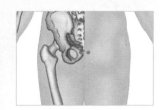

◎常用程度	★★★
◎国际编号	BL35

《穴名释义》会，会和；阳，阳气。本穴为足太阳与督脉交会穴，并与会阴穴相对应，故名。

《标准定位》位于臀部，尾骨端旁开0.5寸。

《穴位速取》取坐位或跪伏位，在骶部，于尾骨下端旁0.5寸处的凹陷中，按压有酸胀感即是（图166）。

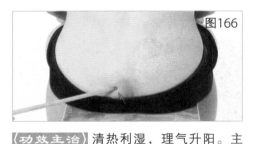

图166

《功效主治》清热利湿，理气升阳。主治：经期腰痛；阴部湿疹；慢性前列腺炎；阳痿；大便失禁；泄泻、痢疾、便血、肠出血；尿潴留；痔疮；白带增多。

《常用疗法》刺法：直刺1~1.5寸。

灸法：艾炷灸5~7壮，艾条灸5~10分钟。

推拿：点按法、揉法、指推法、一指禅法。

《穴位配伍》❶配承山穴、二白穴，主治痔疮。

❷配中膂俞穴、中极穴，主治尿潴留。

❸配肾俞穴、大赫穴，主治慢性前列腺炎。

特别说明	针刺时，局部有酸胀感，可扩散到会阴部。

承扶

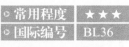

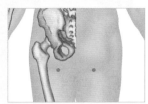

◎常用程度	★★★
◎国际编号	BL36

《穴名释义》承，承受；扶，扶持。穴在臀横纹下，本穴有承受上身而扶持下肢的作用，故名。

《标准定位》位于臀部，臀沟中点处。

《穴位速取》俯卧位，穴在臀横纹下，大腿与臀部交界处，即臀沟中点处，按压有酸胀感即是（图167）。

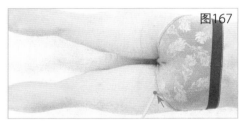

图167

《功效主治》舒筋活络，消痔通便。主治：腰、骶、臀、股部疼痛，坐骨神经痛；小儿麻痹后遗症；痔疮；便秘；尿潴留。

《常用疗法》刺法：直刺1~2寸。

灸法：艾炷灸或温针灸5~9壮，艾条灸5~10分钟。

推拿：点按法、揉法、指推法、拿法、弹拨法。

《穴位配伍》❶配委中穴、殷门穴，主治腰骶疼痛。

❷配中膂俞穴、中极穴，主治尿潴留。

❸配环跳穴、阳陵泉穴、悬钟穴，主治坐骨神经痛。

◇ 常用程度	★★★
◇ 国际编号	BL37

殷门

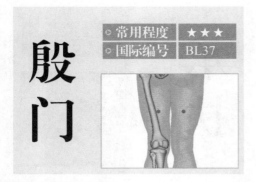

《穴名释义》殷，盛大；门，门户。穴在肌肉丰盛、阔大处，为膀胱经脉出入的重要门户。

《标准定位》在股后区，臀沟下6寸，股二头肌与半腱肌之间。

《穴位速取》俯卧位，穴在大腿后面，承扶与委中连线的中点处，再向上量1横指处（即1寸）（图168）。

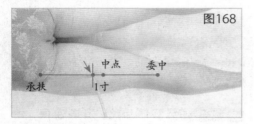
图168

承扶　　中点　　委中
　　　　1寸

《功效主治》疏通经络，理气止痛。主治：腰痛不可俯仰、坐骨神经痛；下肢痿痹；小儿麻痹后遗症；股部炎症。

《常用疗法》刺法：直刺1～2寸。
灸法：艾炷灸5～9壮，艾条灸5～10分钟。
推拿：点按法、揉法、拿法、弹拨法。

《穴位配伍》❶ 配委中穴、殷门穴，主治腰骶疼痛。

❷ 配章门穴、期门穴，主治肋间神经痛。

❸ 配环跳穴、阳陵泉穴、悬钟穴，主治坐骨神经痛。

> **特别说明** 针刺时，局部有酸胀感，有闪电感向足部传导，以提插手法为主。

◇ 常用程度	★★
◇ 国际编号	BL38

浮郄

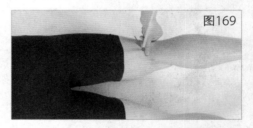

《穴名释义》浮，漂；郄，大的孔隙。浮郄即穴位浮泛广大，且功用广泛，故名。

《标准定位》在膝后侧，腘横纹上1寸，股二头肌肌腱的内侧缘。

《穴位速取》俯卧位，稍屈膝，在大腿后面，即可显露明显的股二头肌肌腱；穴在腘横纹上1横指，股二头肌肌腱的内侧缘，按压有酸胀感，即是浮郄穴（图169）。

图169

《功效主治》通经活络，舒筋利节。主治：腘窝部疼痛、麻木或挛急；霍乱转筋；急性胃肠炎；小便热、便秘等。

《常用疗法》刺法：直刺1～2寸。
灸法：艾炷灸或温针灸5～9壮，艾条灸5～10分钟。
推拿：点按法、揉法、指推法、拿法、弹拨法。

《穴位配伍》❶ 配听宫穴，主治耳聋、耳鸣。

❷ 配水分穴、阴陵泉穴，主治水肿。

委阳

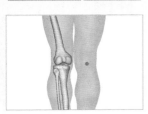

【穴名释义】委，弯曲；阳，阳气。穴在膝腘横纹外侧端，委中外侧。

【标准定位】在膝后外侧，腘横纹外侧端上，股二头肌肌腱的内侧缘。

【穴位速取】❶俯卧位，稍屈膝，在大腿后面，即可显露明显的股二头肌肌腱；在股二头肌肌腱的内侧缘，按压有酸胀感，即是委阳穴（图170）。

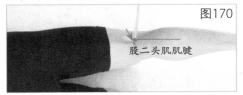

图170

股二头肌肌腱

❷俯卧位，先取委中穴，再旁开约1寸处即是。

【功效主治】通利三焦，舒筋活络。主治：腰脊强痛；小腹胀满、小便不利；腿足挛痛、痿厥；肾炎、膀胱炎；癫痫。

【常用疗法】刺法：直刺1～1.5寸。
灸法：艾炷灸3～5壮，艾条灸5～10分钟。
推拿：点按法、揉法、拿法、弹拨法。

【穴位配伍】❶配三焦俞穴、肾俞穴，主治小便不利。

❷配阴陵泉穴、太白穴、行间穴，主治腰痛。

> 特别说明
> ❶三焦下合穴。
> ❷针刺时，局部有酸胀感，可传导至大腿和小腿。

委中

【穴名释义】委，弯曲；中，中间。穴在腘横纹中央，屈膝而得之。

【标准定位】在膝后侧，腘横纹中点，股二头肌肌腱与半腱肌肌腱的中间。

【穴位速取】俯卧位，稍屈膝，在大腿后面，即可显露明显的股二头肌肌腱和半腱肌肌腱，在其中间，按压有动脉搏动处（图171）。

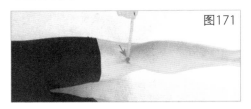

图171

【功效主治】舒筋清热，消肿止痛。主治：腰背痛、腘筋挛急、半身不遂、下肢痿痹、坐骨神经痛；腹痛吐泻；丹毒、皮疹、疔疮；遗尿、小便不利；中暑；疟疾。

【常用疗法】刺法：直刺1.0～1.5寸或用三棱针点刺放血。
灸法：艾炷灸3～5壮，艾条灸5～10分钟。
推拿：点按法、揉法、拿法、弹拨法。

【穴位配伍】❶配大肠俞穴，主治腰痛。

❷配环跳穴、阴陵泉穴、足三里穴，主治坐骨神经痛。

> 特别说明　合穴、膀胱下合穴。

附分

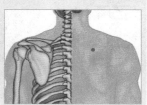

〈穴名释义〉 附，靠近；分，分支。其穴位于肺部上方两侧，因是膀胱经循行在背部的第2行分支，故名。

〈标准定位〉 在背部脊柱区，第2胸椎棘突下，后正中线旁开3寸。

〈穴位速取〉 坐位，由颈背交界处椎骨的最高点（第7颈椎）向下数2个椎骨（第2胸椎），再从其棘突旁开量4横指（即3寸）处，平肺俞，按压有酸胀感，即为附分穴（图172）。

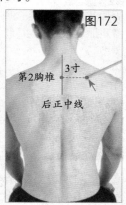

图172

第2胸椎　3寸

后正中线

〈功效主治〉 祛风散寒，疏经通络。主治：感冒、肺炎；颈项强痛、肩背拘急、肘臂麻木。

〈常用疗法〉 刺法：斜刺0.5～0.8寸。
灸法：艾炷灸3～7壮，艾条灸5～10分钟。

〈穴位配伍〉 ❶配风池穴、后溪穴，主治颈项强痛。
❷配大椎穴、肩井穴，主治肩背拘急。

特别说明 ❶手足太阳交会穴。
❷不宜深刺，防止气胸。

魄户

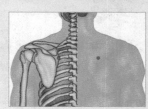

〈穴名释义〉 魄，气之灵；户，门户。穴在肺俞两旁，内应肺，而肺藏魄，故名。

〈标准定位〉 在背部脊柱区，第3胸椎棘突下，后正中线旁开3寸。

〈穴位速取〉 坐位，由颈背交界处椎骨的最高点（第7颈椎）向下数3个椎骨（第3胸椎），再从其棘突旁开量4横指（即3寸）处，平肺俞，按压有酸胀感，即为魄户穴（图173）。

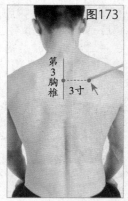

图173

第3胸椎　3寸

〈功效主治〉 补肺滋阴，舒筋活络。主治：咳嗽、气喘、肺结核；项强、肩背痛、上臂疼痛或麻木、肩周炎、肋间神经痛。

〈常用疗法〉 刺法：斜刺0.5～0.8寸。
灸法：艾炷灸3～5壮，艾条灸5～10分钟。
推拿：点按法、揉法、拿法、推法。

〈穴位配伍〉 ❶配天突穴、膻中穴，主治咳喘。
❷配肩井穴、天宗穴，主治肩背痛。

特别说明 ❶不可深刺，以免伤及肺脏而引起气胸。
❷针刺时，局部有酸胀感。

膏肓

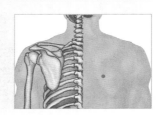

【穴名释义】膏，心下；肓，膈上。穴在神堂与魄户之间，为肓脂、膏膜之气传输之处，故名。

【标准定位】在背部脊柱区，第4胸椎棘突下，后正中线旁开3寸。

【穴位速取】坐位，在背部脊柱区，两肩胛骨下角水平线与脊柱相交所在的椎体为第7胸椎，向上数3个椎骨（第4胸椎），再从其棘突旁开量4横指（即3寸）处，平厥阴俞，按压有酸胀感（图174）。

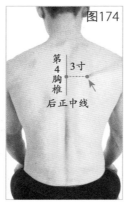

图174

第4胸椎　3寸
后正中线

【功效主治】益阴清心，止咳平喘。主治：肺痨、咳嗽、气喘；纳差、便溏、消瘦乏力；遗精、盗汗、健忘；肩背酸痛。

【常用疗法】刺法：斜刺0.5～0.8寸。

灸法：艾炷灸或温针灸3～5壮，艾条灸5～10分钟。

推拿：点按法、揉法、拿法、推法。

【穴位配伍】❶配尺泽穴、肺俞穴，主治咳喘。

❷配足三里穴，主治身体虚弱。

神堂

【穴名释义】神，神灵；堂，殿堂。心藏神，如心神所居之殿堂。

【标准定位】在背部脊柱区，第5胸椎棘突下，后正中线旁开3寸。

【穴位速取】坐位，在背部脊柱区，两肩胛骨下角水平线与脊柱相交所在的椎体为第7胸椎，向上数2个椎骨（第5胸椎），再从其棘突旁开量4横指（即3寸）处，平心俞，按压有酸胀感，即是神堂穴（图175）。

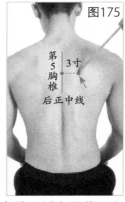

图175

第5胸椎　3寸
后正中线

【功效主治】宁心安神，活血通络。主治：心痛、心悸烦躁、失眠；胸闷、咳嗽、气喘；肩背痛；低血压。

【常用疗法】刺法：斜刺0.5～0.8寸。

灸法：艾炷灸或温针灸3～5壮，艾条灸5～15分钟。

推拿：点按法、揉法、拿法、推法。

【穴位配伍】❶配膻中穴、内关穴，主治胸闷。

❷配心俞穴、神门穴，主治失眠。

> **特别说明** 不可深刺，以免伤及肺脏，引起气胸。

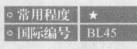

◎常用程度	★
◎国际编号	BL45

譩譆

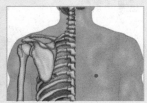

《穴名释义》即噫嘻。据《黄帝内经·素问·骨空论》记载，取本穴时，用手指压按本穴，令病人呼"噫嘻"之声，则指下跳动应手，故名。

《标准定位》在背部脊柱区，第6胸椎棘突下，后正中线旁开3寸。

《穴位速取》坐位，两肩胛骨下角水平线与脊柱相交所在的椎体为第7胸椎再向上数1个椎体（第6胸椎），再旁开4横指（即3寸），按压有酸胀感（图176）。

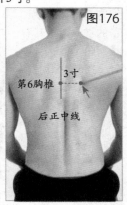

图176

第6胸椎
3寸
后正中线

《功效主治》止咳平喘，活血通络。主治：咳嗽、气喘；肩背痛；热病；肋间神经痛；腋神经痛。

《常用疗法》刺法：斜刺0.5～0.8寸。
灸法：艾炷灸3～5壮，艾条灸5～10分钟。
推拿：点按法、揉法、推法。

《穴位配伍》❶ 配定喘穴、膻中穴，主治咳嗽、气喘。
❷ 配大椎穴、外关穴，主治发热、疟疾。
❸ 配膻中穴、内关穴，主治胸痛引背。
❹ 配支正穴、小海穴，主治风疟。

◎常用程度	★★
◎国际编号	BL46

膈关

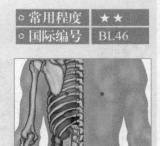

《穴名释义》膈，横膈；关，关隘。穴为主治横膈疾患的关隘，故名。

《标准定位》在背部脊柱区，第7胸椎棘突下，后正中线旁开3寸。

《穴位速取》取坐位，在背部脊柱区，两肩胛骨下角水平线与脊柱相交所在的椎体为第7胸椎，再从其棘突旁开量4横指（即3寸）处，平膈俞，即为膈关穴（图177）。

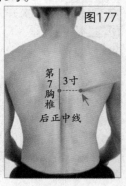

图177

第7胸椎
3寸
后正中线

《功效主治》宁心安神，宽胸理气，活血通络。主治：心痛、心悸烦躁、失眠；胸闷、嗳气、咳嗽、气喘；恶心、呕吐、饮食不下、肩背痛；低血压；胃胀、胃痛、背部肌肉酸痛。

《常用疗法》刺法：斜刺0.5～0.8寸。
灸法：艾炷灸或温针灸3～5壮，艾条灸5～10分钟。
推拿：点按法、揉法、拿法、推法。

《穴位配伍》❶ 配膻中穴、内关穴，主治嗳气。
❷ 配肺俞穴、列缺穴，主治咳嗽、气喘。
❸ 配公孙穴、中脘穴、足三里穴，主治胃痛。

魂门

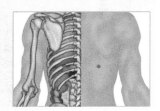

《穴名释义》 魂，灵魂；门，门户。肝藏魂，如肝气出入之门户，故名。

《标准定位》 在背部脊柱区，第9胸椎棘突下，后正中线旁开3寸。

《穴位速取》 坐位，在背部脊柱区，两肩胛骨下角水平线与脊柱相交所在的椎体为第7胸椎，向下数2个椎体即为第9胸椎，再从其棘突旁开量4横指（即3寸），平肝俞，按压有酸胀感（图178）。

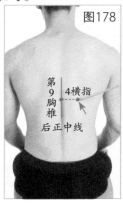

图178

第9胸椎　4横指　后正中线

《功效主治》 疏肝健脾，降逆和胃。主治：胸胁胀满、背痛；饮食不下、消化不良、呕吐；肠鸣、泄泻；肋间神经痛；癔症、烦躁；肝胆疾病。

《常用疗法》 刺法：斜刺0.5～0.8寸。
灸法：艾炷灸或温针灸3～5壮，艾条灸5～10分钟。
推拿：点按法、揉法、推法。

《穴位配伍》 配阳陵泉穴、支沟穴，主治胸胁痛。

特别说明 ❶ 不可深刺，以免伤及肝脏。❷ 针刺时，局部有酸胀感。

阳纲

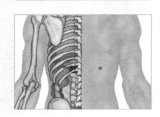

《穴名释义》 阳，阳气；纲，统领。穴在胆俞旁，内应胆，禀少阳生发之气，统领阳气，故名。

《标准定位》 在背部脊柱区，第10胸椎棘突下，后正中线旁开3寸。

《穴位速取》 坐位，在背部脊柱区，两肩胛骨下角水平线与脊柱相交所在的椎体为第7胸椎，向下数3个椎体，即第10胸椎，再从其棘突旁开量4横指处（即3寸），平胆俞，按压有酸胀感（图179）。

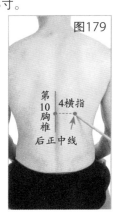

图179

第10胸椎　4横指　后正中线

《功效主治》 疏肝利胆，健脾化湿。主治：饮食不下、肠鸣、腹痛、小便赤涩；黄疸；消渴；肝炎；胆囊炎。

《常用疗法》 刺法：斜刺0.5～0.8寸。
灸法：艾炷灸或温针灸3～5壮，艾条灸5～10分钟。
推拿：点按法、揉法、拿法、推法。

《穴位配伍》 ❶ 配气海穴、天枢穴，主治腹胀。
❷ 配胆俞穴，主治目黄。

特别说明 不宜深刺，以防气胸。

意舍

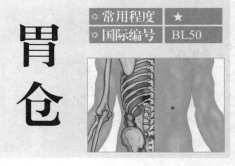

《穴名释义》意，意念；舍，宅舍。脾藏意，如脾气之宅舍，故名。

《标准定位》在背部，第11胸椎棘突下，后正中线旁开3寸。

《穴位速取》坐位，在背部，与肚脐中相对应处即第2腰椎，向上数3个椎体（即第11胸椎），再从其棘突旁开量4横指（即3寸）处，平脾俞，按压有酸胀感，即为意舍穴（图180）。

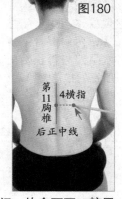

图180

第11胸椎　4横指　后正中线

《功效主治》健脾化湿、和胃利胆。主治：腹胀、肠鸣、呕吐、泄泻；胸闷；饮食不下；糖尿病；进行性肌营养不良；腹直肌痉挛。

《常用疗法》刺法：斜刺0.5～0.8寸。灸法：艾炷灸或温针灸3～5壮，艾条灸5～10分钟。推拿：点按法、揉法、拿法、推法。

《穴位配伍》❶配脾俞穴、胃俞穴，主治腹胀。
❷配中府穴，主治胸闷。
❸配中脘穴、胃仓穴、足三里穴，主治胃痛。

特别说明　不可深刺，以免刺伤肝脏。

胃仓

《穴名释义》仓，即储存的地方。穴在胃俞之旁，胃为仓廪之官，是胃气输注的地方，故名。

《标准定位》在背部，第12胸椎棘突下，后正中线旁开3寸。

《穴位速取》坐位，在背部，与肚脐中相对应处即第2腰椎，向上数2个椎体（即第12胸椎），再从其棘突旁开量4横指（即3寸）处，平胃俞，按压有酸胀感，即为胃仓穴（图181）。

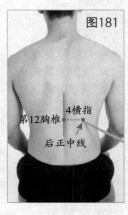

图181

第12胸椎　4横指　后正中线

《功效主治》健脾和胃，消积导滞。主治：胃脘痛、腹胀；小儿食积；水肿；背脊痛。

《常用疗法》刺法：斜刺0.5～0.8寸。灸法：艾炷灸3～7壮，艾条灸5～10分钟。推拿：点按法、揉法、推法。

《穴位配伍》❶配脾俞穴、四缝穴，主治腹胀、小儿疳积等。
❷配足三里穴、内关穴，主治腹痛。
❸配石门穴、水分穴、四满穴，主治水肿。

特别说明　❶针刺时，局部有酸胀感。❷不宜深刺，以免伤及肝脏。

肓门

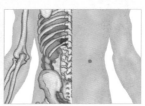

《穴名释义》门，指出入之处。穴由脊背透连脐腹，与肾经之肓俞相应，犹如上下前后诸肓穴之门户，为三焦之气往来出入之处，精气生育的根源，故名。

《标准定位》在腰部，第1腰椎棘突下，后正中线旁开3寸。

《穴位速取》坐位，在腰部，与肚脐中相对应处即为第2腰椎，向上数1个椎体（即第1腰椎），再从其棘突旁开量4横指，平三焦俞，按压有酸胀感即是（图182）。

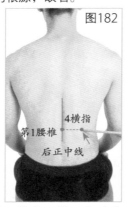

图182

第1腰椎
后正中线
4横指

《功效主治》清头明目，安神利窍。主治：腹痛、痞块、便秘；乳疾；肾炎。

《常用疗法》刺法：斜刺0.5～0.8寸。
灸法：艾炷灸3～7壮，艾条灸5～10分钟。
推拿：点按法、揉法、推法。

《穴位配伍》❶ 配乳根穴、膺窗穴，主治胸闷、乳疾。
❷ 配章门穴、期门穴，主治腹胀、胁痛、痞块。

特别说明 ❶ 针刺时，局部有酸胀感。
❷ 不宜深刺，以免伤及肾脏。

志室

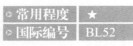

《穴名释义》志，意志；室，房室。肾藏志，如肾气聚集之房室，故名。

《标准定位》在腰部，第2腰椎棘突下，后正中线旁开3寸。

《穴位速取》坐位，在腰部，与肚脐相对应处即为第2腰椎，从其棘突旁开量4横指，平肾俞，按压有酸胀感，即为志室穴（图183）。

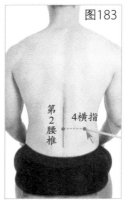

图183

第2腰椎
4横指

《功效主治》益肾固精，清热利湿。主治：遗精、阳痿、前列腺炎；小便不利、水肿、膀胱炎、阴疼；腰脊强痛。

《常用疗法》刺法：斜刺0.5～0.8寸。
灸法：艾炷灸或温针灸3～5壮，艾条灸5～10分钟。
推拿：点按法、揉法、拿法、推法。

《穴位配伍》❶ 配命门穴、肾俞穴，主治遗精。
❷ 配复溜穴，主治小便不利。

特别说明 ❶ 不可深刺，以免伤及肝肾。
❷ 强身保健时可温灸至温热舒适，每月20次。

◇ 常用程度	★
◇ 国际编号	BL53

胞肓

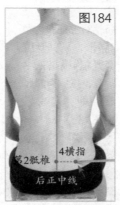

《穴名释义》胞，指膀胱；肓，指膜而言。膀胱与胞膜相连，胞膜位于腰下19椎旁，胞肓穴即位于此处。

《标准定位》在臀部，横平第2骶后孔，骶正中嵴旁开3寸。

《穴位速取》坐位，从骨盆后面髂嵴最高点向内下方骶角两侧循摸可触及一高骨凸起（髂后上棘），与之平行的髂骨正中凸起处即第1骶椎棘突，向下数1个椎体（即第2骶椎）棘突，髂后上棘与其之间的凹陷即为第2骶后孔，再旁开量4横指处，按压有酸胀感（图184）。

图184

第2骶椎　4横指
后正中线

《功效主治》补肾壮腰，舒筋活络。主治：癃闭、阴肿；尿潴留、尿道炎、睾丸炎；腰脊痛；肠鸣腹胀；痔疮；脱肛；脑血管疾病后遗症。

《常用疗法》刺法：直刺1～1.5寸。

灸法：艾炷灸3～7壮，艾条灸5～10分钟。

《穴位配伍》❶ 配膀胱俞穴、中极穴，主治癃闭、尿失禁。
❷ 配命门穴、殷门穴，主治腰脊疼痛。
❸ 配天枢穴、大横穴，主治腹胀、排便困难。

◇ 常用程度	★★★★
◇ 国际编号	BL54

秩边

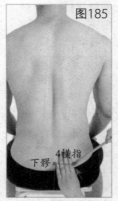

《穴名释义》秩，秩序；边，边缘。足太阳膀胱经背部诸穴皆依次排列，本穴位于第2条经脉上的最后一穴，故名。

《标准定位》在臀部，横平第4骶后孔，骶正中嵴旁开3寸。

《穴位速取》坐位，在骶部，先取下髎穴，再旁开量4横指（即3寸）处，按压有酸胀感，即是秩边穴（图185）。

图185

下髎　4横指

《功效主治》舒筋通络，强健腰膝。主治：腰骶痛，下肢痿痹，坐骨神经痛；小便不利，便秘，痔疾，阴痛；脑血管疾病后遗症；脱肛。

《常用疗法》刺法：直刺1～3寸或斜刺1.5～2寸。

灸法：艾炷灸或温针灸5～9壮，艾条灸5～10分钟。

推拿：点按法、揉法、拿法、推法。

《穴位配伍》配委中穴、大肠俞穴，主治腰腿疼痛。

特别说明　针刺时若刺中坐骨神经，则不可再继续猛力提插，以免刺伤神经干。

合阳

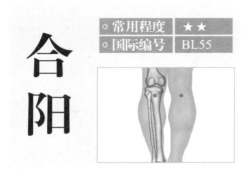

《穴名释义》合，会和；阳，小腿后部。穴在腓肠肌两头会和处，故名。

《标准定位》在小腿后侧，腘横纹下2寸，腓肠肌内、外侧头之间。

《穴位速取》❶ 俯卧位，在小腿后区，于腘横纹中点，委中穴直下约2横指处，按压有酸胀感（图186）。

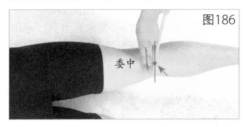

图186

❷ 俯卧位，在小腿后区，委中与承山的连线上，委中下2寸处，按压有酸胀感。

《功效主治》理气止痛，调经止崩。主治：腰脊强痛、下肢痿痹；疝气；崩漏、月经不调；小腿疼痛；脑血管疾病后遗症。

《常用疗法》刺法：直刺1～2寸。

灸法：艾炷灸或温针灸5～9壮，艾条灸5～10分钟。

推拿：点按法、揉法、拿法、推法。

《穴位配伍》❶ 配承山穴，主治腓肠肌痉挛。

❷ 配腰阳关穴，主治腰痛。

特别说明 针刺时，局部有酸胀感，有麻电感，可向足底放射。

承筋

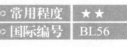
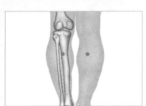

《穴名释义》承，承受；筋，筋肉。穴在腓肠肌肌腹中，为足太阳经筋所结之处，主筋病，故名。

《标准定位》在小腿后侧，腘横纹下5寸，腓肠肌两肌腹之间。

《穴位速取》❶ 俯卧位，在小腿后区，于腘横纹中点，委中穴直下5寸，按压有酸胀感。

❷ 俯卧位，在小腿后区，委中与承山的连线中点下1横指处，按压有酸胀感（图187）。

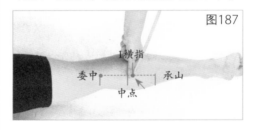

图187

《功效主治》调理中焦，清泻肠热。主治：痔疮；霍乱；小腿疼或转筋；腰腿拘急疼痛；脱肛；便秘。

《常用疗法》刺法：直刺1～1.5寸。

灸法：艾炷灸5～9壮，艾条灸5～10分钟。

推拿：点按法、揉法、拿法、推法。

《穴位配伍》❶ 配大肠俞穴，主治痔疮。

❷ 配腰阳关穴、腰俞穴、腰眼穴，主治急性腰扭伤。

特别说明 针刺时，局部有酸胀感，可向足底放射。

承山

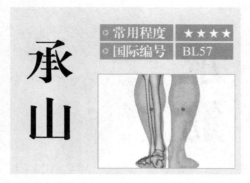

《穴名释义》承，承受；山，山路。穴在腓肠肌两肌腹分开的下端凹陷处，其形若山谷，故名。

《标准定位》在小腿后侧正中，腓肠肌两肌腹与跟腱交角处。当伸直小腿时，腓肠肌肌腹下出现尖角凹陷处。

《穴位速取》❶ 俯卧位，下肢伸直或足跟上提，其腓肠肌部出现人字纹，在其下可触及一凹陷处，按压有酸胀感，即是承山穴（图188）。

图188

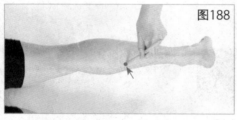

❷ 俯卧位，在小腿后区，腘横纹中点与外踝尖连线的中点，可触及一凹陷处，按压有酸胀感。

《功效主治》舒筋解痉，调理肠腑。主治：腰痛腿拘急疼痛、坐骨神经痛；痔疮、便秘、脱肛；痛经；小儿惊风；脚气。

《常用疗法》刺法：直刺1～2寸。
灸法：艾炷灸5～9壮，艾条灸5～10分钟。
推拿：点按法、揉法、拿法、推法。

《穴位配伍》❶ 配大肠俞穴，主治痔疮。
❷ 配次髎穴，主治痛经。

飞扬

《穴名释义》飞，飞翔；扬，向上扬。外为阳，穴在小腿外侧，本经络脉由此处飞离而去络肾经，故名。

《标准定位》在小腿后外侧，于昆仑直上7寸，腓肠肌外下缘与跟腱移行处。

《穴位速取》❶ 俯卧位，在小腿后区，腘横纹中点与外踝尖连线的中点，再向下方外侧量1寸处，可触及一凹陷处。
❷ 俯卧位，在小腿后区，昆仑直上7寸，承山外下方1横指处，按压有酸胀感（图189）。

图189

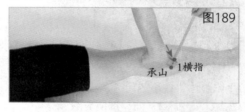

承山　1横指

《功效主治》散风清热，宁神消痔。主治：腰腿疼痛无力，风湿性关节炎；头痛、目眩、鼻塞、鼻出血；痔疾；癫痫；脑血管疾病后遗症。

《常用疗法》刺法：直刺1～1.5寸。
灸法：艾炷灸或温针灸5～9壮，艾条灸5～10分钟。
推拿：点按法、揉法、拿法、推法。

《穴位配伍》❶ 配委中穴，主治腿痛。
❷ 配风府穴、人中穴，主治脑血管疾病后遗症等。

特别说明　络穴。

跗阳

◇ 常用程度	★★
◇ 国际编号	BL59

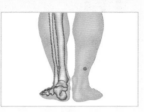

《穴名释义》跗，足背；阳，指跗部上方。穴在足背上方，故名。

《标准定位》在小腿外踝后区，昆仑直上3寸，腓骨与跟腱之间。

《穴位速取》❶侧坐，从小腿外侧下端高骨（足外踝）后方，平该高骨处向上量4横指（即3寸）处，按压有酸胀感（图190）。

❷侧坐位，在小腿后区，外踝尖与跟腱之间的凹陷中取昆仑，直上3寸，按压有酸胀感。

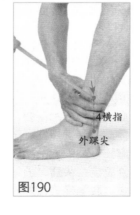

4横指
外踝尖
图190

《功效主治》疏经通络，退热散风，理气止痛。主治：头痛、头重；腰腿疼痛、急性腰扭伤；下肢痿痹、外踝肿痛；面神经麻痹；三叉神经痛。

《常用疗法》刺法：直刺0.8~1.2寸。

灸法：艾炷灸或温针灸5~9壮，艾条灸5~10分钟。

推拿：点按法、揉法、拿法、推法。

《穴位配伍》❶配天井穴，主治瘰疬。

❷配承山穴、飞扬穴，主治霍乱转筋。

特别说明：阳跷脉郄穴。

昆仑

◇ 常用程度	★★★
◇ 国际编号	BL60

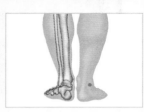

《穴名释义》昆仑，山名。外踝高突，比做昆仑，穴在其后，故名。

《标准定位》在踝后外侧，外踝尖与跟腱之间的凹陷中。

《穴位速取》侧坐，在踝区，外踝尖与脚腕后的大筋（跟腱）之间的凹陷中（图191）。

《功效主治》疏经通络，清热息风。主治：急性腰疼、足跟痛、膝关节炎、坐骨神经痛；难产；

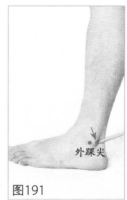

外踝尖
图191

头痛、项强、目眩、鼻出血；小儿惊风；甲状腺肿大；痔疮；踝关节扭伤；佝偻病；胎盘滞留。

《常用疗法》刺法：直刺0.5~0.8寸。

灸法：艾炷灸5~9壮，艾条灸5~10分钟。

推拿：点按法、揉法、弹拨法、推法。

《穴位配伍》❶配风池穴，主治头痛、目眩。

❷配太溪穴，主治踝关节肿痛。

❸配廉泉穴、太冲穴，主治甲状腺肿大。

特别说明：❶经穴。❷孕妇禁针。

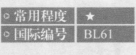

◇ 常用程度	★
◇ 国际编号	BL61

仆参

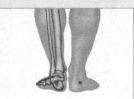

《穴名释义》仆，仆从；参，参拜。穴在足跟外侧，仆人参拜主人时，屈膝时此穴显露，故名。

《标准定位》在足外侧部，外踝后下方，昆仑直下，跟骨外侧，赤白肉际处。

《穴位速取》❶ 侧坐，在踝区，昆仑穴下约2横指处，跟骨外侧，赤白肉际处，按压有酸胀感，即为本穴（图192）。

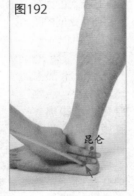

图192

昆仑

❷ 侧坐，在踝区，先取昆仑穴，在昆仑与足底连线的下1/3赤白肉际处即是。

《功效主治》疏通经络，疏筋利腰。主治：足跟痛、膝关节炎、下肢痿痹；癫疾；尿路感染；鼻出血。

《常用疗法》刺法：直刺0.3～0.5寸。
灸法：艾炷灸3～5壮，艾条灸5～10分钟。
推拿：点按法、揉法、拿法、推法。

《穴位配伍》❶ 配昆仑穴、太溪穴、阿是穴，主治足跟痛。
❷ 配合谷穴，主治鼻出血。

特别说明 ❶ 为足太阳、阳跷脉之交会穴。
❷ 主治足跟痛，可用"短刺"法。

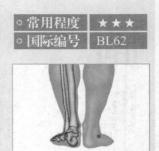

◇ 常用程度	★ ★ ★
◇ 国际编号	BL62

申脉

《穴名释义》申，伸通；脉，阳跷脉。穴通阳跷脉，为阳跷新生也，善治筋脉拘急、屈伸不利等病症，故名。

《标准定位》在足外侧，外踝尖直下，外踝下缘与跟骨之间凹陷中。

《穴位速取》侧坐，在踝区，从小腿外侧高骨（外踝尖）垂直向下可触及一凹陷处，按压有酸胀感即为本穴（图193）。

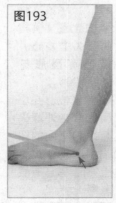

图193

《功效主治》活血理气，宁心安神。主治：痫证、癫狂；失眠、精神分裂症；头痛、项强、腰腿疼、足外翻；眼睑下垂、嗜卧；脑血管疾病后遗症。

《常用疗法》刺法：直刺或略向下斜刺0.2～0.3寸。
灸法：艾炷灸3～5壮，艾条灸5～10分钟。
推拿：点按法、揉法、推法。

《穴位配伍》❶ 配后溪穴、肩井穴，主治落枕。
❷ 配神门穴、脾俞穴、心俞穴，主治失眠。
❸ 配上巨虚穴、公孙穴、中脘穴、足三里穴，主治急性腹泻。

特别说明 阳跷脉所生，八脉交会穴。

金门

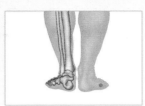

〈穴名释义〉太阳经至此处，已临垂暮，阳气受阻，变为萧瑟的阴气，为膀胱经的郄穴，阳维脉之所生，又似金玉贵重，故名。

〈标准定位〉在足背，外踝前缘直下，第5跖骨粗隆后方，骰骨下缘凹陷中。

〈穴位速取〉侧坐或俯卧位，当脚趾向上翘起可见一骨头凸起，即是骰骨，骰骨外侧可触及一凹陷处，按压有痛感（图194）。

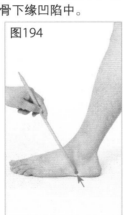

图194

〈功效主治〉通经活络，清脑安神。主治：癫痫、小儿惊风；头痛、腰痛，下肢痿痹、膝关节炎；外踝痛、足底痛；疝气。

〈常用疗法〉刺法：直刺0.3～0.5寸。
灸法：艾炷灸3～5壮，艾条灸5～10分钟。
推拿：点按法、揉法、擦法。

〈穴位配伍〉❶ 配水沟穴、中冲穴，主治癫痫、惊风。

❷ 配申脉穴、百会穴，主治头风痛。

❸ 配承山穴、悬钟穴，缓解下肢酸痛。

> 特别说明
> ❶ 郄穴。
> ❷ 针刺时，局部有酸胀感，针感可向足背部扩散。

京骨

〈穴名释义〉京，大。本穴所处的京骨弓形大而上凸，因而以其骨为名。

〈标准定位〉在足外侧，第5跖骨关节粗隆前下方，赤白肉际处。

〈穴位速取〉侧坐或俯卧位，沿着小趾后面的长骨往后推可触及一凸起，即为第5跖骨粗隆，其凸起下方掌背交界线，按压有一凹陷处，即为京骨穴（图195）。

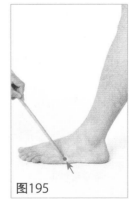

图195

〈功效主治〉清热止痉，明目舒筋。主治：头痛、项强、目翳；腰腿痛；癫痫；疟疾；佝偻病；脑膜炎。

〈常用疗法〉刺法：直刺0.3～0.5寸。
灸法：艾炷灸3～5壮，艾条灸5～10分钟。
推拿：点按法、擦法。

〈穴位配伍〉❶ 配风池穴、天柱穴，主治头痛、项强。

❷ 配昆仑穴、然谷穴，主治癫狂。

❸ 配中封穴、悬钟穴，主治下肢痿痹。

> 特别说明
> ❶ 原穴。
> ❷ 针刺时，局部有酸胀感，针感可向足背部扩散。

束骨

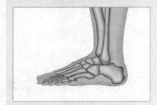

◇ 常用程度　★★
◇ 国际编号　BL65

《标准定位》在足外侧，第5跖趾关节的近端，赤白肉际处。

《穴位速取》侧坐，在足小趾与足掌所构成的关节（第5跖趾关节）后方掌背交界线处（赤白肉际）可触及一凹陷（图196）。

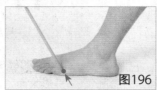

图196

《功效主治》安心定神，清热消肿。主治：目黄；耳聋；癫狂；头痛、项强、腰腿痛；痔疮。

《常用疗法》刺法：直刺0.3～0.5寸。

灸法：艾炷灸3～5壮，艾条灸5～10分钟。

推拿：点按法、揉法。

> **特别说明**　输穴。

足通谷

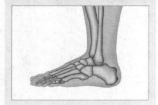

◇ 常用程度　★
◇ 国际编号　BL66

《标准定位》在足趾，第5跖趾关节的远端，赤白肉际处。

《穴位速取》侧坐，足着地，在足外侧部，足小趾与足掌所构成的关节（第5跖趾关节）后方掌背交界线处即可出现一凹陷，按压有酸胀感即是（图197）。

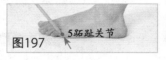

图197　　5跖趾关节

《功效主治》疏通经气，安神益智。主治：头痛、精神病；哮喘；项强、鼻出血，目眩；癫狂；慢性胃炎。

《常用疗法》刺法：直刺0.2～0.3寸。

灸法：艾炷灸或温针灸5～9壮，艾条灸5～10分钟。

推拿：点按法、揉法。

> **特别说明**　荥穴。

至 阴

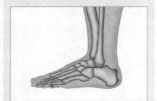

◇ 常用程度　★★
◇ 国际编号　BL67

《标准定位》在足趾，小趾末节外侧，趾甲根角侧后方0.1寸。

《穴位速取》侧坐，在足小趾外侧，由足小趾甲外侧缘与下缘各作一垂线之交点，按压有酸痛感（图198）。

《功效主治》活血理气，正

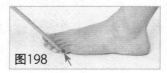

图198

胎催产。主治：胎位不正、难产、胎盘滞留；头痛、目痛、鼻塞、鼻出血；尿潴留；遗精；脑血管疾病后遗症。

《常用疗法》刺法：浅刺0.1～0.2寸或用三棱针点刺放血。

灸法：艾炷灸或温针灸5～9壮，艾条灸5～10分钟。

推拿：点按法、掐法。

> **特别说明**　井穴。

第九章

足少阴肾经腧穴

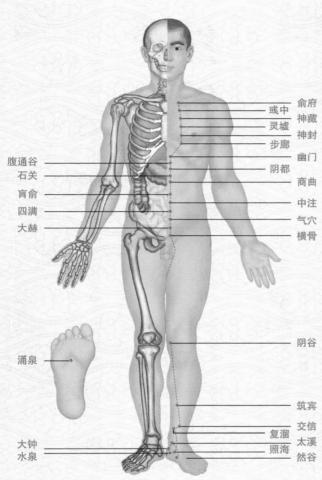

俞府
神藏
灵墟
神封
步廊
幽门
阴都
商曲
中注
气穴
横骨

彧中

腹通谷
石关
肓俞
四满
大赫

涌泉

阴谷

筑宾
交信
复溜
太溪
照海
然谷

大钟
水泉

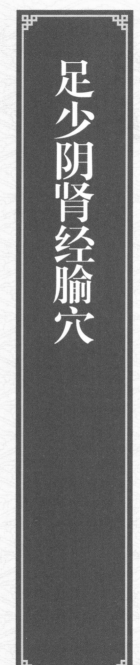

🐍 适用病症

　　本经腧穴主治泌尿、生殖系统疾病，还可治疗神经系统、呼吸系统、消化系统、循环系统等病症和本经循行线路所过部位的病症，如月经不调、水肿、遗精、阳痿、哮喘、泄泻及下肢疼痛麻木等。

涌泉

◇ 常用程度　★ ★
◇ 国际编号　KI1

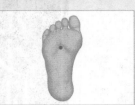

《穴名释义》涌，涌出；泉，水泉。肾属水，经气初出如泉水涌出于此穴，故名。

《标准定位》在足底，屈足卷趾时足心最凹陷中。

《穴位速取》坐位或仰卧位，在足底部，卷足时，足前部凹陷处，约在足底第2～3趾蹼缘与足跟连线的前1/3与后2/3交点的凹陷处（图199）。

《功效主治》滋阴息风，醒脑开窍。主治：昏厥、小儿惊风；头顶痛、眩晕；癫狂、精神病；咽喉痛、舌干、咳嗽、哮喘、支气管炎；遗尿、尿潴留、大便难；足心热。

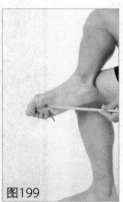

图199

《常用疗法》刺法：直刺0.5～1寸。
灸法：艾炷灸3～5壮，艾条灸5～10分钟。
推拿：点按法、揉法、指推法。

《穴位配伍》❶ 配膻中穴、乳根穴，主治乳汁不畅。
❷ 配水沟穴、照海穴，主治癫痫。

特别说明
❶ 井穴。
❷ 针刺时，局部有胀痛感，针感可向整个足底部放射。

然谷

◇ 常用程度　★
◇ 国际编号　KI2

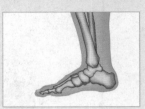

《穴名释义》然，舟骨粗隆；谷，凹陷处。穴在足舟骨粗隆前方凹陷处，故名。

《标准定位》在足内侧缘，足舟骨粗隆下方，赤白肉际处。

《穴位速取》坐位或仰卧位，先找到内踝前下方较明显的骨性标志（舟骨），舟骨粗隆前下方触及一凹陷处，按压有酸胀感，即是然谷穴（图200）。

《功效主治》滋阴补肾，清热利湿。主治：阴挺、阴痒、月经不调、白带增多；膀胱炎、尿道炎；小儿脐风；口噤；遗精、阳痿；糖尿病；足背肿痛。

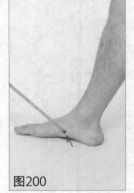

图200

《常用疗法》刺法：直刺0.5～0.8寸。
灸法：艾炷灸3～5壮，艾条灸5～10分钟。
推拿：点按法、指推法。

《穴位配伍》❶ 配承山穴，主治转筋。
❷ 配太溪穴，主治热病烦心。

特别说明
❶ 荥穴。
❷ 针刺时，局部有胀痛感，针感可向整个足底部放射。

太溪

◦ 常用程度　★★★★
◦ 国际编号　KI3

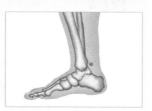

《穴名释义》太，大；溪，沟溪。气血所驻之处，至此聚留而成大溪。

《标准定位》在踝后内侧，内踝尖与跟腱之间的凹陷中。

《穴位速取》坐位或仰卧位，由足内踝尖向后推至与跟腱之间的凹陷处，大约相当于内踝尖与跟腱之间的中点，按压有酸胀感即为太溪穴（图201）。

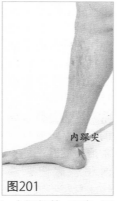

内踝尖

图201

《功效主治》滋阴益肾，壮阳强腰。

主治：遗精、阳痿、遗尿、小便频数、腰痛；耳鸣、耳聋；月经不调；头痛、头晕、目视不明、牙痛、咽肿；咳嗽、气喘、消渴；失眠。

《常用疗法》刺法：直刺0.5~0.8寸。

灸法：艾炷灸或温针灸3~5壮。

推拿：点按法、指推法。

《穴位配伍》❶配昆仑穴、申脉穴，主治足踝肿痛。

❷配支沟穴、照海穴，主治心痛。

特别说明	输穴、原穴。

大钟

◦ 常用程度　★★
◦ 国际编号　KI4

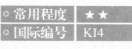
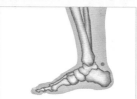

《穴名释义》大，大小之大；钟，汇聚。此穴为脉气汇聚得以深大。

《标准定位》在足内侧，内踝后下方，跟骨上缘，跟腱附着部前缘凹陷中。

《穴位速取》坐位或仰卧位，先取太溪穴，由太溪穴向下量0.5寸处，再向后平推，至跟腱前缘可触及一凹陷，按压有酸胀感即为大钟穴（图202）。

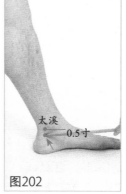

太溪　0.5寸

图202

《功效主治》利水消肿，活血调经。主治：癃闭、尿路感染、遗尿、便秘；月经不调、闭经、不孕症；咳血、气喘；心悸；痴呆；足跟痛。

《常用疗法》刺法：直刺0.3~0.5寸。

灸法：艾炷灸或温针灸3~5壮，艾条灸5~10分钟。

推拿：点按法、指推法。

《穴位配伍》❶配太溪穴、神门穴，主治心悸。

❷配鱼际穴，主治咽喉肿痛。

特别说明	❶络穴。❷针刺时，局部有酸胀感。

水泉

◇常用程度	★
◇国际编号	KI5

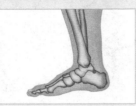

《穴名释义》本经为足少阴肾经之郄穴，肾属水脏，泉水多从郄出，故将经气深集之郄称为"水泉"。

《标准定位》在足内侧跟区，太溪直下1寸，跟骨结节内侧凹陷中。

《穴位速取》坐位，在足内侧，内踝后下方，于太溪穴下1横指处，跟骨结节的内侧凹陷中，按压有酸胀感（图203）。

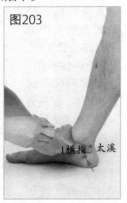

1横指　太溪

《功效主治》利水消肿，活血调经。主治：月经不调、痛经、闭经、子宫脱垂、不孕症；阴挺；小便不利；近视；痛风、足跟痛。

《常用疗法》刺法：直刺0.3～0.5寸。
灸法：艾炷灸或温针灸3～5壮，艾条灸5～10分钟。
推拿：点按法、揉法、指推法、摩法。

《穴位配伍》❶ 配归来穴、三阴交穴，主治月经延迟。
❷ 配次髎穴、三阴交穴，主治痛经。

特别说明	❶ 郄穴。 ❷ 针刺时，局部有酸胀感。

照海

◇常用程度	★★★★
◇国际编号	KI6

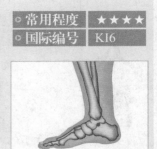

《穴名释义》照，光照；海，大海。此穴脉气明显，阔如大海，故名。

《标准定位》在足内侧，内踝尖下1寸，内踝下缘边际凹陷中。

《穴位速取》坐位或仰卧位，在足内侧由内踝尖垂直向下推，至其下缘凹陷处，按压有酸胀感（图204）。

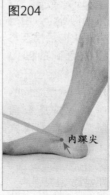

图204

内踝尖

《功效主治》滋阴调经，息风安神。主治：咽喉干痛；便秘、癃闭；痛经、月经不调、白带增多、阴挺、阴痒；癫痫、失眠、神经衰弱；急性扁桃体炎。

《常用疗法》刺法：直刺0.5～0.8寸。
灸法：艾炷灸或温针灸3～5壮，艾条灸5～10分钟。
推拿：点按法、揉法、掐法。

《穴位配伍》❶ 配列缺穴、天突穴、廉泉穴，主治咽喉肿痛。
❷ 配神门穴、三阴交穴，主治失眠。
❸ 配中脘穴、足三里穴，主治腹痛。

特别说明	❶ 阴跷脉所生，八脉交会穴。 ❷ 针刺时，局部有酸胀感，针感可扩散至整个踝部。

复溜

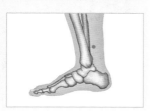

〖穴名释义〗 复，返还；溜，流。脉气至"海"入而复出并继续流注之意。

〖标准定位〗 在小腿后内侧，内踝尖上2寸，跟腱的前方。

〖穴位速取〗 坐位或仰卧位，先取太溪穴，再向上量约2横指处，跟腱前缘处，按压有酸胀感，即为复溜穴（图205）。

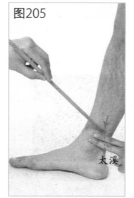

图205

太溪

〖功效主治〗 补肾益阴，温阳利水。主治：水肿、腹胀、泄泻、癃闭；热病汗不出或汗出不止、盗汗；下肢痿痹、腰肌劳损；痔疮。

〖常用疗法〗 刺法：直刺0.8~1寸。
灸法：艾炷灸或温针灸3~5壮，艾条灸5~10分钟。

推拿：点按法、揉法、指推法。

〖穴位配伍〗 配后溪穴、阴郄穴，主治盗汗。

特别说明
❶ 经穴。
❷ 针刺时，局部酸胀，针感可传至整个踝部。

交信

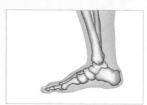

〖穴名释义〗 交，交会；信，信用。古代以仁、义、礼、智、信五德配五行，信属土，本经脉气在本穴交会脾经。

〖标准定位〗 在小腿内侧，内踝尖上2寸，胫骨内侧缘后际凹陷中。

〖穴位速取〗 坐位或仰卧位，由内踝尖向上量约2横指的凹陷处，按压有酸胀感（图206）。

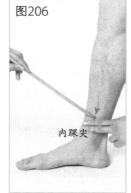

图206

内踝尖

〖功效主治〗 益肾调经，清热利尿。主治：月经不调、功能失调性子宫出血、阴挺；疝气；痢疾、泄泻、便秘；尿潴留。

〖常用疗法〗 刺法：直刺0.8~1寸。
灸法：艾炷灸或温针灸3~5壮，艾条灸5~10分钟。

推拿：点按法、揉法、指推法。

〖穴位配伍〗 ❶ 配关元穴、三阴交穴，主治月经不调。

❷ 配太冲穴、血海穴、地机穴，主治功能失调性子宫出血。

❸ 配支沟穴、天枢穴、足三里穴，主治便秘、泄泻。

特别说明 阴跷脉郄穴。

筑宾

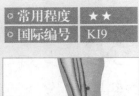

◇ 常用程度	★★
◇ 国际编号	KI9

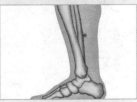

《穴名释义》筑，强健；宾，膝和小腿。穴在小腿内侧，使膝与小腿强健之意，故名。

《标准定位》在小腿后内侧，太溪直上5寸，比目鱼肌与跟腱之间。

《穴位速取》坐位垂足或仰卧位，在太溪与阴谷的连线上，向上量3横指，再向上量3寸，同时从胫骨由后量2横指处，两者相交处，即为筑宾穴（图207）。

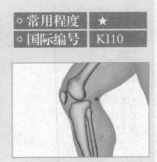

图207

《功效主治》调补肝肾，清热利湿。

主治：癫狂、精神病、失眠；疝气；小腿疼痛、腓肠肌痉挛；神经性呕吐。

《常用疗法》刺法：直刺0.5～0.8寸。

灸法：艾炷灸或温针灸3～5壮，艾条灸5～10分钟。

推拿：点按法、揉法、指推法。

《穴位配伍》❶ 配肾俞穴、关元穴，主治水肿。

❷ 配大敦穴、归来穴，主治疝气。

❸ 配大椎穴、间使穴，主治癫痫。

特别说明 阴维脉郄穴。

阴谷

◇ 常用程度	★
◇ 国际编号	KI10

《穴名释义》阴，阴阳之阴；谷，山谷。穴在膝关节内侧，局部凹陷如谷。

《标准定位》在膝后内侧，腘横纹上，半腱肌肌腱外侧缘。

《穴位速取》俯卧位，微屈膝，从膝内高骨向后缘推，在腘横纹内侧端可触及两条筋（半腱肌肌腱与半膜肌腱），两筋之间可触及一凹陷，即是阴谷穴（图208）。

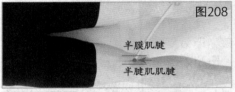

图208

半膜肌腱
半腱肌肌腱

《功效主治》益肾调经，理气止痛。主治：阳痿、遗精、疝气；月经不调、白带增多、功能失调性子宫出血；小便不利；颈项痛，膝腘酸痛；胃炎，肠炎；癫痫；精神病。

《常用疗法》刺法：直刺0.5～1寸。

灸法：艾炷灸或温针灸3～5壮，艾条灸5～10分钟。

推拿：点按法、揉法、指推法。

《穴位配伍》❶ 配照海穴、中极穴，主治癃闭。

❷ 配大赫穴、命门穴，主治阳痿、早泄。

❸ 配颈四针穴、大杼穴、颈百劳穴，主治颈项痛。

特别说明 ❶ 合穴。

❷ 针刺时，局部有酸胀感，麻电感可传至腘窝及足部。

横骨

◦ 常用程度 ★
◦ 国际编号 KI11

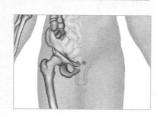

《穴名释义》横，指此处穴位内的物质为横向移动的风气；骨，指穴位内的物质富含骨所主的水液。本穴是肾经下部经脉气血上行所能达到的最高点。

《标准定位》在下腹部，脐中下5寸，前正中线旁开0.5寸。

《穴位速取》仰卧位，在腹白线与耻骨联合上缘水平线的交点处或脐中下5寸，旁开0.5寸处，按压有酸胀感（图209）。

图209

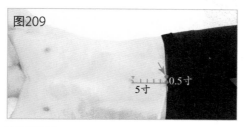

《功效主治》理气健脾，清热调经。主治：腹痛、腹胀、泄泻、痢疾；水肿；月经不调、白带增多、痛经、不孕症；遗精、遗尿、疝气；角膜白斑。

《常用疗法》刺法：直刺0.5～1寸。

灸法：艾炷灸或温针灸3～5壮，艾条灸5～10分钟。

推拿：点按法、揉法、指推法、摩法。

《穴位配伍》❶ 配中极穴、三阴交穴，主治癃闭。

❷ 配关元穴、大赫穴，主治阳痿、遗精、月经不调等。

大赫

◦ 常用程度 ★★★
◦ 国际编号 KI12

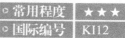
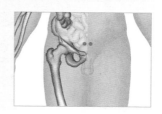

《穴名释义》大，大小之大；赫，盛大。本穴位于下焦元气充盛之处。

《标准定位》在下腹部，脐中下4寸，前正中线旁开0.5寸。

《穴位速取》仰卧位，在腹白线与耻骨联合上缘水平线的交点处，旁开0.5寸处（半横指），再向上量1横指（拇指）处（图210）。

图210

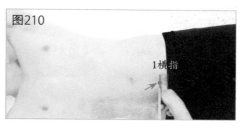

《功效主治》益肾助阳，调经止带。主治：遗精、早泄、阳痿；阴挺、白带增多、月经不调、痛经、不孕症；痢疾、急性胃肠炎。

《常用疗法》刺法：直刺0.5～1寸。

灸法：艾炷灸或温针灸3～5壮，艾条灸5～10分钟。

推拿：点按法、揉法、掌推法、摩法。

《穴位配伍》❶ 配带脉穴、大敦穴、中极穴，主治阳痿、遗精。

❷ 配命门穴、志室穴、关元穴，主治男科病。

❸ 配中极穴、关元穴、三阴穴，主治不孕症。

气穴

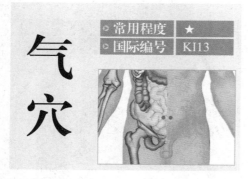

《穴名释义》 气，肾气；穴，土室。此穴为肾气藏聚之室，且肾主纳气，故名。

《标准定位》 在下腹部，脐中下3寸，前正中线旁开0.5寸。

《穴位速取》 仰卧位，从肚脐向下量4横指，再自前正中线旁开量半横指，按压有酸胀感处，即为气穴（图211）。

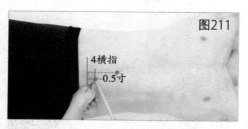

图211

4横指
0.5寸

《功效主治》 调理冲任，温肾暖胞。主治：月经不调、白带增多；小便不利；泄泻、痢疾、急性肠胃炎；遗精、阳痿；腰痛；角膜炎。

《常用疗法》 刺法：直刺0.8～1.2寸。

灸法：艾炷灸或温针灸3～5壮，艾条灸5～10分钟。

推拿：点按法、揉法、指推法、摩法。

《穴位配伍》 ❶ 配天枢穴、大肠俞穴、公孙穴，主治消化不良。

❷ 配气海穴、三阴交穴、血海穴，主治月经不调。

特别说明 ❶ 足少阴、冲脉交会穴。
❷ 针刺前宜排空小便；针刺时，局部有酸胀感，针感可传至小腹部。

四满

《穴名释义》 四，序号；满，溢满。此穴为膀胱水液储蓄溢满之处，又主胀满之病，故名。

《标准定位》 在下腹部，脐中下2寸，前正中线旁开0.5寸。

《穴位速取》 仰卧位，从肚脐向下量3横指，再自前正中线旁开量半横指，按压有酸胀感处，即为四满穴（图212）。

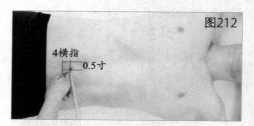

图212

4横指
0.5寸

《功效主治》 理气健脾，清热调经。主治：腹痛、腹胀、泄泻、痢疾；水肿；月经不调、白带增多、痛经、不孕症；遗精、遗尿；疝气；角膜白斑。

《常用疗法》 刺法：直刺0.8～1.2寸。

灸法：艾炷灸或温针灸3～5壮，艾条灸5～10分钟。

推拿：点按法、揉法、指推法。

《穴位配伍》 ❶ 配气海穴、大敦穴，主治疝气。

❷ 配三阴交穴、血海穴，主治月经不调。

特别说明 针刺前宜排空小便；针刺时，局部有酸胀感。

中注

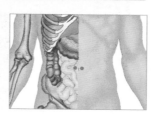

《穴名释义》 中，中间；注，灌注。穴位冲脉、足少阴之会，足少阴脉气由此经冲脉进入胞中。

《标准定位》 在下腹部，脐中下1寸，前正中线旁开0.5寸。

《穴位速取》 仰卧位，在腹白线与肚脐水平线的交点处，旁开0.5寸处（半横指），再向下量1横指（拇指）处，按压有酸胀感（图213）。

图213

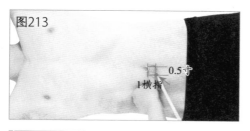

0.5寸
1横指

《功效主治》 通便止泻，行气调经。主治：月经不调、痛经；腹痛、便秘、泄泻、痢疾；结膜炎、角膜炎。

《常用疗法》 刺法：直刺0.8~1.2寸。

灸法：艾炷灸或温针灸3~5壮，艾条灸5~10分钟。

推拿：点按法、揉法、指推法、摩法。

《穴位配伍》 配三阴交穴、中极穴，主治月经不调。

特别说明 ❶ 足少阴、冲脉交会穴。
❷ 孕妇禁针。

育俞

《穴名释义》 育，肓膜；俞，输注。穴位于大腹与少腹之间，内应肓膜。

《标准定位》 在上腹部，脐中旁开0.5寸，腹直肌内侧缘处。

《穴位速取》 仰卧位，在腹白线与肚脐水平线的交点处，旁开0.5寸处（半横指），在腹直肌内侧缘，按压有酸胀感（图214）。

图214

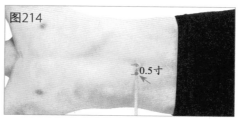

0.5寸

《功效主治》 通便止泻，理气止痛。主治：腹痛、腹胀、呕吐、习惯性便秘、泄泻、痢疾；膀胱炎、尿道炎、疝气；月经不调；腰痛。

《常用疗法》 刺法：直刺0.8~1.2寸。

灸法：艾炷灸或温针灸3~5壮，艾条灸5~10分钟。

推拿：点按法、揉法、指推法。

《穴位配伍》 ❶ 配天枢穴、足三里穴、大肠俞穴，主治习惯性便秘、泄泻。

❷ 配中脘穴、足三里穴、内关穴、公孙穴，主治胃痛。

商曲

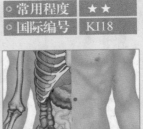

○ 常用程度	★
○ 国际编号	KI17

《穴名释义》商，五音之一，属金，对应大肠；曲，弯曲。本穴内应大肠横曲之处，故名。

《标准定位》在上腹部，脐中上2寸，前正中线旁开0.5寸。

《穴位速取》仰卧位，在腹白线与肚脐水平线的交点处，旁开0.5寸处（半横指），再向上量约2横指处，按压有酸胀感（图215）。

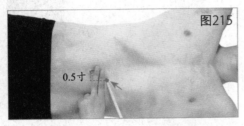

图215

0.5寸

《功效主治》健脾和胃，消积止痛。主治：腹痛、泄泻、便秘、痢疾；胃炎、胃下垂、消化不良。

《常用疗法》刺法：直刺0.5～0.8寸。
灸法：艾炷灸或温针灸3～5壮，艾条灸5～10分钟。
推拿：点按法、揉法、指推法、摩法。

《穴位配伍》配中脘穴、大横穴，主治腹痛、腹胀。

特别说明
① 足少阴、冲脉交会穴。
② 针刺时，局部有酸胀感，可传至上腹部。

石关

○ 常用程度	★★
○ 国际编号	KI18

《穴名释义》石，坚满；关，关要。穴近胃脘，与饮食有关，可攻坚消满。

《标准定位》在上腹部，脐中上3寸，前正中线旁开0.5寸。

《穴位速取》仰卧位，在腹白线与肚脐水平线的交点处，旁开0.5寸处（半横指），再向上量4横指（即3寸）处，按压有酸胀感（图216）。

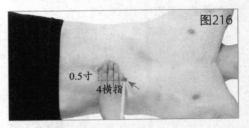

图216

0.5寸
4横指

《功效主治》滋阴清热，和中化湿。主治：呕吐、腹痛、便秘；月经不调、痛经、不孕症、妇人子脏中有恶血、产后腹痛；尿路感染。

《常用疗法》刺法：直刺0.5～0.8寸。
灸法：艾炷灸3～5壮，艾条灸5～10分钟。
推拿：点按法、揉法、指推法。

《穴位配伍》① 配中脘穴、内关穴，主治胃痛、呕吐。
② 配三阴交穴、阴交穴、肾俞穴，主治先兆流产、不孕症。

特别说明
① 足少阴、冲脉交会穴。
② 针刺时，局部有酸胀感。

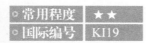

阴都

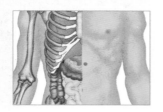

《穴名释义》阴，阴阳之阴，腹部；都，汇聚。足少阴与冲脉之会。

《标准定位》在上腹部，脐中上4寸，前正中线旁开0.5寸。

《穴位速取》仰卧位，在胸剑联合中点与肚脐连线的中点，从前正中线再旁开0.5寸处（半横指），按压有酸胀感（图217）。

图217

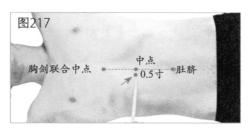

胸剑联合中点　中点　0.5寸　肚脐

《功效主治》调理肠胃，宽胸降逆。主治：腹痛、便秘、胃痛、呕吐、胃肠炎；支气管炎、肺气肿；不孕症；疟疾；结膜炎。

《常用疗法》刺法：直刺1~1.5寸。
灸法：艾炷灸或温针灸3~5壮，艾条灸5~10分钟。
推拿：点按法、揉法、指推法、摩法。

《穴位配伍》❶ 配巨阙穴，主治胸中烦满。
❷ 配足三里穴、四缝穴，主治小儿疳积。

特别说明　❶ 足少阴、冲脉交会穴。
❷ 不可深刺，以免伤及胃。

腹通谷

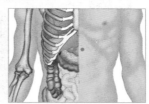

《穴名释义》腹，腹部；通，通过；谷，水谷。穴在腹部，为水谷通行之道。

《标准定位》在上腹部，脐中上5寸，前正中线旁开0.5寸。

《穴位速取》仰卧位，从胸剑联合中点与肚脐连线的中点直上量1横指（拇指）处，旁开0.5寸处（半横指），按压有酸胀感（图218）。

图218

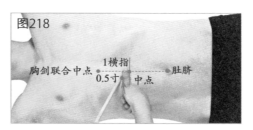

胸剑联合中点　1横指　肚脐　0.5寸　中点

《功效主治》清心益肾，降逆止呕。主治：急慢性胃炎、消化不良；腹胀、腹痛、呕吐；咳嗽、气喘；癫痫；暴喑。

《常用疗法》刺法：直刺0.5~0.8寸。
灸法：艾炷灸或温针灸3~5壮，艾条灸5~10分钟。
推拿：点按法、揉法、指推法。

《穴位配伍》❶ 配内关穴、中脘穴，主治胃气逆。
❷ 配申脉穴、照海穴，主治癫痫、惊悸。

特别说明　❶ 足少阴、冲脉交会穴。
❷ 不可深刺，以免伤及肝胃。

幽门

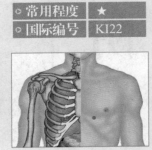

○ 常用程度	★
○ 国际编号	KI21

〈穴名释义〉 幽，幽隐；门，门户。穴近胃之下口幽门而与之相关，故名。

〈标准定位〉 在上腹部，脐中上6寸，前正中线旁开0.5寸。

〈穴位速取〉 仰卧位，从胸剑联合中点与肚脐连线的中点向上量约2横指，再从前正中线旁开0.5寸处（半横指），按压有酸胀感，即为幽门穴（图219）。

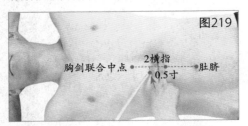

图219

胸剑联合中点 · ——2横指—— · 肚脐
0.5寸

〈功效主治〉 健脾和胃，降逆止呕。主治：腹痛、腹胀、呕吐、泄泻、痢疾；乳腺炎、乳汁缺少、妊娠呕吐；肋间神经痛。

〈常用疗法〉 刺法：直刺0.5～0.8寸。

灸法：艾炷灸或温针灸3～5壮，艾条灸5～10分钟。

推拿：点按法、揉法、指推法、摩法。

〈穴位配伍〉 ❶ 配玉堂穴，可治疗烦心、呕吐。

❷ 配中脘穴、建里穴，主治腹胀、肠鸣。

特别说明	❶ 勿向上深刺，以免刺伤肝脏。
	❷ 针刺时，局部有酸胀感，可传至上腹部。

步廊

○ 常用程度	★
○ 国际编号	KI22

〈穴名释义〉 步，慢行；廊，指绕回。肾经脉气至此，慢步绕回，犹如进入胸之廊庑，故名。

〈标准定位〉 在前胸部，第5肋间隙，前正中线旁开2寸。

〈穴位速取〉 仰卧位，在平乳头的肋间隙（第4肋间隙）中，再向下数1个肋骨间隙，于胸骨中线与锁骨中线连线的中点处，按压有酸胀感（图220）。

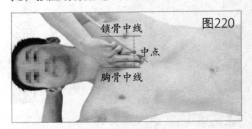

图220

锁骨中线
中点
胸骨中线

〈功效主治〉 宽胸理气，止咳平喘。主治：胸膜炎；支气管炎、鼻炎、哮喘；肋间神经痛；腹直肌痉挛；急性乳腺炎。

〈常用疗法〉 刺法：斜刺或者平刺0.5～0.8寸。

灸法：艾炷灸或温针灸3～5壮，艾条灸5～10分钟。

推拿：点按法、揉法。

〈穴位配伍〉 ❶ 配膈俞穴、郄门穴，主治胸满、胁痛。

❷ 配肺俞穴，主治咳嗽、气喘。

❸ 配心俞穴、内关穴，主治心悸、怔忡、胸痛。

神封

◇常用程度　★
◇国际编号　KI23

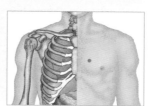

《穴名释义》神，神明；封，范围。穴临心脏，地处心脏所居之封界，又心主神明，故名。

《标准定位》在前胸部，第4肋间隙，前正中线旁开2寸。

《穴位速取》仰卧位，在平乳头的肋间隙（第4肋间隙）中，于胸骨中线与锁骨中线连线的中点处，按压有酸胀感即是（图221）。

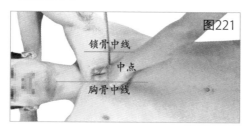

图221

锁骨中线
中点
胸骨中线

《功效主治》通乳消痈，降逆平喘。主治：咳嗽、气喘、胸胁胀满；乳腺炎；心动过速；肋间神经痛；腹直肌痉挛。

《常用疗法》刺法：斜刺或者平刺0.5～0.8寸。

灸法：艾炷灸或温针灸3～5壮，艾条灸5～10分钟。

推拿：点按法、揉法。

《穴位配伍》❶ 阳陵泉穴、支沟穴，主治胸胁胀痛。
❷ 配天突穴、列缺穴，主治哮喘。
❸ 配心俞穴、神门穴，主治失眠。

灵墟

◇常用程度　★
◇国际编号　KI24

《穴名释义》灵，神明；墟，墟址。穴在心旁，因心藏神，故为神灵之墟址。

《标准定位》在前胸部，第3肋间隙，前正中线旁开2寸。

《穴位速取》仰卧位，在平乳头的肋间隙（第4肋间隙），再向上数1个肋骨间隙（第3肋间隙），于胸骨中线与锁骨中线连线的中点处，按压有酸胀感，即为灵墟穴（图222）。

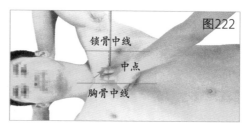

图222

锁骨中线
中点
胸骨中线

《功效主治》宽胸理气，清热降逆。主治：咳嗽、气喘；鼻炎、嗅觉减退；胸胁胀满；乳腺炎；肋间神经痛。

《常用疗法》刺法：斜刺或者平刺0.5～0.8寸。

灸法：艾炷灸或温针灸3～5壮，艾条灸5～10分钟。

推拿：点按法、揉法。

《穴位配伍》配足三里穴、中脘穴、内关穴，主治呕吐、纳呆。

特别说明 ❶ 不宜深刺，以免刺伤心、肺。
❷ 针刺时，局部有酸胀感。

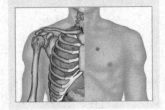

神藏

- ◎常用程度　★
- ◎国际编号　KI25

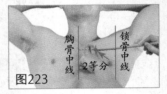

《标准定位》在前胸部，第2肋间隙，前正中线旁开2寸。

《穴位速取》仰卧位，在平乳头的肋间隙（第4肋间隙），再向上数2个肋间隙（第2肋间隙），于胸骨中线与锁骨中线连线的中点处，按压有酸胀感（图223）。

图223

《功效主治》止咳平喘，宽胸理气。主治：上呼吸道感染、咳嗽、气喘；胸痛；呕吐、消化不良；肋间神经痛。

《常用疗法》刺法：斜刺或平刺0.5～0.8寸。

灸法：艾炷灸或温针灸3～5壮，艾条灸5～10分钟。

推拿：点按法。

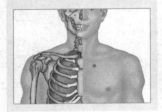

彧 中

- ◎常用程度　★
- ◎国际编号　KI26

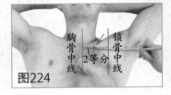

《标准定位》在前胸部，第1肋间隙，前正中线旁开2寸处。

《穴位速取》仰卧位，在平乳头的肋间隙（第4肋间隙），再向上数3个肋间隙（第1肋间隙），于胸骨中线与锁骨中线连线的中点处，按压有酸胀感（图224）。

图224

《功效主治》止咳平喘，降逆止呕。主治：支气管炎、咳嗽、气喘、胸痛；呕吐，消化不良；肋间神经痛；乳腺炎。

《常用疗法》刺法：斜刺或平刺0.5～0.8寸。

灸法：艾炷灸或温针灸3～5壮，艾条灸5～10分钟。

推拿：点按法、揉法。

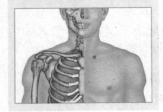

俞 府

- ◎常用程度　★
- ◎国际编号　KI27

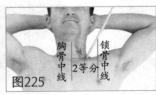

《标准定位》在前胸部，锁骨下缘，前正中线旁开2寸处。

《穴位速取》仰卧位，在锁骨下可触及一凹陷，于胸骨中线与锁骨中线连线的中点处（图225）。

图225

《功效主治》止咳平喘，理气降逆。主治：咳嗽、气喘、咽炎、胸痛；神经性呕吐；心律不齐、房颤。

《常用疗法》刺法：平刺0.5～0.8寸。

灸法：艾炷灸或温针灸3～5壮，艾条灸5～10分钟。

推拿：点按法、揉法。

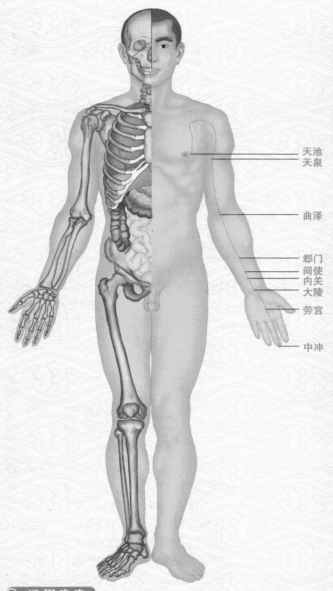

天池
天泉

曲泽

郄门
间使
内关
大陵
劳宫

中冲

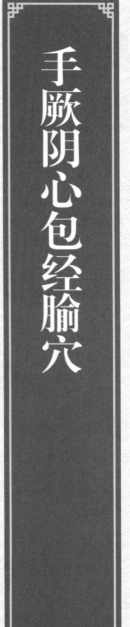

第十章

手厥阴心包经腧穴

适用病症

　　本经腧穴主治心、胸、胃、神志病及经脉循行部位的其他病症，如心痛、胸闷、心悸、心烦、精神分裂症、腋窝淋巴结肿大、肘臂挛痛、掌心发热等。

天池

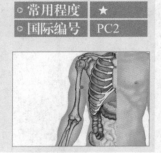

《穴名释义》天，指高位；池，即水聚处。穴在胸廓、肋间肉陷处，穴当乳旁，乳峰似山之巅，有乳涌出，状若天池，故名。

《标准定位》在前胸部，第4肋间隙，前正中线旁开5寸。

《穴位速取》侧坐位，自乳头沿水平线向外侧旁开量1横指处，按压有酸胀感（图226）。

图226

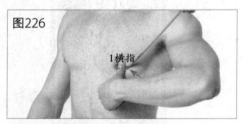

1横指

《功效主治》活血化瘀，止咳平喘。主治：乳腺炎、乳汁分泌不足；胁肋疼痛、肋间神经痛；咳嗽、气喘、呕吐、胸闷；腋窝淋巴腺炎。

《常用疗法》刺法：向外斜刺或平刺0.3～0.5寸。
灸法：艾炷灸3～5壮，艾条灸5～10分钟。
推拿：点按法、揉法、指推法。

《穴位配伍》❶ 配乳中穴、三阴交穴，主治乳腺炎。
❷ 配内关穴、合谷穴，主治心绞痛。
❸ 配委阳穴、极泉穴，主治腋肿。

天泉

《穴名释义》上部为天，本穴上承天池之气，位于上臂，接近手少阴之极泉及手太阴之天府，故名。

《标准定位》在臂前侧，腋前纹头下2寸，肱二头肌的长、短头之间。

《穴位速取》伸臂仰掌，在腋前皱襞上端与曲泽的连线上，腋前皱襞向下量2寸处，肱二头肌的长、短头之间，按压有酸胀感，即为天泉穴（图227）。

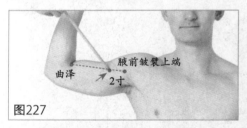

腋前皱襞上端
曲泽
2寸
图227

《功效主治》活血理气，通脉止痛。主治：心痛、心悸、咳嗽、胸胁胀痛、胸背及上臂内侧痛、肋间神经痛。

《常用疗法》刺法：直刺1～1.5寸。
灸法：艾炷灸3～5壮，艾条灸5～10分钟。
推拿：点按法、揉法、指推法。

《穴位配伍》❶ 配内关穴、公孙穴、膻中穴，主治心悸、心痛。
❷ 配曲池穴，主治肘臂挛痛。
❸ 配期门穴，主治胸胁胀满。
❹ 配中府穴、天突穴，主治胸满气逆。

曲泽

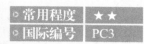

▫ 常用程度	★★
▫ 国际编号	PC3

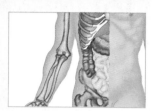

《穴名释义》曲，弯曲；泽，水归聚处。经气流注至此，入曲肘浅凹处，如水之归聚如泽。

《标准定位》在肘前区，肘横纹上，肱二头肌腱的尺侧缘凹陷中。

《穴位速取》伸肘仰掌，肘部稍弯曲，在肘弯里可摸到一条大筋，即肱二头肌腱，在其内侧（尺侧），肘横纹上可触及一凹陷，按压有酸胀感（图228）。

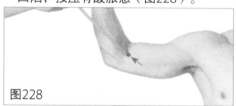

图228

《功效主治》清暑泻热，通经活络。主治：心痛、心悸；胃痛、呕吐、泄泻；肘臂挛痛、肱骨外上髁炎；中暑；小儿舞蹈病。

《常用疗法》刺法：直刺1～1.5寸或用三棱针点刺出血。

灸法：间接灸3～5壮，艾条灸5～10分钟。

推拿：点按法、揉法、指推法。

《穴位配伍》❶ 配神门穴、鱼际穴，主治呕血。

❷ 配少商穴、尺泽穴、曲池穴，主治肘臂挛痛。

特别说明	❶ 合穴。 ❷ 针刺时要避开大血管，以防伤及血管引起血肿。

郄门

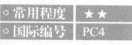

▫ 常用程度	★★
▫ 国际编号	PC4

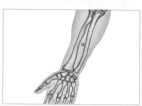

《穴名释义》郄，即孔隙，是气血聚会的地方。由于其位置在前臂两筋间，两边肌肉分裂相对，形貌有如两扇大门，其穴深大，故名。

《标准定位》在前臂前侧，曲泽与大陵的连线上，腕掌侧远端横纹上5寸，掌长肌腱与桡侧腕屈肌腱之间。

《穴位速取》伸肘，微屈腕握拳，曲泽与大陵的连线中点处再向下量1横指（即1寸）处，掌长肌腱与桡侧腕屈肌腱之间的凹陷中，按压有酸胀感（图229）。

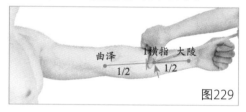

曲泽　1/2　1横指　大陵　1/2

图229

《功效主治》理气止血，安神止痛。主治：心痛、心悸；呕血、咳血、鼻出血、疔疮；癫痫、癔症。

《常用疗法》刺法：直刺0.5～1寸。

灸法：艾炷灸3～5壮，艾条灸5～10分钟。

推拿：点按法、揉法、指推法。

《穴位配伍》❶ 配神门穴、心俞穴，主治冠心病、心绞痛。

❷ 配尺泽穴、肺俞穴，主治咳血。

特别说明	郄穴。

间使

《穴名释义》间，间隙；使，臣使。心为君主之官，间有臣使之意。

《标准定位》在前臂前侧，曲泽与大陵的连线上，腕掌侧远端横纹上3寸，掌长肌腱与桡侧腕屈肌腱之间。

《穴位速取》取坐位，伸肘仰掌，微屈腕，从腕横纹上量4横指（即3寸）处，掌长肌腱与桡侧腕屈肌腱之间的凹陷中，按压有酸胀感（图230）。

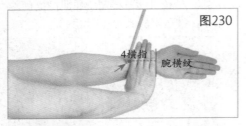

图230

《功效主治》截疟安神，理气宽胸。主治：心痛、心悸；胃痛、呕吐；热病、疟疾；癫狂痫、精神分裂症；荨麻疹。

《常用疗法》刺法：直刺0.5～1寸。

灸法：艾炷灸或温针灸3～5壮，艾条灸5～10分钟。

推拿：点按法、揉法、指推法。

《穴位配伍》配支沟穴，主治疟疾。

特别说明	本穴深部为正中神经干，若针刺时穴区出现发热、疼痛或强烈的触电感，当停针或略向后退针，不宜反复提插捻转，以防损伤正中神经。

内关

《穴名释义》内，内脏；关，关隘。穴在前臂内侧要处，犹如关隘。

《标准定位》在前臂前侧，曲泽与大陵的连线上，腕掌侧远端横纹上2寸，掌长肌腱与桡侧腕屈肌腱之间。

《穴位速取》伸肘仰掌，微屈腕，从腕横纹上量约2横指处，在掌长肌腱与桡侧腕屈肌腱之间的凹陷中，按压有酸胀感（图231）。

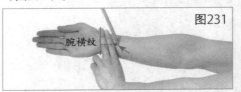

图231

腕横纹

《功效主治》和胃降逆，宽胸理气。主治：胃脘痛、呕吐、呃逆；胸闷；失眠、郁证；偏头痛、眩晕；脑卒中、偏瘫、上肢痹痛；心烦、疟疾。

《常用疗法》刺法：直刺0.5～1寸或向上斜刺1～2寸。

灸法：艾炷灸或温针灸5～7壮，艾条灸5～10分钟。

推拿：点按法、揉法、指推法。

《穴位配伍》❶ 配中脘穴、足三里穴、公孙穴，主治胃痛、呕吐。

❷ 配外关穴、曲池穴，主治上肢疼痛。

特别说明	络穴；八脉交会穴，通阴维脉。

大陵

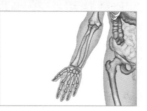

《穴名释义》大，大小之大；陵，丘陵。穴在腕骨隆起处后方，而腕骨隆起如大丘陵，故名。

《标准定位》在腕前侧，腕掌侧远端横纹上，掌长肌腱与桡侧腕屈肌腱之间。

《穴位速取》伸肘仰掌，微屈腕握拳，腕横纹上，掌长肌腱与桡侧腕屈肌腱之间的凹陷中，按压有酸胀感（图232）。

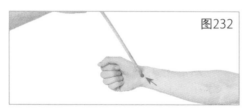

图232

《功效主治》清热宁心，通经活血。主治：心痛、心悸；胸胁痛、肋间神经痛；胃痛、呕吐；癫狂、失眠、癔症；腕关节痛；足跟痛；疥癣；扁桃体炎、咽炎、腋淋巴腺炎。

《常用疗法》刺法：直刺0.3～0.5寸。
灸法：艾炷灸或温针灸3～5壮，艾条灸5～10分钟。
推拿：点按法、揉法、指推法。

《穴位配伍》❶ 配劳宫穴，主治心绞痛。
❷ 配间使穴、丰隆穴、心俞穴，主治癫狂痫。

特别说明
❶ 输穴、原穴。
❷ 针刺时，局部有酸胀感，可有麻电感传至指端。

劳宫

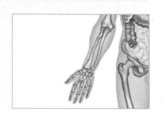

《穴名释义》劳，劳动；宫，中央。当手劳动屈指时，穴在手掌部中央，故名。

《标准定位》在掌区，横平第3掌指关节近端，第2、3掌骨之间偏于第3掌骨。

《穴位速取》屈指握拳，在第2、3掌骨之间偏于第3掌骨，以中指、无名指之间切于掌心横纹，中指尖处（图233）。

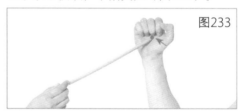

图233

《功效主治》解表除烦，清心开窍。主治：口疮、口臭；脑卒中昏迷、鹅掌风；心痛、呕吐；高血压；中暑；黄疸、食欲不振；手指麻木。

《常用疗法》刺法：直刺0.3～0.5寸。
灸法：艾炷灸或温针灸3～5壮，艾条灸5～10分钟。
推拿：点按法、揉法、指推法。

《穴位配伍》❶ 配涌泉穴，主治痫症。
❷ 配后溪穴，主治黄疸。
❸ 配少泽穴、三间穴、太冲穴，主治口热、口干。

特别说明
❶ 荥穴。
❷ 针刺时，局部有酸胀感，可传至整个手掌。

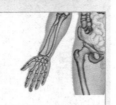

中冲

○ 常用程度	★★★
○ 国际编号	PC9

《穴名释义》中，中间；冲，冲出。穴在中指端，经气由此涌出，沿经脉上行。

《标准定位》在手中指末节尖端的中央。

《穴位速取》仰掌，微屈指，在中指末节尖端中央，距离指末节游离缘0.1寸处（图234）。

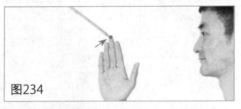

图234

《功效主治》回阳救逆，醒神通络。主治：昏迷、中暑昏厥、小儿惊风；心痛、心烦；舌强肿痛、小儿消化不良；高血压、心肌炎、脑出血。

《常用疗法》刺法：浅刺0.1～0.2寸或用三棱针点刺出血。

灸法：艾炷灸1～3壮，艾条灸5～10分钟。

推拿：点按法、揉法、掐法。

《穴位配伍》❶ 配内关穴、水沟穴，主治小儿惊风、中暑、脑卒中昏迷。

❷ 配金津穴、玉液穴、廉泉穴，主治舌强不语等。

❸ 配劳宫穴、少冲穴、内关穴、经渠穴、列缺穴，主治卒心痛。

特别说明 ❶ 井穴。
❷ 针刺时，局部有痛感。

经络知识加油站

按摩腰眼、足心保肾气肾精

先天体质虚弱、多病者，除了调整饮食结构、增加营养、加强体育锻炼、提高身体素质以外，从中医强身保健的角度出发，还应经常按摩腰部的命门、肾俞、志室三穴和足心的涌泉穴。

命门、肾俞、志室三穴均位于肾脏所在的部位，与肾的精气息息相关。长期按摩腰部三穴既能护肾气、保肾精、强健腰膝、延缓衰老，又能预防和缓解腰酸背痛、头晕目眩、近视、耳鸣、遗尿、遗精、阳痿、早泄、男女性功能低下和多种妇科病症。操作时以手掌护腰，由外向内或由内向外反复进行水平摩擦，每次30～50次。

涌泉穴位于足心，是肾经的起点穴，"肾出于涌泉"。"涌泉"，顾名思义，意为肾经经气像泉水那样涌出。对于足来讲，它与地气相通，为肾经所系，寒湿邪气易于侵入涌泉犯及肾经，尤其是处于生理功能衰退的中老年人，对涌泉穴不得不养。每天早晚坚持搓双侧涌泉穴各100次左右，有补肾水、平肝阳的作用，可使清气上升、浊气下降，预防和缓解高血压、头晕目眩、耳鸣、失眠等。

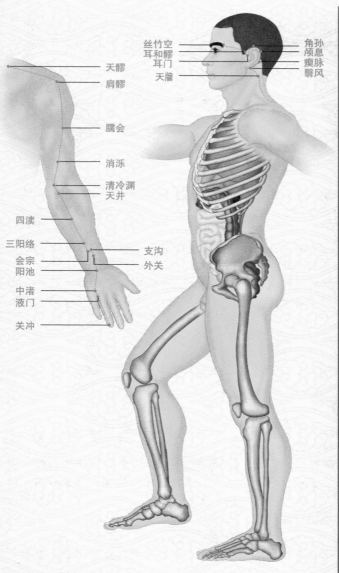

丝竹空
耳和髎
耳门
天牖

角孙
颅息
瘈脉
翳风

天髎
肩髎

臑会

消泺

清冷渊
天井

四渎

三阳络
会宗
阳池

支沟
外关

中渚
液门

关冲

第十一章

手少阳三焦经腧穴

适用病症

本经腧穴主治热病、头面五官病症和本经经脉循行所过部位的病症，如头痛、耳聋、耳鸣、目赤肿痛、颊肿、水肿、小便不利、遗尿，以及肩臂外侧疼痛等。

关冲

◇常用程度 ★★
◇国际编号 TE1

〔穴名释义〕 关，出入的要道；冲，冲要。手少阳经气由此而出，且在少冲、中冲之间，故名。

〔标准定位〕 在手指，第4指（无名指）末节尺侧，指甲根角侧上方0.1寸（指寸）处。

〔穴位速取〕 俯掌伸指，沿无名指尺侧缘和基底部各作一水平线，两线交点处，按压有痛感（图235）。

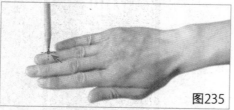

图235

〔功效主治〕 清热解毒，醒神开窍。主治：热病、昏厥、中暑；咽喉肿痛、头痛、目赤、耳聋；脑血管疾病后遗症；小儿消化不良。

〔常用疗法〕 刺法：浅刺0.1～0.3寸或用三棱针点刺出血。

灸法：艾条灸5～10分钟。

推拿：点按法、揉法、掐法。

〔穴位配伍〕 ❶配内关穴、人中穴，主治脑卒中晕厥。

❷配关冲穴、少泽穴、足窍阴穴，主治咽喉肿痛。

❸配大椎穴、曲池穴，主治发热。

特别说明	井穴。

液门

◇常用程度 ★★
◇国际编号 TE2

〔穴名释义〕 液，水液；门，门户。握拳时，此穴若人之臂腋，又分列两侧如门，故名。

〔标准定位〕 在手背部，第4、5指间，指蹼缘上方赤白肉际凹陷处。

〔穴位速取〕 俯掌，在手背部第4、5指指缝掌指关节前可触及一凹陷，用力按压有酸胀感，即为液门穴（图236）。

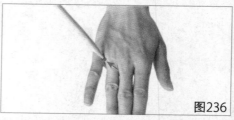

图236

〔功效主治〕 疏风散邪，清热消肿。主治：头痛、眩晕；疟疾；咽喉肿痛、口疮；牙痛；目赤；耳鸣、耳聋；颈椎病；肩周炎；上肢瘫痪。

〔常用疗法〕 刺法：直刺0.3～0.5寸。

灸法：艾炷灸或温针灸3～5壮，艾条灸5～10分钟。

推拿：点按法、揉法、掐法。

〔穴位配伍〕 ❶配鱼际穴，主治咽喉肿痛。

❷配条口穴，主治肩周炎。

特别说明	❶荥穴。❷针刺时，有酸胀感，可传至手背及肘部。

中渚

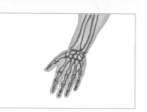

《穴名释义》中，中间；渚，水中小块陆地。三焦水道似江，脉气至此输注留连，犹如江中有渚，故名。

《标准定位》在手背部，在第4、5掌骨间，第4掌指关节近端凹陷中。

《穴位速取》俯掌，在手背部第4、5掌指关节后可触及一凹陷，用力按压有酸胀感，即为中渚穴（图237）。

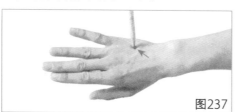
图237

《功效主治》清热散邪，明目益聪。主治：头痛、眩晕；目赤；耳鸣、耳聋；咽喉肿痛；两侧肩胛部痛、腿疼、手指不能屈伸；肋间神经痛。

《常用疗法》刺法：直刺0.3～0.5寸或向上斜刺0.5～1.0寸。

灸法：艾炷灸或温针灸3～5壮，艾条灸5～10分钟。

推拿：点按法、揉法、掐法。

《穴位配伍》❶ 配角孙穴，主治耳鸣、耳聋。

❷ 配太白穴、支沟穴，主治便秘。

特别说明	❶ 输穴。 ❷ 针刺时，局部有酸胀感，可传至指端及腕部。

阳池

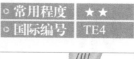
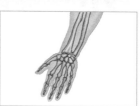

《穴名释义》阳，阳气；池，池塘。穴为三焦经原穴，承中渚之气而停留之，故名。

《标准定位》在腕部，腕背侧远端横纹上，指伸肌腱的尺侧缘凹陷中。

《穴位速取》微屈指，沿手背部第4、5掌指关节向上至腕背侧横纹处可触及一凹陷（图238）。

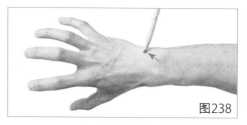
图238

《功效主治》和解少阳，益阴增液。主治：糖尿病；疟疾；腕痛；耳聋；流行性感冒、扁桃体炎。

《常用疗法》刺法：直刺0.3～0.5寸。

灸法：间接灸或温针灸3～5壮，艾条灸5～10分钟。

推拿：点按法、揉法、掐法。

《穴位配伍》❶ 配合谷穴、曲池穴，主治手臂疼痛。

❷ 配条口穴、鱼际穴，主治肩周炎。

特别说明	❶ 原穴。 ❷ 不宜瘢痕灸。 ❸ 针刺时，有酸胀感，可传至中指。

外关

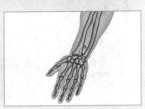

《穴名释义》外，内外之外；关，关隘。与内关相应，穴主治头、四肢、躯体疾患。

《标准定位》在前臂后侧，阳池与肘尖的连线上，腕背侧远端横纹上2寸，尺骨与桡骨之间。

《穴位速取》抬臂，从腕背横纹中点直上量约2横指处，在前臂尺骨与桡骨间隙中点，与内关相对，用力按压有酸胀感，即为外关穴（图239）。

图239

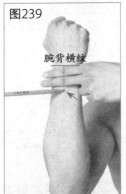

腕背横纹

《功效主治》清热解表，通经活络。主治：感冒、头痛、目赤肿痛；耳鸣、耳聋；胁肋痛、上肢痹痛；急性腰扭伤；落枕；脑血管疾病后遗症；高血压。

《常用疗法》刺法：直刺0.5～1寸。灸法：艾炷灸或温针灸3～5壮，艾条灸5～10分钟。
推拿：点按法、揉法、掐法。

《穴位配伍》❶ 配足临泣穴，主治颈项强痛。
❷ 配大椎穴、曲池穴，主治外感热病。

特别说明
❶ 络穴；八脉交会穴，通阳维脉。
❷ 针刺时，局部有酸胀感，可传至指端或肘、肩。

支沟

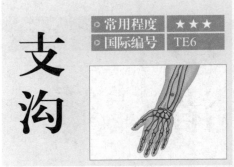

《穴名释义》支，上肢；沟，沟渠。穴在上肢前臂尺、桡骨之间，脉气行于两骨如水行沟渠。

《标准定位》在前臂后侧，阳池与肘尖的连线上，腕背侧远端横纹上3寸，尺骨与桡骨之间。

《穴位速取》抬臂，从腕背横纹中点直上量4横指（即3寸）处，在前臂尺骨与桡骨间隙中点，与间使相对，用力按压有酸胀感，即为支沟穴（图240）。

图240

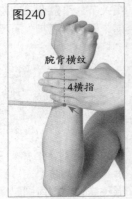

腕背横纹
4横指

《功效主治》清热理气，降逆通便。主治：便秘；胁肋痛；耳聋、耳鸣；心绞痛；急性腰扭伤；上肢瘫痪。

《常用疗法》刺法：直刺0.5～1寸。灸法：艾炷灸或温针灸3～5壮，艾条灸10～20分钟。
推拿：点按法、揉法、推法。

《穴位配伍》❶ 配天枢穴、足三里穴，主治便秘。
❷ 配后溪穴、人中穴，主治腰扭伤。

特别说明
经穴。

会宗

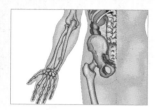

【穴名释义】会，会和；宗，聚集。事物之发展必先有宗本，而后有支别之意。

【标准定位】在前臂后侧，阳池与肘尖的连线上，腕背侧远端横纹上3寸，尺骨桡侧缘。

【穴位速取】抬臂，从腕背横纹中点直上量4横指（即3寸）处，在前臂尺骨的桡侧缘，支沟尺侧，用力按压有酸胀感，即为会宗穴（图241）。

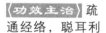

图241

腕背横纹
4横指
支沟

【功效主治】清热解痉，通络益聪。主治：耳鸣、耳聋；癫痫；咳嗽、气喘；上肢痹痛。

【常用疗法】刺法：直刺0.5～1寸。
灸法：艾炷灸3～5壮，艾条灸10～20分钟。
推拿：点按法、揉法、推法。

【穴位配伍】❶配听会穴、耳门穴、听宫穴，主治耳鸣、耳聋。
❷配大包穴，主治上肢痹痛。

特别说明	❶郄穴。 ❷针刺时，局部有酸胀感。 ❸该穴多用泻法。

三阳络

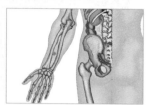

【穴名释义】又名"通间"，意思是在手少阳、手太阳、手阳明之间通行，三经都属阳经，两旁二经络脉，当有与本穴相同之处，故名。

【标准定位】在前臂后侧，腕背侧远端横纹上4寸，尺骨与桡骨间隙中点。

【穴位速取】抬臂，从掌背横纹中点处直上量4横指（即3寸）处为支沟，从支沟上量1寸处，尺骨与桡骨间隙中点，即为三阳络穴（图242）。

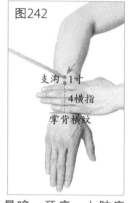

图242

支沟　1寸
4横指
掌背横纹

【功效主治】疏通经络，聪耳利音。主治：耳聋、暴喑；牙痛；上肢痹痛；脑血管疾病后遗症。

【常用疗法】刺法：直刺0.5～1寸。
灸法：艾炷灸或温针灸3～5壮，艾条灸5～10分钟。
推拿：点按法、揉法。

【穴位配伍】❶配合谷穴，主治牙痛。
❷配风池穴、大椎穴，主治寒热无汗。

特别说明	针刺时，局部有酸胀感，可传至肘部。

四渎

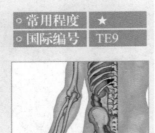

《穴名释义》渎，为沟渠。本穴前为三阳络穴，经气从此经过，犹如汇细流而为巨渎。三焦为决渎之官，主水道。

《标准定位》在前臂后侧，于肘尖下5寸，尺骨与桡骨间隙中点。

《穴位速取》在前臂背侧，当阳池与肘尖连线中点处，再向上量1横指（即1寸）处，尺骨与桡骨间隙中点，按压有酸胀感，即为四渎穴（图243）。

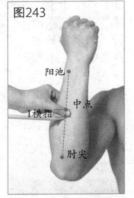

图243

阳池

1横指

中点

肘尖

《功效主治》疏通经络，聪耳利咽。主治：偏头痛；眩晕；耳聋；暴喑、咽喉肿痛；上肢痹痛；肾炎。

《常用疗法》刺法：直刺0.5～1寸。
灸法：艾炷灸或温针灸3～5壮，艾条灸5～10分钟。
推拿：点按法、揉法。

《穴位配伍》❶ 配耳门穴、听会穴、翳风穴、中渚穴，主治突发耳聋。
❷ 配迎香穴、印堂穴，主治鼻炎。

特别说明　针刺时，局部有酸胀感，可传至肘部和手背。

天井

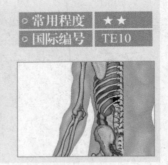

《穴名释义》天，天空；井，水井。在肘外大骨之后两筋凹陷处，穴居天位，其处凹陷颇深，犹似深井。

《标准定位》在肘后侧，肘尖上1寸的凹陷中。

《穴位速取》坐位，以手叉腰，在臂外侧，于肘尖（尺骨鹰嘴）后上方之凹陷处（图244）。

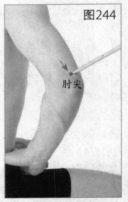

图244

肘尖

《功效主治》行气散结，安神通络。主治：偏头痛；抑郁症；癫痫；耳聋；瘰疬；落枕；肘关节疼痛；脑血管疾病后遗症；荨麻疹、瘾疹。

《常用疗法》刺法：直刺0.3～0.5寸。
灸法：间接灸3～5壮，艾条灸10～20分钟。
推拿：点按法、揉法、推法。

《穴位配伍》❶ 配率谷穴、角孙穴，主治偏头痛。
❷ 配巨阙穴、心俞穴、神门穴，主治抑郁症。
❸ 配曲池穴、手三里穴，主治肘关节疼痛。

特别说明　❶ 合穴。
❷ 针刺时，局部有酸胀感，不宜进行瘢痕灸。

清冷渊

◇ 常用程度　★★
◇ 国际编号　TE11

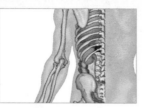

【穴名释义】清冷，寒冷；渊，深潭。穴处凹陷似深潭，且穴主治头痛恶寒，肩不可举等寒症。

【标准定位】在臂后侧，肘尖与肩峰角连线上，肘尖上2寸。

【穴位速取】坐位，以手叉腰，肘尖与肩峰角连线上，肘尖上量约2横指处，按压有酸胀感（图245）。

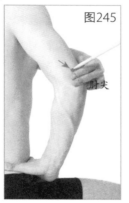

图245

肘尖

【功效主治】清热散风，疏通经络。主治：头痛、目痛；耳鸣、耳聋；上肢痹痛、颈椎病；胁痛。

【常用疗法】刺法：直刺0.3～0.5寸。
灸法：艾炷灸或温针灸3～5壮，艾条灸10～20分钟。
推拿：点按法、揉法、推法。

【穴位配伍】❶ 配肩髃穴、养老穴、合谷穴，主治上肢痹痛。
❷ 配角孙穴、中渚穴，主治耳鸣、耳聋。

特别说明　针刺时，局部有酸胀感。

消泺

◇ 常用程度　★
◇ 国际编号　TE12

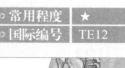
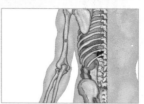

【穴名释义】消，溶解、消耗；泺，水名，湖泊之意。"消泺"的意思是指三焦经气从这处穴位冷降为地部经水。

【标准定位】在臂后侧，肘尖与肩峰角连线上，肘尖上5寸。

【穴位速取】侧坐位，在臂外侧，前臂旋前，先取臑会和清冷渊，在臑会与清冷渊连线的中点处，按压有酸胀感，即为消泺穴（图246）。

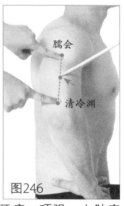

臑会

清冷渊

图246

【功效主治】清热醒神，疏通经络。主治：头痛、牙痛、项强、上肢麻木、肩背痛；癫痫。

【常用疗法】刺法：直刺0.5～0.8寸。
灸法：艾炷灸或温针灸3～5壮，艾条灸5～10分钟。
推拿：点按法、揉法。

【穴位配伍】❶ 配风池穴、天柱穴，主治颈项强急。
❷ 配大椎穴、肩中俞穴，主治肩臂痛。
❸ 配太阳穴、印堂穴，主治头痛。

臑会

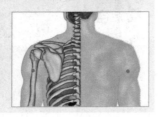

《穴名释义》 臑，上臂肌肉隆起处；会，会合。穴在上臂部，为手少阳、阳维之会。

《标准定位》 在臂后侧，在肘尖与肩峰角的连线上，与三角肌后缘相交处。

《穴位速取》 抬臂屈肘，稍用力，可见上臂外侧上端有一三角形肌肉（三角肌），该肌肉下缘与肱骨的交点处，与腋后纹头平齐，按压有酸胀感（图247）。

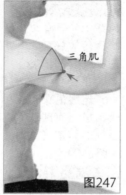

三角肌

图247

《功效主治》 化痰散结，疏通经络。主治：瘿气、瘰疬；上肢痹痛；肩周炎；腋下痛；目疾。

《常用疗法》 刺法：直刺0.5~0.8寸。
灸法：艾炷灸或温针灸3~5壮，艾条灸10~20分钟。
推拿：点按法、揉法、推法。

《穴位配伍》 ❶ 配肩髃穴、肩贞穴、肩髎穴，主治肩周炎。
❷ 配肘髎穴、外关穴，主治肘臂挛痛。

特别 说明	针刺时，局部有酸胀感，可传至肩部。

肩髎

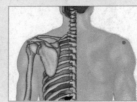

《穴名释义》 肩，肩部；髎，骨隙。穴在肩关节骨隙处。

《标准定位》 在肩带部，肩峰角与肱骨大结节两骨间凹陷中。

《穴位速取》 上臂外展平举时，在关节部可呈现两个凹陷窝，后一个凹陷处，按压有酸胀感（图248）。

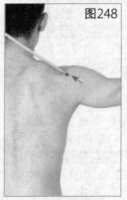

图248

《功效主治》 祛风利湿，疏通经络。主治：肩臂挛痛不遂；肋间神经痛；脑血管疾病后遗症；胸膜炎。

《常用疗法》 刺法：直刺0.8~1.2寸或向下斜刺2~3寸。
灸法：艾炷灸或温针灸3~5壮，艾条灸10~20分钟。
推拿：点按法、揉法、推法。

《穴位配伍》 ❶ 配天宗穴、曲垣穴，主治肩背疼痛。
❷ 配肩井穴、曲池穴、养老穴，主治肩周炎。

特别 说明	针刺时，局部有酸胀感，可扩散至整个关节腔或麻电感放射至手指。

天髎

○ 常用程度　★★
○ 国际编号　TE15

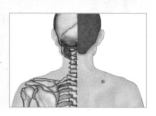

《穴名释义》 天，上部；髎，骨隙。穴位于肩胛骨上角凹陷处，故名。

《标准定位》 在肩带部，肩井与曲垣之间，肩胛骨上角骨际凹陷中。

《穴位速取》 坐位或俯卧位，在肩胛区，肩胛骨上角，先取曲垣穴，曲垣穴再直上量1横指，按压有酸胀感（图249）。

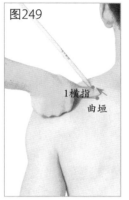

图249

1横指
曲垣

《功效主治》 祛风利湿，疏通经络。主治：肩臂痛、颈项强急；落枕；偏头痛；冈上肌肌腱炎。

《常用疗法》 刺法：直刺0.3～0.5寸。
灸法：艾炷灸3～5壮，艾条灸10～20分钟。
推拿：点按法、揉法、弹拨法。

《穴位配伍》 ❶配秉风穴、天宗穴、曲垣穴，主治颈肩综合征。
❷配肩井穴，主治肩周炎。
❸配角孙穴、率谷穴，主治偏头痛。

> **特别说明** ❶手少阳、阳维之交会穴。
> ❷针刺时，局部有酸胀感，可扩散至整个肩部。

天牖

○ 常用程度　★★
○ 国际编号　TE16

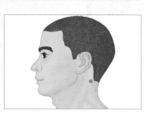

《穴名释义》 天，上部；牖，窗口。穴在耳后乳突后下方，胸锁乳突肌后缘，主治头窍诸疾，耳目诸窍似天部之窗牖。

《标准定位》 在颈前部，横平下颌角，胸锁乳突肌的后缘凹陷中。

《穴位速取》 侧坐或俯卧位，在耳后乳突后下方，横平下颌角，胸锁乳突肌的后缘凹陷中，按压有酸胀感（图250）。

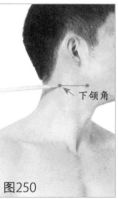

下颌角
图250

《功效主治》 清利头目，消痰截疟。主治：头痛、项强；目痛、耳鸣、耳聋；瘰疬；视神经炎。

《常用疗法》 刺法：直刺0.3～0.5寸。
灸法：艾炷灸或温针灸3～5壮，艾条灸10～20分钟。
推拿：点按法、揉法、弹拨法。

《穴位配伍》 ❶配外关穴、率谷穴，主治偏头痛。
❷配听宫穴、听会穴，主治耳鸣、耳聋。

> **特别说明** 针刺时，局部有酸胀感。

翳风

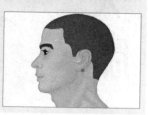

《穴名释义》翳，原指羽扇，作为遮盖，此指遮蔽；风，风邪。穴主治风邪，犹耳后遮蔽之风穴。

《标准定位》在颈部，耳垂后方，乳突下端前方凹陷中。

《穴位速取》侧坐或侧伏位，张口取穴，将耳垂向后按，正对耳垂边缘的凹陷处，按压有酸胀感，即为翳风穴（图251）。

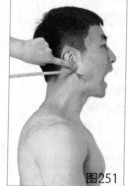

图251

《功效主治》通利耳窍，祛风泻热。主治：耳鸣，耳聋；口眼㖞斜，颊肿；牙痛；瘰疬；下颌关节炎；面神经麻痹；头痛；膈肌痉挛。

《常用疗法》刺法：直刺0.5～1寸或斜刺1.5～2寸。
灸法：艾炷灸3～5壮，艾条灸10～20分钟。
推拿：点按法、揉法、指摩法。

《穴位配伍》❶配地仓穴、承浆穴、水沟穴，主治口噤不开。
❷配安眠穴、神门穴，主治失眠。
❸配攒竹穴、后溪穴，主治呃逆。

特别说明	针刺时，耳后有酸胀感，可传至舌前部及半侧面部。

瘈脉

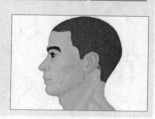

《穴名释义》瘈，瘈疭，抽搐；脉，络脉。穴在耳后青络脉形如鸡爪处，主治小儿惊风，故名。

《标准定位》位于头部，乳突中央，角孙与翳风沿耳轮所连弧线的上2/3与下1/3交点处。

《穴位速取》侧坐位，在头部，乳突中央，于耳后发际与外耳道口平齐处，按压有酸胀感（图252）。

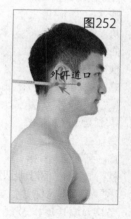

图252

外耳道口

《功效主治》息风止痉，活络通窍。主治：小儿惊风；头痛、耳鸣、耳聋。

《常用疗法》刺法：平刺0.3～0.5寸。
灸法：艾炷灸或温针灸3～5壮，艾条灸10～20分钟或用灯草灸。
推拿：点按法、揉法、指摩法。

《穴位配伍》❶配翳风穴、耳门穴、听宫穴、听会穴，主治耳聋。
❷配安眠穴、神门穴、风池穴，主治失眠。

特别说明	❶可用三棱针点刺出血。❷针刺时，耳后有酸胀感。

颅息

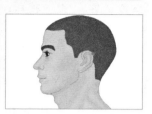

《穴名释义》颅，头颅；息，安宁。穴在耳后头颅处，主治小儿癫痫喘不得息。

《标准定位》在头部，角孙与翳风沿耳轮弧形连线的上1/3与下2/3交点处。

《穴位速取》❶ 侧坐位，位于头部，于耳后发际，当瘛脉与角孙沿耳轮连线的中点处（图253）。
❷ 侧坐位，在头部，乳突中央，角孙与翳风沿耳轮弧形连线的上1/3与下2/3的交点处。

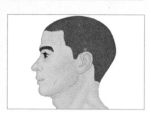

图253

《功效主治》通窍止痛，镇惊息风。主治：头痛、牙痛；甲状腺肿；身热；耳鸣、中耳炎、耳聋；小儿惊风；呕吐；癫痫；视网膜出血。

《常用疗法》刺法：平刺0.3～0.5寸。
灸法：艾炷灸或温针灸3～5壮，艾条灸10～15分钟或用灯草灸。
推拿：点按法、揉法、指摩法。

《穴位配伍》❶ 配太冲穴，主治小儿惊痫。
❷ 配风池穴、太阳穴，主治偏头痛。

特别说明 针刺时，耳后有酸胀感。

角孙

《穴名释义》角，耳上角；孙，隐遁。穴在耳上角对应处，隐于发际，为耳上角所遮盖。

《标准定位》位于头部，耳尖正对发际处。

《穴位速取》侧坐位，折耳郭向前，当耳尖直上入发际处，张口时有凹陷处，按压有酸胀感（图254）。

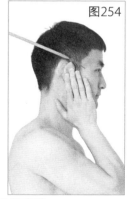

图254

《功效主治》清热散风，消肿止痛。主治：疖腮、牙痛、牙龈炎；耳鸣、耳聋；偏头痛；目赤肿痛、目翳；眩晕；听力减退；甲状腺肿。

《常用疗法》刺法：平刺0.3～0.5寸。
灸法：艾炷灸3～5壮，艾条灸10～20分钟或用灯草灸。
推拿：点按法、揉法、指摩法。

《穴位配伍》❶ 配足临泣穴、太冲穴、率谷穴，主治眩晕。
❷ 配风池穴、太阳穴，主治偏头痛。
❸ 配少海穴，主治牙痛。

特别说明 ❶ 手足少阳、手阳明交会穴。
❷ 张口取穴，针刺时，耳后有酸胀感。

耳门

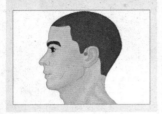

- 常用程度　★★
- 国际编号　TE21

《标准定位》 在耳区，耳屏上切迹与下颌骨髁突之间的凹陷中。

《穴位速取》 侧坐位，在耳屏上方、下颌骨髁突后缘，有一凹陷处，按压有酸胀感（图255）。

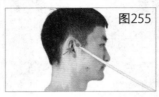

图255

《功效主治》 开窍聪耳，泻热活络。主治：偏头痛；耳鸣、耳聋、中耳炎、聤耳；牙痛、颌肿；眩晕；颞颌关节炎；口周肌肉痉挛。

《常用疗法》 刺法：直刺0.3～0.5寸或向对侧眼球方向刺入0.5～1寸。

灸法：艾炷灸或温针灸3～5壮，艾条灸10～20分钟。

推拿：点按法、揉法。

耳和髎

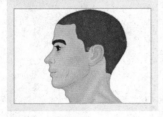

- 常用程度　★★
- 国际编号　TE22

《标准定位》 在头部，鬓发后缘，耳郭根的前方，颞浅动脉的后缘。

《穴位速取》 侧坐位，在头侧部，鬓发后缘，平耳郭根的前方，颞浅动脉的后缘（图256）。

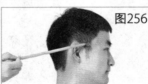

图256

《功效主治》 祛风通络，消肿止痛。主治：头痛、耳鸣、外耳道炎；口眼㖞斜、面肌痉挛；下颌关节炎。

《常用疗法》 刺法：斜刺0.1～0.3寸。

灸法：温针灸3～5壮，艾条灸5～10分钟。

推拿：点按法、揉法。

丝竹空

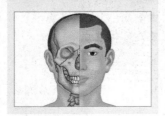

- 常用程度　★★★
- 国际编号　TE23

《标准定位》 位于面部，额骨颧突外缘，眉梢凹陷中处。

《穴位速取》 侧坐位，在面部，眉梢凹陷中，按压有酸胀感（图257）。

《功效主治》 清头明目，散风止痛。主治：头痛、牙痛、眩晕；结膜炎；癫痫、抑郁症；面肌痉挛、面神经麻痹；视神经萎缩；小儿惊风。

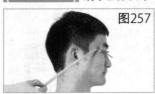

图257

《常用疗法》 刺法：平刺0.3～0.5寸。

灸法：间接灸3～5壮，艾条灸5～10分钟。

推拿：点按法、揉法。

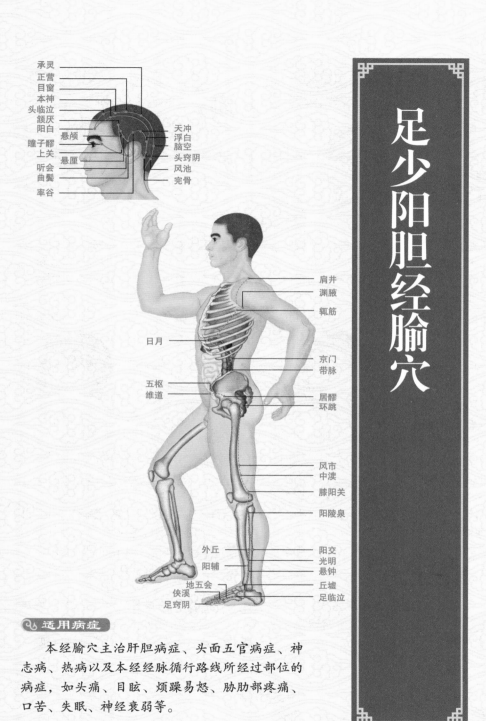

承灵
正营
目窗
本神
头临泣
颔厌
阳白
悬颅
瞳子髎
上关
悬厘
听会
曲鬓
率谷

天冲
浮白
脑空
头窍阴
风池
完骨

肩井
渊腋
辄筋

日月

京门
带脉

五枢
维道

居髎
环跳

风市
中渎
膝阳关
阳陵泉

外丘
阳辅

阳交
光明
悬钟

地五会
侠溪
足窍阴

丘墟
足临泣

足少阳胆经腧穴

第十二章

适用病症

　　本经腧穴主治肝胆病症、头面五官病症、神志病、热病以及本经经脉循行路线所经过部位的病症，如头痛、目眩、烦躁易怒、胁肋部疼痛、口苦、失眠、神经衰弱等。

瞳子髎

◇ 常用程度 ★★
◇ 国际编号 GB1

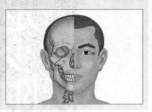

《穴名释义》 瞳子，瞳孔；髎，骨隙。穴位于瞳孔之外方，眶骨外的凹陷中。

《标准定位》 在面部，目外眦外侧0.5寸，眶骨外侧缘凹陷中。

《穴位速取》 正坐位，在面部，闭目，当眼角纹处，按压有酸胀感，即为瞳子髎穴（图258）。

图258

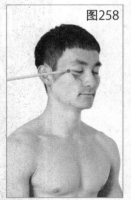

《功效主治》 疏散风热，明目退翳。主治：头痛、目赤肿痛、三叉神经痛；目翳、青盲、白内障、角膜炎、视网膜炎；面部水肿。

《常用疗法》 刺法：平刺0.3～0.5寸或用三棱针点刺出血。

灸法：艾条灸5～10分钟。

推拿：点按法、揉法、指摩法。

《穴位配伍》 ❶ 配足临泣穴、睛明穴，主治白内障。

❷ 配少泽穴，主治乳汁缺少。

特别说明	❶ 手太阳、手足少阳交会穴。 ❷ 针刺时，局部有酸胀感，针感可传至外耳道。

听会

◇ 常用程度 ★★★★
◇ 国际编号 GB2

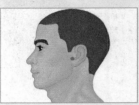

《穴名释义》 听，听觉；会，会聚。此穴在耳前凹陷处，可以使听觉得以会聚。

《标准定位》 在面部，耳屏间切迹与下颌骨髁突之间的凹陷中。

《穴位速取》 侧坐位，张口取穴，手置于耳屏下方、下颌骨髁突后缘，按压有一凹陷，张口时凹陷更明显，按压有酸胀感，即为听会穴（图259）。

图259

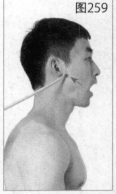

《功效主治》 开窍聪耳，活络安神。主治耳：鸣、突发性耳聋；腮腺炎、牙痛；颞颌关节炎；口喎、脑血管疾病后遗症。

《常用疗法》 刺法：直刺0.5～1寸。

灸法：艾条灸5～10分钟。

推拿：点按法、揉法、指摩法。

《穴位配伍》 ❶ 配耳门穴、听宫穴、翳风穴、风池穴、中渚穴，主治耳鸣、耳聋。

❷ 配颊车穴、地仓穴，主治脑卒中口喎。

特别说明	❶ 张口取穴。 ❷ 针刺时，局部有酸胀感。

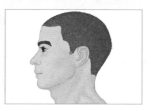

◇ 常用程度	★ ★ ★ ★
国际编号	GB3

上关

《穴名释义》 上，上方；关，机关。穴在下颌关节前上方，牙关为开阖之机关，又与下关相对，故名。

《标准定位》 在面部，下关直上，颧弓上缘中央凹陷中。

《穴位速取》 正坐位，取耳前颧弓上侧，张口时有孔，按压有酸胀感，即为上关穴（图260）。

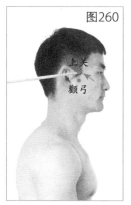

图260

《功效主治》 通利耳窍，散风通络。主治：偏头痛、眩晕；耳鸣、耳聋；牙痛、口噤、口眼㖞斜；面神经麻痹；下颌关节炎、颞颌关节功能紊乱。

《常用疗法》 刺法：直刺0.5～1寸。

灸法：艾炷灸3～5壮，艾条灸5～10分钟或天灸。

推拿：点按法、揉法、指摩法。

《穴位配伍》 ❶ 配翳风穴、太溪穴、听会穴，主治耳鸣、耳聋。

❷ 配合谷穴、颊车穴，主治下颌关节炎。

特别说明	❶ 手足少阳、足阳明交会穴。 ❷ 针刺时，局部有酸胀感。

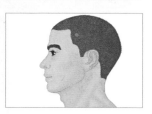

◇ 常用程度	★ ★
国际编号	GB4

颔厌

《穴名释义》 颔，下颌；厌，应合。人在咀嚼食物时，颌下与颞部俱动，颌下与本穴有牵合之状。

《标准定位》 在头部，从头维至曲鬓的弧形连线的上1/4与下3/4的交点处。

《穴位速取》 侧坐或侧卧位，头维与悬颅连线的中点处，咀嚼按压时其处有动感，即为颔厌穴（图261）。

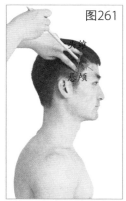

图261

《功效主治》 清热散风，通络止痛。主治：偏头痛、三叉神经痛、面神经麻痹；目眩、目外眦疼痛、结膜炎；耳鸣、耳聋；牙痛；癫痫；枕后神经痛。

《常用疗法》 刺法：平刺0.5～0.8寸。

灸法：间接灸3～5壮，艾条灸5～10分钟。

推拿：点按法、揉法、推法。

《穴位配伍》 ❶ 配悬颅穴、头维穴，主治头痛。

❷ 配外关穴、风池穴，主治眩晕。

特别说明	❶ 手足少阳、足阳明交会穴。 ❷ 针刺时，局部有胀痛感。

悬颅

◦ 常用程度	★★
◦ 国际编号	GB5

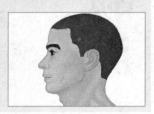

〈穴名释义〉悬，悬挂；颅，头颅。穴在头颅两侧，上不及头角，下不及耳后，犹如悬挂其处。

〈标准定位〉在头部，从头维至曲鬓的弧形连线的中点处。

〈穴位速取〉侧坐或侧卧位，先取头维与曲鬓穴，在头维至曲鬓的弧形连线中点处（其弧度与鬓发弧度相应），按压有酸胀感，即为悬颅穴（图262）。

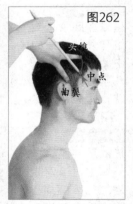

图262

〈功效主治〉疏通经络，清热散风。主治：偏头痛；面肿；目赤肿痛；牙痛、三叉神经痛；神经衰弱；鼻炎、鼻出血；结膜炎、角膜炎。

〈常用疗法〉刺法：向后平刺0.5～0.8寸。
灸法：间接灸3～5壮，艾条灸5～10分钟。
推拿：点按法、揉法、推法。

〈穴位配伍〉❶配颔厌穴、率谷穴、角孙穴、足三里穴、三阳络穴，主治偏头痛。
❷配合谷穴、曲池穴，主治热病。

特别说明	❶ 手足少阳、阳明之交会穴。
	❷ 针刺时，局部有酸胀感。

悬厘

◦ 常用程度	★
◦ 国际编号	GB6

〈穴名释义〉悬，悬挂；厘，毫厘。穴在曲角颞部下廉，同悬颅仅差毫厘。

〈标准定位〉在头部，从头维至曲鬓的弧形连线的上3/4与下1/4的交点处。

〈穴位速取〉侧坐或侧卧位，先取悬颅与曲鬓穴，在悬颅至曲鬓的弧形连线中点处（其弧度与鬓发弧度相应），按压有酸胀感，即为悬厘穴（图263）。

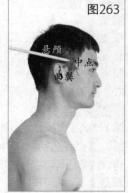

图263

〈功效主治〉疏通经络，清热散风。主治：偏头痛、三叉神经痛、神经衰弱；目赤肿痛；耳鸣、耳聋；鼻炎。

〈常用疗法〉刺法：平刺0.5～0.8寸。
灸法：间接灸3～5壮，艾条灸5～10分钟。
推拿：点按法、揉法、推法。

〈穴位配伍〉❶配鸠尾穴，主治偏头痛、目外眦痛。
❷配听宫穴、听会穴、耳门穴、中渚穴，主治耳鸣、耳聋。

特别说明	❶ 手足少阳经、足阳明经交会穴。
	❷ 针刺时，局部有酸胀感。

曲鬓

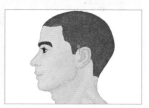

◇ 常用程度	★ ★
◇ 国际编号	GB7

《穴名释义》 曲，弯曲；鬓，鬓发。穴在耳前上方，靠近鬓发边际的弯曲处。

《标准定位》 在头部，耳前鬓角发际后缘的垂线与耳尖水平线的交点处。

《穴位速取》 ❶ 侧坐位，穴位在头部，耳前鬓角发际后缘的垂线与耳尖水平线的交点处（图264）。

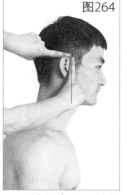
图264

❷ 侧坐位，在头部，先取角孙穴，角孙穴向前量1横指处。

《功效主治》 清热止痛，活络通窍。主治：偏头痛、牙痛、颔颊肿、三叉神经痛、牙关紧闭、暴喑；呕吐；目赤肿痛；视网膜出血。

《常用疗法》 刺法：平刺0.5～0.8寸。
灸法：间接灸3～5壮，艾条灸5～10分钟。
推拿：点按法、揉法、推法。

《穴位配伍》 ❶ 配风池穴、太冲穴，主治目赤肿痛。

❷ 配下关穴、合谷穴，主治头痛、口噤不开。

特别说明	❶ 手足少阳经、足阳明经交会穴。 ❷ 为主治头面五官病症的常用穴位之一。

率谷

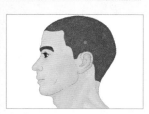

◇ 常用程度	★ ★ ★
◇ 国际编号	GB8

《穴名释义》 率，统率；谷，两山之间。穴在耳上，为以"谷"命名诸穴的最高者，统率诸穴，故名。

《标准定位》 在头部，耳尖直上入发际1.5寸，角孙直上方。

《穴位速取》 侧坐位，将耳部向前折，于耳翼尖（角孙穴）直上入发际1.5寸处，咀嚼时，按压有肌肉鼓动感（图265）。

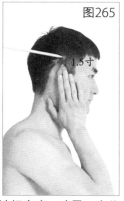
图265
1.5寸

《功效主治》 清热息风，通经活络。主治：偏头痛、三叉神经痛、面神经麻痹；眩晕；小儿惊风；胃炎；流行性腮腺炎。

《常用疗法》 刺法：平刺0.5～0.8寸。
灸法：间接灸3～5壮，艾条灸5～10分钟。
推拿：点按法、揉法。

《穴位配伍》 ❶ 配印堂穴、太冲穴、合谷穴，主治小儿惊风。

❷ 配合谷穴、足三里穴，主治流行性腮腺炎。

❸ 配中脘穴，主治呕吐。

特别说明	❶ 手足少阳经、足太阳经交会穴。 ❷ 针刺时，局部有酸胀感，可扩散至颞侧部。

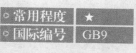

◇ 常用程度	★
◇ 国际编号	GB9

天冲

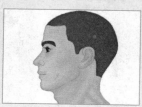

《穴名释义》天，头顶；冲，直通。穴在耳郭后上方，本经气血在本穴冲向巅顶，可知本穴功能在于通也。

《标准定位》在头部，耳根后缘直上，入发际2寸，率谷后0.5寸。

《穴位速取》侧坐位或侧卧位，从耳后根源直上入发际量约2横指处（图266）。

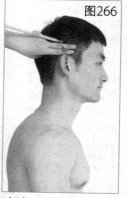

图266

《功效主治》祛风定惊，清热散结。主治：头痛、眩晕；三叉神经痛；耳聋、耳鸣；癫痫；瘿气；牙龈肿痛；甲状腺肿；听力减退。

《常用疗法》刺法：平刺0.5~0.8寸。
灸法：间接灸3~5壮，艾条灸5~10分钟。
推拿：点按法、揉法、推法。

《穴位配伍》❶配目窗穴、风池穴，主治头痛等。

❷配合谷穴、颊车穴，主治牙龈肿痛。

特别说明 ❶足太阳、少阳经交会穴。
❷寒则补之灸之，热则泻针出气。

◇ 常用程度	★
◇ 国际编号	GB10

浮白

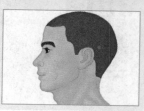

《穴名释义》浮，高部；白，明显易见。穴在耳后乳突上方，其处高而显见。又浅表为浮，白色应肺，该穴有祛痰平喘之功，主治肺疾，故名。

《标准定位》在头部，耳后乳突的后上方，从天冲至完骨的弧形连线(其弧度与耳郭弧度相应)的上1/3与下2/3交点处。

《穴位速取》侧坐位或侧卧位，先取天冲、完骨，于两穴间与耳郭平行之弧形连线的上1/3折点处，即为浮白穴（图267）。

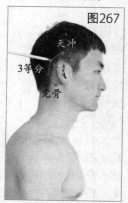

图267
天冲
3等分
完骨

《功效主治》清头散风，理气散结。主治：头痛、牙痛、目痛；耳鸣、耳聋；甲状腺肿；支气管炎；扁桃体炎；脑卒中后遗症。

《常用疗法》刺法：平刺0.5~0.8寸。
灸法：间接灸3~5壮，艾条灸5~10分钟。
推拿：点按法、揉法、推法。

《穴位配伍》❶配风池穴、行间穴，主治偏头痛。

❷配听会穴、中渚穴，主治耳鸣、耳聋。

特别说明 足太阳、少阳经交会穴。

头窍阴

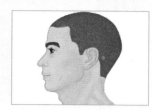

《穴名释义》头，头部；窍，五官七窍；阴，脏。五脏开窍于五官，穴主治五官病。胆经气血在此化为天之下部的滞水湿云气。

《标准定位》在头部，耳后乳突的后上方，从天冲至完骨的弧形连线(其弧度与耳郭弧度相应)的上2/3与下1/3交点处。

《穴位速取》侧坐位或侧卧位，先取天冲、完骨，于两穴间与耳郭平行之弧形连线的下1/3折点处，即为头窍阴穴（图268）。

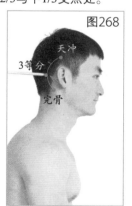

图268

《功效主治》理气镇痛，开窍聪耳。主治：头痛、三叉神经痛；神经性耳鸣、耳聋、耳痛；脑血管疾病后遗症；甲状腺肿。

《常用疗法》刺法：平刺0.5~0.8寸或用三棱针点刺出血。

灸法：间接灸3~5壮，艾条灸5~10分钟。

推拿：点按法、揉法、推法。

《穴位配伍》配支沟穴、太冲穴、风池穴，主治偏头痛。

特别说明　足太阳、少阳经的交会穴。

完骨

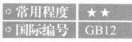
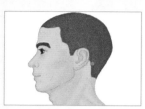

《穴名释义》完骨，耳后高骨，即颞骨乳突部，穴在耳后颞骨乳突下方，故名。

《标准定位》在颈部，耳后乳突的后下方凹陷中。

《穴位速取》侧坐位或侧卧位，在头部，耳后乳突下方沿后缘触摸上方的头，有一凹陷，按压有明显酸胀感（图269）。

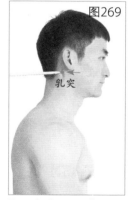

图269

《功效主治》通经活络，祛风清热。主治：头痛、颈项强痛；失眠、癫痫；牙痛、颊肿、扁桃体炎；口眼㖞斜；斑秃；贫血。

《常用疗法》刺法：平刺0.5~0.8寸。

灸法：间接灸或温针灸3~5壮，艾条灸5~10分钟。

推拿：点按法、揉法、推法。

《穴位配伍》❶ 配风池穴、大椎穴，主治疟疾。

❷ 配合谷穴、颊车穴，主治牙痛、腮腺炎。

特别说明　❶ 足太阳、少阳经交会穴。
❷ 针刺时，局部有酸胀感，可扩散至头顶部。

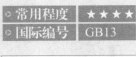

| ◎ 常用程度 | ★★★★ |
| ◎ 国际编号 | GB13 |

本神

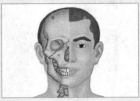

〈穴名释义〉本，人之根本也；神，神志。穴位于头部，而头为元神所在，主神志，故名。

〈标准定位〉在头部，前发际上0.5寸，头正中线旁开3寸。

〈穴位速取〉正坐位，在头部，先取神庭穴与头维穴，在两者弧形连线的内2/3与外1/3的交点处，按压有酸胀感（图270）。

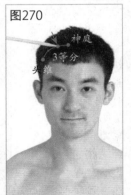

图270

〈功效主治〉祛风定惊，清阳止痛。主治：头痛、眩晕、目疾；癫痫；小儿惊风；胸胁痛；脑血管疾病后遗症。

〈常用疗法〉刺法：平刺0.3～0.5寸。
灸法：间接灸3～5壮，艾条灸5～10分钟。
推拿：点按法、揉法、推法。

〈穴位配伍〉❶配前顶穴、囟会穴、天柱穴，主治小儿惊痫。
❷配水沟穴、合谷穴、百会穴，主治脑卒中昏迷。
❸配心俞穴、行间穴、大陵穴，主治癫痫。

| 特别说明 | ❶足少阳、阳维脉交会穴。 |
| | ❷针刺时，局部有酸胀感。 |

| ◎ 常用程度 | ★ |
| ◎ 国际编号 | GB14 |

阳白

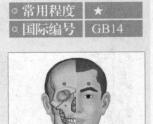

〈穴名释义〉阳，额部；白，明。穴在额部，可治疗目疾，使目光明。胆经的湿冷水气在此吸热后胀散。

〈标准定位〉位于头部，瞳孔直上，眉上1寸。

〈穴位速取〉正坐位，在头部，目正视，自眉中直上1横指处，按压有酸胀感（图271）。

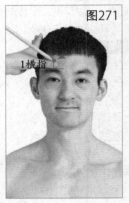

图271

〈功效主治〉清头明目，祛风泻热。主治：面瘫；眼睑下垂、闭眼困难；视物模糊、眼痛；前额痛、眩晕。

〈常用疗法〉刺法：平刺0.3～0.5寸。
灸法：间接灸3～5壮，艾条灸5～10分钟或天灸。
推拿：点按法、揉法、推法。

〈穴位配伍〉❶配太阳穴、睛明穴、鱼腰穴，主治眼睑下垂。
❷配四白穴、地仓穴、颊车穴，主治面神经麻痹。

| 特别说明 | ❶足少阳、阳维脉交会穴。 |
| | ❷寒则点刺出血或补之灸之，热则泻针出气。 |

头临泣

◦ 常用程度 ★★★
◦ 国际编号 GB15

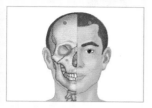

【穴名释义】头，头部；临，调治；泣，流泪。穴在头部，可治疗目疾。

【标准定位】在头部，前发际上0.5寸，瞳孔直上。

【穴位速取】❶ 正坐位，目正视，穴位在头部，神庭与头维连线的中点处，按压有酸胀感，即为头临泣穴（图272）。
❷ 正坐位，目视前方，穴位在头部，自眉中直上入发际半横指处。

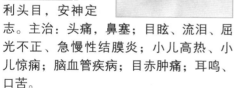
图272

【功效主治】清利头目，安神定志。主治：头痛，鼻塞；目眩、流泪、屈光不正、急慢性结膜炎；小儿高热、小儿惊痫；脑血管疾病；目赤肿痛；耳鸣、口苦。

【常用疗法】刺法：平刺0.3～0.5寸。
灸法：间接灸3～5壮，艾条灸5～10分钟。
推拿：点按法、揉法、推法。

【穴位配伍】❶ 配阳谷穴、腕骨穴、申脉穴，主治眩晕。
❷ 配大椎穴、间使穴、肝俞穴，主治疟疾。

特别说明 足少阳、足太阳、阳维脉交会穴。

目窗

◦ 常用程度 ★★
◦ 国际编号 GB16

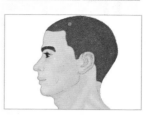

【穴名释义】目，眼睛；窗，天窗。穴在眼上方，主治眼疾。

【标准定位】在头部，前发际上1.5寸，瞳孔直上。

【穴位速取】❶ 正坐位，在头部，瞳孔直上，自前发际直上2横指处（图273）。
❷ 正坐位，在头部，瞳孔直上，头临泣后1寸处，按压有酸胀感。

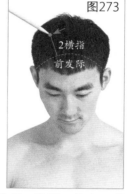
图273

【功效主治】清利头目，发散风热。主治：视物模糊，目赤肿痛；头痛、眩晕、鼻塞、感冒；齿龈肿；面肿；小儿惊痫。

【常用疗法】刺法：平刺0.3～0.5寸。
灸法：间接灸3～5壮，艾条灸5～10分钟。
推拿：点按法、揉法、推法。

【穴位配伍】❶ 配关冲穴、风池穴，主治头痛、眩晕。
❷ 配陷谷穴、太溪穴，主治面目水肿。

特别说明 ❶ 足少阳、太阳与阳维脉交会穴。
❷ 指压目窗穴7～8秒/次，持续5分钟，可防止老眼昏花。

正营

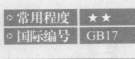

《穴名释义》正，正中；营，魄神之居处。穴主治惶恐不安等神志病，故名。

《标准定位》在头部，前发际上2.5寸，瞳孔直上。

《穴位速取》❶ 正坐位，穴位在头部，瞳孔直上，前发际上约3横指处，按压有酸胀感（图274）。

图274

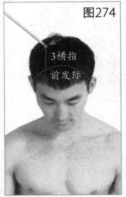

3横指
前发际

❷ 取正坐位，在头部，瞳孔直上，目窗穴后，发际上1寸处，按压有酸胀感。

《功效主治》清利头目，疏风止痛。主治：偏头痛、目眩；神经病；癫症；牙痛、呕吐；视神经萎缩；脑梗死。

《常用疗法》刺法：平刺0.3~0.5寸。
灸法：间接灸3~5壮，艾条灸5~10分钟或天灸。
推拿：点按法、揉法、推法。

《穴位配伍》❶ 配阳白穴、太冲穴、风池穴，主治头痛、头晕。
❷ 配足三里穴、内关穴，主治脑梗死。

特别说明
❶ 足少阳、阳维脉交会穴。
❷ 针刺时，局部有酸胀感。

承灵

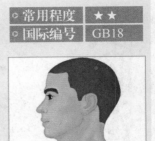

《穴名释义》承，承受；灵，神灵。穴在灵骨之旁，犹如上天灵。头之天部的寒湿水气由此汇入胆经。

《标准定位》在头部，前发际上4寸，瞳孔直上。

《穴位速取》❶ 正坐位，在头部，目正视，百会穴前1寸，旁开2.25寸按压有酸胀感。

图275

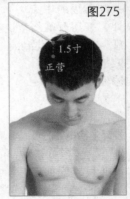

1.5寸
正营

❷ 正坐位，目正视，正营穴后1.5寸处，按压有酸胀感（图275）。

《功效主治》清利头目，疏散风热。主治：头痛、目眩、目痛；鼻塞、鼻出血；多涕；发热；面肌痉挛。

《常用疗法》刺法：平刺0.3~0.5寸。
灸法：间接灸3~5壮，艾条灸5~10分钟。
推拿：点按法、揉法、推法。

《穴位配伍》❶ 配风池穴、风门穴、后溪穴，主治鼻出血。
❷ 配大椎穴，主治发热。

特别说明
❶ 足少阳、阳维脉交会穴。
❷ 针刺时，局部有酸胀感。
❸ 寒则先泻后补或补之灸之，热则泻针出气。

脑空

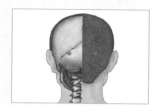

《穴名释义》脑，脑髓；空，凹陷。穴在枕骨外侧，居脑户穴旁，主治脑病。

《标准定位》在头部，横平枕外隆凸的上缘，风池直上，横平脑户。

《穴位速取》❶坐位，先取风池穴，直上3横指处，按压有酸胀感。

❷坐位，在头部，从头正中线旁开2.25寸沿枕外隆凸上缘，向上量3横指处，按压有酸胀感（图276）。

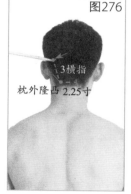

图276

3横指
枕外隆凸 2.25寸

《功效主治》醒脑通窍，活络散风。主治：头痛、目眩；哮喘；颈项强痛；癫狂痫；耳鸣、耳聋；心悸。

《常用疗法》刺法：平刺0.3～0.5寸。

灸法：间接灸3～5壮，艾条灸5～10分钟或天灸。

推拿：点按法、揉法、推法。

《穴位配伍》❶配大椎穴、照海穴、申脉穴，主治癫痫。

❷配悬钟穴、后溪穴，主治颈项强痛。

| 特别说明 | ❶足少阳、阳维脉交会穴。❷针刺时，局部有酸胀感。 |

风池

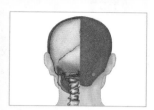

《穴名释义》风，风邪；池，池塘。穴在枕骨下，为治风之要穴。

《标准定位》在颈后区枕骨之下，胸锁乳突肌上端与斜方肌上端之间的凹陷中。

《穴位速取》坐位，在头部，枕骨下斜方肌与胸锁乳突肌之间的凹陷中，约平风府，按压有酸胀感即为风池穴（图277）。

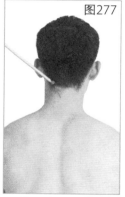

图277

《功效主治》祛风解毒，通利官窍。主治：感冒、鼻塞、头痛、目赤肿痛、鼻窦炎、鼻出血；颈项强痛、肩痛不举；头晕、目眩；脑卒中偏瘫、癫痫。

《常用疗法》刺法：向鼻尖方向斜刺0.8～1.2寸。

灸法：温针灸3～5壮，艾条灸5～10分钟或天灸。

推拿：点按法、揉法。

《穴位配伍》❶配合谷穴、丝竹空穴，主治偏正头痛。

❷配百会穴、人中穴、十宣穴，主治脑卒中。

| 特别说明 | 针刺时，针尖向下，以免伤及延髓。 |

肩井

◇常用程度 ★★★★
◇国际编号 GB21

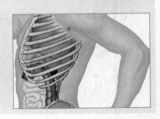

《穴名释义》肩，肩部；井，水井。穴在肩上凹陷处，因凹陷颇深，犹如水井。

《标准定位》在肩上，前直乳中，在大椎与肩峰端连线的中点上。

《穴位速取》坐位，在肩上，大椎与肩峰端连线的中点上，向下直对乳头（图278）。

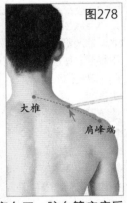
图278

大椎

肩峰端

《功效主治》通络止痛，活血理气。主治：肩背痹痛；手臂不举、颈项强痛；乳腺炎；脑卒中、难产、疝气；高血压、脑血管疾病后遗症、小儿麻痹后遗症。

《常用疗法》刺法：直刺0.3～0.5寸。
灸法：直接灸3～7壮，温和灸5～10分钟。
推拿：点按法、拿法、揉法。

《穴位配伍》❶ 配肩髃穴，天宗穴，主治肩背痹痛。
❷ 配乳根穴、少泽穴，主治乳汁不足、乳腺炎。
❸ 配合谷穴、三阴交穴，主治难产。

特别说明：❶ 针刺时，局部有酸胀感，可传至肩部。
❷ 深部正当肺尖，不可深刺。

渊腋

◇常用程度 ★
◇国际编号 GB22

《穴名释义》渊，深；腋，腋部。穴在腋下深处，故名。

《标准定位》在侧胸部，举臂，在腋中线上，腋下3寸，第4肋间隙中。

《穴位速取》侧坐位或侧卧位，举臂，穴位在腋中线上，从腋下向下量4横指（即3寸）处，按压有酸胀感（图279）。

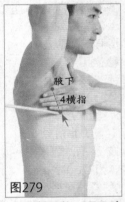
腋下
4横指
图279

《功效主治》通经活络，开胸行气。主治：腋下肿；胸满、胸胁肿痛、臂痛不举；颈及腋下淋巴结炎、胸膜炎、肋间神经痛。

《常用疗法》刺法：平刺0.5～0.8寸。
灸法：直接灸或隔姜灸3～7壮，温和灸5～10分钟。
推拿：点法、按法、揉法。

《穴位配伍》❶ 配肩髃穴、天宗穴、臂臑穴，主治臂痛不举。
❷ 配章门穴、膻中穴，主治胸满胁痛。
❸ 配肺俞穴、定喘穴，主治喘息不得卧。

特别说明：不宜深刺，防止刺入胸腔内损伤胸膜和肺脏。

辄筋

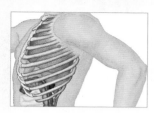

◎ 常用程度　★
◎ 国际编号　GB23

《穴名释义》辄，车辄，与肋骨相似；筋，筋肉。穴在第4肋间隙筋肉中。

《标准定位》在侧胸部，渊腋前1寸，平乳头，第4肋间隙中。

《穴位速取》侧坐举臂，穴位在从渊腋穴向前量1横指处，与乳头相平处，按压有酸胀感（图280）。

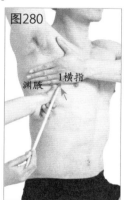

图280

渊腋　1横指

《功效主治》宽胸行气，降逆平喘。主治：腋肿、胸胁痛；肩臂痛；胃炎、呕吐、吞酸、喘息；腋淋巴结炎；肋间神经痛、四肢痉挛抽搐。

《常用疗法》刺法：平刺0.3～0.5寸。

灸法：直接灸或隔姜灸3～7壮，温和灸5～10分钟。

推拿：点法、按法、揉法。

《穴位配伍》❶ 配阳陵泉穴、支沟穴，主治胸胁疼痛。

❷ 配肺俞穴、定喘穴、孔最穴，主治哮喘。

> **特别说明** 针刺时，局部有酸胀感，可传至胸胁部。

日月

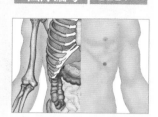

◎ 常用程度　★★
◎ 国际编号　GB24

《穴名释义》日，阳，胆；月，阴，肝。因决断务求其明从日从月。

《标准定位》在上腹部，乳头下方，第7肋间隙，前正中线旁开4寸。

《穴位速取》侧坐举臂，在上腹部，在锁骨中线上，自乳头向下推3个肋间隙，按压有酸胀感（图281）。

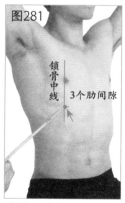

图281

锁骨中线　3个肋间隙

《功效主治》疏肝理气，降逆止呕。主治：胁肋疼痛；胃脘痛；呃逆、呕吐、吞酸、黄疸、急慢性肝炎、胆囊炎、胃溃疡。

《常用疗法》刺法：斜刺0.5～0.8寸。

灸法：直接灸3～7壮，温和灸5～10分钟。

推拿：点法、按法。

《穴位配伍》❶ 配丘墟穴、阳陵泉穴、支沟穴，主治胁肋疼痛。

❷ 配内关穴、中脘穴，主治呕吐。

❸ 配大椎穴、肝俞穴、阴陵泉穴，主治黄疸等。

❹ 配胆俞穴、太冲穴，主治胆石症。

> **特别说明** ❶ 募穴，足太阴、少阴交会穴。
> ❷ 针刺时，局部有酸胀感，可传至胸胁部。

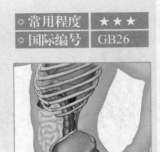

京门

○常用程度	★★
○国际编号	GB25

〖穴名释义〗 京，指发源地，又含京都之意；门，门户。此穴主治水道不利，为益肾利水要穴。

〖标准定位〗 在侧腹部，第12肋骨游离端的下方。

〖穴位速取〗 坐位或侧卧位，先取章门穴，在其后1.8寸处，按压有酸胀感（图282）。

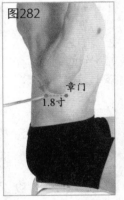

图282

章门
1.8寸

〖功效主治〗 补肾壮腰，宽肠通气。主治：胁痛、腹胀；腰痛；泄泻、小便不利、泌尿系结石；水肿、肾炎、疝痛；肋间神经痛；高血压；耳聋。

〖常用疗法〗 刺法：斜刺0.5～1寸。
灸法：直接灸或隔姜灸3～7壮，温和灸5～10分钟。
推拿：点法、按法、揉法。

〖穴位配伍〗 ❶ 配肾俞穴、三阴交穴，主治肾虚腰痛。
❷ 配天枢穴、中脘穴、支沟穴，主治腹胀。
❸ 配肾俞穴、足三里穴、三阴交穴，主治泌尿系结石、肾绞痛。

特别说明	❶ 肾之募穴。 ❷ 针刺时，局部有酸胀感，可传至腰背部。

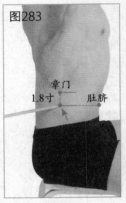

带脉

○常用程度	★★★
○国际编号	GB26

〖穴名释义〗 带，束带；脉，经脉。为带脉经气所过，主治女性经带疾患。

〖标准定位〗 位于侧腹部，第11肋游离端下方垂线与脐水平线的交点上。

〖穴位速取〗 侧坐举臂，先取章门穴，在其下1.8寸，与肚脐相平，按压有酸胀感（图283）。

图283

章门
1.8寸   肚脐

〖功效主治〗 健脾调经，通经止痛。主治：腹痛；腰胁痛、下肢无力；月经不调、子宫内膜炎、附件炎、盆腔炎、阴道炎等。

〖常用疗法〗 刺法：直刺0.8～1寸。
灸法：直接灸或隔姜灸3～7壮。
推拿：点法、按法、揉法。

〖穴位配伍〗 ❶ 配白环俞穴、阴陵泉穴、三阴交穴，主治盆腔炎。
❷ 配中极穴、地机穴，主治痛经、闭经。
❸ 配血海穴、膈俞穴，主治月经不调。
❹ 配身柱穴、筋缩穴、命门穴，主治背痛。

特别说明	针刺时，局部有酸胀感，可传至腰背部。

五枢

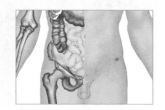

《穴名释义》五，中数；枢，中枢。穴在人身长度之折中处，又在髋部转枢之处，故名。

《标准定位》在下腹部，在髂前上棘的内侧，横平脐下3寸处。

《穴位速取》站位，在髂前上棘的前方凹陷处，横平脐下4横指（即3寸）处（一夫法），与关元相平，按压有酸胀感，即为五枢穴（图284）。

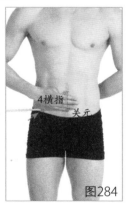

4横指
关元
图284

《功效主治》调气温阳，散寒止痛。主治：少腹痛、腰痛；阴挺、睾丸炎、疝气；盆腔炎、月经不调、子宫内膜炎、阴道炎。

《常用疗法》刺法：斜刺1～1.5寸。
灸法：直接灸或隔姜灸3～7壮，温和灸5～15分钟。
推拿：点法、按法、揉法。

《穴位配伍》❶ 配气海穴、三阴交穴，主治少腹痛。
❷ 配太冲穴、曲泉穴，主治疝气。

| 特别说明 | 针刺时，局部有酸胀感，可传至腹股沟部和外阴部。 |

维道

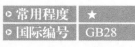
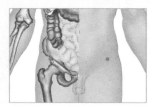

《穴名释义》维，维系；道，通道。穴为足少阳、带脉之会，为维系诸经之要道，故名。

《标准定位》在下腹部，髂前上棘内下，五枢内下0.5寸处。

《穴位速取》站位，在侧腹部，五枢穴前下方0.5寸处，按压有酸胀感，即为维道穴（图285）。

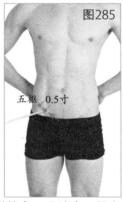

图285

五枢　0.5寸

《功效主治》活血止痛，调经止带。主治：少腹痛、腰腿痛、髋关节痛；月经不调、子宫内膜炎、附件炎、盆腔炎、子宫脱垂；便秘、阑尾炎；疝气。

《常用疗法》刺法：斜刺1～1.5寸。
灸法：直接灸或隔姜灸3～7壮，温和灸5～15分钟。
推拿：点法、按法。

《穴位配伍》❶ 配巨髎穴，主治腰胯痛。
❷ 配脾俞穴、阴陵泉穴、关元穴，主治月经不调、盆腔炎。
❸ 配横骨穴、冲门穴、气冲穴、大敦穴，主治疝气。

| 特别说明 | 针刺时，局部有酸胀感，可传至小腹和外阴部。 |

居髎

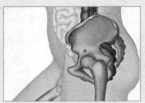

〈穴名释义〉 居，居处；髎，骨隙。穴在髋骨凹陷处，意指胆经气血在此屯居并由本穴的地部孔隙注入地之地部。

〈标准定位〉 在髋部，在髂前上棘与股骨大转子最凸点连线的中点处。

〈穴位速取〉 取侧卧位，在髋部，在髂前上棘与股骨大转子最高点连线的中点处（图286）。

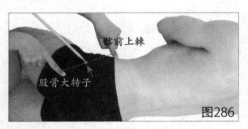

髂前上棘

股骨大转子

图286

〈功效主治〉 舒经活络，宣痹止痛。主治：腰腿痹痛、足痿；疝气、瘫痪；髋关节炎、膀胱炎；睾丸炎、脑卒中偏瘫；月经不调、子宫内膜炎、盆腔炎；阑尾炎；胃痛；下腹痛。

〈常用疗法〉 刺法：直刺或者斜刺1~1.5寸。

灸法：艾炷灸或温针灸3~7壮，温和灸5~15分钟。

推拿：点法、按法、肘压法。

〈穴位配伍〉 ❶ 配环跳穴、肾俞穴，主治腰腿痹痛。

❷ 配大敦穴、中极穴，主治疝气。

❸ 配条口穴，主治肩周炎。

环跳

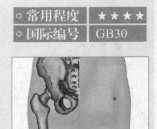

〈穴名释义〉 环，环曲；跳，跳跃。穴在髀枢中，侧卧伸不足，屈上足取之，因其屈膝屈髋呈环曲，如跳跃状。

〈标准定位〉 在臀部股骨大转子最凸点与骶管裂孔连线的外1/3与内2/3交点处。

〈穴位速取〉 取侧卧位，伸直下腿，屈上腿，以拇指关节横纹按在股骨大转子上，拇指指向脊柱，拇指尖处即是环跳穴（图287）。

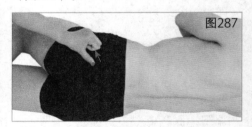

图287

〈功效主治〉 疏通经络，活血止痛。主治：腰胯疼痛、挫闪腰痛、半身不遂、下肢痿痹、坐骨神经痛；髋关节及周围软组织疾病；膝踝痛、遍身风疹、脚气；神经衰弱。

〈常用疗法〉 刺法：直刺2~3寸。

灸法：直接灸3~7壮，温和灸5~15分钟。

推拿：点法、按法、揉法。

〈穴位配伍〉 ❶ 配殷门穴、阳陵泉穴、委中穴、昆仑穴，主治坐骨神经痛。

❷ 配居髎穴、悬钟穴，主治风寒湿痹。

❸ 配风池穴、曲池穴，主治遍身风疹。

风市

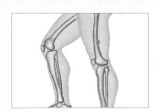

《穴名释义》 风，风邪；市，聚集。穴主治浑身瘙痒麻痹诸症，为祛风的要穴。

《标准定位》 位于大腿外侧部的中线上，在腘横纹上9寸，髂胫束后缘。

《穴位速取》 仰卧或站立位，在大腿外侧部的中线上，两手自然伸直时，在大腿外侧部的中线上，中指尖处，按压有酸胀感（图288）。

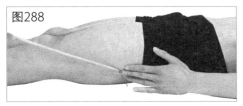

图288

《功效主治》 舒筋活络，祛风止痒。主治：下肢痿痹、麻木；半身不遂；遍身瘙痒、荨麻疹、脚气；脑卒中后遗症、小儿麻痹后遗症；坐骨神经痛；膝关节炎。

《常用疗法》 刺法：直刺1～2寸。
灸法：直接灸3～5壮，温和灸5～15分钟。
推拿：点法、按法、揉法。

《穴位配伍》 ❶ 配阳陵泉穴、悬钟穴，主治下肢痿痹。
❷ 配风池穴、曲池穴、血海穴，主治荨麻疹。

特别说明 针刺时，局部有酸胀感，可向下放散。

中渎

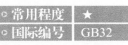
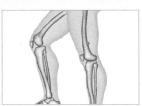

《穴名释义》 中，中间；渎，沟渎。穴在大腿外侧中线分肉的凹陷处，经气至此如行沟渠。

《标准定位》 在大腿外侧，风市下2寸，或在腘横纹上7寸，股外侧肌与股二头肌之间。

《穴位速取》 站立或仰卧位，在大腿外侧，先取风市，再向下量约2横指处，按压有酸胀感（图289）。

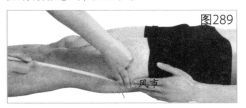

图289

风市

《功效主治》 通经活络，祛寒止痛。主治：下肢痿痹、麻木，半身不遂；脚气；坐骨神经痛、脑卒中后遗症；腓肠肌痉挛。

《常用疗法》 刺法：直刺1～2寸。
灸法：直接灸3～7壮，温和灸5～15分钟。
推拿：点法、按法、揉法。

《穴位配伍》 ❶ 配阴市穴，主治下肢外侧凉麻、疼痛。
❷ 配阳陵泉穴、胆俞穴，主治胆绞痛。

特别说明 针刺时，局部有酸胀感，可传至下肢。

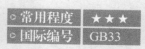

膝阳关

◇ 常用程度 ★★★
◇ 国际编号 GB33

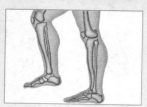

《穴名释义》 膝，膝部；阳，阳气，外侧；关，机关。穴在膝关节的外侧，故名。

《标准定位》 在膝外侧，阳陵泉上3寸，股骨外上髁后上缘，股二头肌腱与髂胫束之间的凹陷中。

《穴位速取》 正坐屈膝90度或仰卧位，在膝外侧，先取阳陵泉，再向上量4横指（即3寸）处，股骨外上髁上方的凹陷处，按压有酸胀感（图290）。

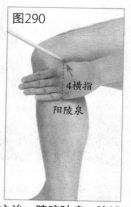

图290

4横指

阳陵泉

《功效主治》 通利关节，疏通筋脉。主治：膝膑肿痛、膝关节炎、结核性关节炎；腘筋挛急、坐骨神经痛、小腿麻木、股外侧皮神经炎；脚气。

《常用疗法》 刺法：直刺1～1.5寸。
灸法：直接灸3～7壮。温和灸5～15分钟。
推拿：点法、按法、揉法。

《穴位配伍》 ❶配膝眼穴、阳陵泉穴、丰隆穴、曲池穴、合谷穴，主治膝关节炎。
❷配委中穴、承山穴，主治腘筋挛急。

> **特别说明** 针刺时，局部有酸胀感，可传至膝部和大腿外侧。

阳陵泉

◇ 常用程度 ★★★★
◇ 国际编号 GB34

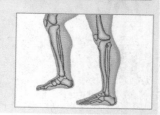

《穴名释义》 阳，阳气，外侧；陵，高处；泉，凹陷。穴在下肢外侧。

《标准定位》 在小腿外侧，腓骨头前下方凹陷处。

《穴位速取》 仰卧位，在小腿外侧，先摸到腓骨小头，过腓骨小头前缘做一条竖直切线，再过腓骨小头的下缘做一水平切线，两条切线的交点处（图291）。

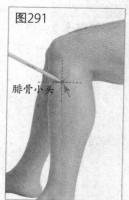

图291

腓骨小头

《功效主治》 活血通络，疏调经脉。主治：膝肿痛，下肢痿痹、麻木；半身不遂；呕吐；黄疸；肝炎、胆囊炎；胆道蛔虫病；小儿舞蹈病；小儿惊风。

《常用疗法》 刺法：直刺或向下斜刺1～1.5寸。
灸法：直接灸3～7壮。温和灸5～15分钟。
推拿：点法、按法、揉法。

《穴位配伍》 ❶配环跳穴、风市穴、委中穴、悬钟穴，主治半身不遂、下肢痿痹。
❷配阴陵泉穴、中脘穴，主治胁肋痛。

> **特别说明** 胆的下合穴，筋会。

阳交

◇ 常用程度	★
◇ 国际编号	GB35

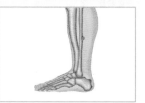

《穴名释义》阳，阳气；交，交会。穴为足少阳与阳维交会穴。

《标准定位》在小腿外侧，外踝尖上7寸，腓骨后缘。

《穴位速取》正坐位或仰卧位，在膝中（横平腘横纹）与外踝尖连线的中点，向下量1横指处，腓骨后缘处，按压有酸胀感，即为阳交穴（图292）。

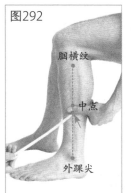

图292

胭横纹

中点

外踝尖

《功效主治》祛风利节，宁神定志。主治：膝胫痛、下肢痿痹、腓神经疼痛或麻木、坐骨神经痛；胸胁痛、胸膜炎；癫狂、精神病；肝炎、面肿。

《常用疗法》刺法：直刺1～1.5寸。

灸法：直接灸3～5壮，温和灸5～15分钟。

推拿：点法、按法、揉法。

《穴位配伍》❶ 配足三里穴、阴陵泉穴、悬钟穴，主治膝胫痛。

❷ 配太冲穴，主治胸胁痛。

❸ 配四神聪穴、大陵穴、内关穴，主治癫狂。

特别说明	❶ 阳维脉郄穴。 ❷ 针刺时，局部有酸胀感，可传至足部。

外丘

◇ 常用程度	★
◇ 国际编号	GB36

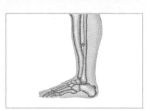

《穴名释义》外，内外之外，外侧；丘，丘陵。穴在小腿外侧，其肌肉隆起如丘陵。

《标准定位》在小腿外侧，外踝尖上7寸，腓骨前缘，平阳交。

《穴位速取》正坐位或仰卧位，在膝中（横平腘横纹）与外踝尖连线的中点，向下量1横指处，腓骨前缘处，平阳交穴，即为外丘穴（图293）。

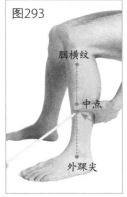

图293

胭横纹

中点

外踝尖

《功效主治》祛风活络，疏肝理气。主治：下肢痿痹、腓神经痛；脚气；颈项强痛、胸胁痛、胸膜炎；癫痫。

《常用疗法》刺法：直刺1～1.5寸。

灸法：直接灸3～7壮，温和灸5～15分钟。

推拿：点法、按法、揉法。

《穴位配伍》❶ 配风池穴、后溪穴，主治颈项强痛。

❷ 配太冲穴、肝俞穴、支沟穴，主治胸胁痛。

❸ 配腰奇穴、间使穴、丰隆穴、百会穴，主治癫痫。

特别说明	❶ 郄穴。 ❷ 针刺时，局部有酸胀感，可传至足部。

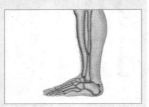

◇ 常用程度	★★
◇ 国际编号	GB37

光明

《穴名释义》光，日光；明，明亮。穴主治眼疾，可以开光复明。

《标准定位》在小腿外侧，外踝尖上5寸，腓骨前缘。

《穴位速取》正坐位或仰卧位，在膝中（横平腘横纹）与外踝尖连线的中点，再向下量4横指（即3寸）处，腓骨前缘处，按压有酸胀感，即为光明穴（图294）。

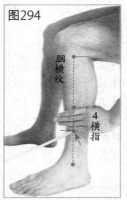

图294

腘横纹

4横指

《功效主治》疏风清热，舒筋活络。主治：目痛、夜盲，视神经萎缩、白内障；乳胀痛；颊肿；下肢痿痹、膝痛；精神病；腰扭伤。

《常用疗法》刺法：直刺1～1.5寸。
灸法：直接灸3～7壮，温和灸5～15分钟。
推拿：点法、按法、揉法。

《穴位配伍》❶配睛明穴、瞳子髎穴，主治目痛。
❷配阳陵泉穴、昆仑穴，主治下肢痿痹。

特别说明
❶络穴。
❷针刺时，局部有酸胀感，可传至膝关节及足背外侧。

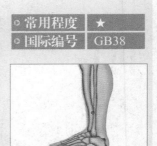

◇ 常用程度	★
◇ 国际编号	GB38

阳辅

《穴名释义》阳，阳气；辅，辅骨，腓骨。穴在腓骨外侧前缘。

《标准定位》在小腿外侧，外踝尖上4寸，腓骨前缘稍前方。

《穴位速取》正坐位或仰卧位，在膝中（横平腘横纹）与外踝尖连线的下1/4处，光明穴下1横指处，腓骨前缘处，按压有酸胀感，即为阳辅穴（图295）。

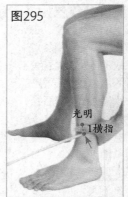

图295

光明

1横指

《功效主治》舒筋活络，祛风止痛。主治：下肢外侧痛、坐骨神经痛、膝关节炎；腋下痛，胸胁痛；偏头痛、目外眦痛；疟疾；颈淋巴结炎、颈淋巴结结核、扁桃体炎。

《常用疗法》刺法：直刺0.8～1.2寸。
灸法：直接灸3～5壮，温和灸5～15分钟。
推拿：点法、按法、揉法。

《穴位配伍》❶配环跳穴、阳陵泉穴，主治下肢外侧痛。
❷配风池穴、太阳穴，主治偏头痛。
❸配丘墟穴、足临泣穴，主治腋下肿。

特别说明 经穴。

悬钟

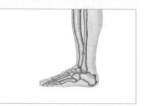

《穴名释义》 悬，悬挂；钟，聚。穴在外踝上，未及于足，犹如悬挂之状。

《标准定位》 在小腿外侧，外踝尖上3寸，腓骨前缘。

《穴位速取》 正坐位或仰卧位，从外踝尖向上量4横指（即3寸）处，腓骨前缘，按压有酸胀感（图296）。

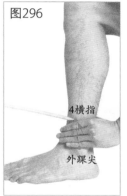

图296

4横指

外踝尖

《功效主治》 通经活络，疏筋止痛。主治：腰腿痛、坐骨神经痛、半身不遂；脚气；颈项强痛，颈椎病、肩痛；胸胁疼痛、腋下肿；颈淋巴结结核；小儿舞蹈病；动脉硬化症。

《常用疗法》 刺法：直刺0.5~0.8寸。

灸法：直接灸3~7壮，温和灸5~15分钟。

推拿：点法、按法、揉法。

《穴位配伍》 ❶ 配肾俞穴、膝阳关穴、阳陵泉穴，主治腰腿痛。

❷ 配风池穴、后溪穴，主治颈项强痛。

❸ 配环跳穴、风市穴，主治坐骨神经痛。

> **特别说明**
> ❶ 髓会。
> ❷ 针刺时，局部有酸胀感，可传至足底。

丘墟

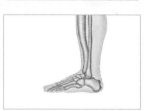

《穴名释义》 丘，土丘；墟，大丘。穴在足外踝前下方，故名。

《标准定位》 在足外踝的前下方，在趾长伸肌腱的外侧凹陷处。

《穴位速取》 侧坐，先取外踝，过外踝前缘做一竖直切线，再过外踝下缘做一水平切线，两条切线的交点处（图297）。

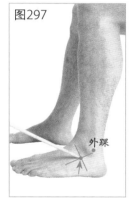

图297

外踝

《功效主治》 清肝明目，通经活络。主治：外踝肿痛；下肢痿痹、脑卒中偏瘫；颈项痛；胸胁痛；目赤肿痛；疟疾；疝气；胆囊炎，胆结石。

《常用疗法》 刺法：直刺0.5~0.8寸或斜刺0.8~1.2寸。

灸法：艾炷灸3~7壮，温和灸5~15分钟。

推拿：点法、按法、揉法。

《穴位配伍》 ❶ 配风池穴、太冲穴，主治目赤肿痛。

❷ 配昆仑穴、申脉穴，主治外踝肿痛。

> **特别说明**
> ❶ 原穴。
> ❷ 针刺时，局部有酸胀感，可传至足踝部。

足临泣

◇ 常用程度 ★★
◇ 国际编号 GB41

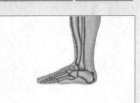

《穴名释义》足，足部；临，调治；泣，眼泪。其气上通于目，可治疗目疾。

《标准定位》在足背外侧，第4、5跖骨结合部的前方，第5趾长伸肌腱外侧凹陷处。

《穴位速取》侧坐，当小趾向上跷时，可看到第5趾长伸肌腱，在肌腱的外侧，按压有痛感（图298）。

《功效主治》疏肝解郁，息风泻火。主治：足背肿痛；偏头痛，

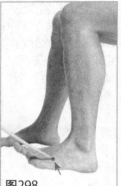

图298

目痛；乳腺炎，月经不调，胎位不正；胁肋痛；疟疾；脑卒中偏瘫，足跗痛。

《常用疗法》刺法：直刺0.3～0.5寸或用三棱针点刺出血。

灸法：直接灸3～7壮，温和灸5～15分钟。

推拿：点法、按法、揉法。

《穴位配伍》❶ 配丘墟穴、解溪穴、昆仑穴，主治足背肿痛。

❷ 配风池穴、太阳穴、外关穴，主治偏头痛。

❸ 配乳根穴、肩井穴，主治乳腺炎。

| 特别说明 | ❶ 输穴；八脉交会穴，通带脉。
❷ 针刺时，局部有酸胀感，可传至足趾端。 |

地五会

◇ 常用程度 ★
◇ 国际编号 GB42

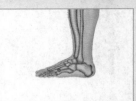

《穴名释义》地，土地；五，中数；会，会通。为足少阳脉气上下会通之处。

《标准定位》在足背外侧，第4、5跖骨之间，第4跖趾关节近端凹陷中。

《穴位速取》侧坐，当小趾向上跷时，可看到第5趾长伸肌腱，在肌腱的内侧（图299）。

图299

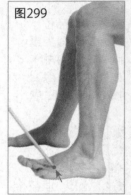

《功效主治》疏肝利胆，通经活络。主治：足背肿痛，腰肌劳损；头痛，目赤痛；耳鸣，耳聋；胁痛；乳腺炎；肺结核，吐血。

《常用疗法》刺法：直刺或者斜刺0.3～0.5寸。

灸法：艾炷灸或温针灸3～7壮，温和灸5～15分钟。

推拿：点法、按法、揉法。

《穴位配伍》❶ 配睛明穴、瞳子髎穴、风池穴，主治目赤痛。

❷ 配乳根穴、膻中穴、足三里穴，主治乳腺炎。

❸ 配耳门穴、足三里穴，主治耳鸣、腰痛。

侠溪

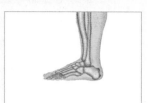

常用程度	★
国际编号	GB43

《穴名释义》 侠，夹；溪，沟陷。穴在第4、5趾夹缝间的沟陷中。

《标准定位》 在足背外侧，在第4、5趾间，趾蹼缘后方赤白肉际处。

《穴位速取》 侧坐，在足背第4、5趾之间连接处的缝纹头，赤白肉际处，按压有酸胀感（图300）。

图300

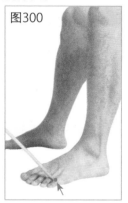

《功效主治》 祛风止痛，活络聪耳。主治：足背肿痛；膝股痛；胸胁痛、头痛、目痛；耳鸣、耳聋、颊肿；眩晕、惊悸；疟疾；脑卒中；高血压、肋间神经痛、脑血管疾病后遗症。

《常用疗法》 刺法：直刺或者斜刺0.3～0.5寸。

灸法：艾炷灸3～7壮，温和灸5～15分钟。

推拿：点法、按法、揉法。

《穴位配伍》 ❶配太阳穴、率谷穴、风池穴，主治头痛。

❷配支沟穴、阳陵泉穴，主治胸胁痛。

❸配听宫穴、翳风穴，主治耳鸣、耳聋。

❹配口禾髎穴、颊车穴，主治颌颊肿。

 经络知识加油站

小儿疳积用捏脊

如果孩子近来食欲不振，头发变成一绺绺的，有经验的老人会说："这孩子有积了，该去捏捏脊。"这里的"积"指小儿疳积，是一种小儿科的常见病。

过去治疳积多采用捏脊法，即在脊背上用捏法治疗。

严格说，捏脊也是一种按摩方法，有人称之为"捏积"，它是用双手沿病人背脊骨上督脉，由下而上或由上而下地边捏边推的一种简易治病法。

捏脊法对于小儿消化及营养不良、发热、烦躁不安、夜啼、睡卧不安，以及由于疳积造成的形体消瘦、面色苍白、四肢发冷、精神萎靡等均有很好疗效。

捏脊法的要领：在室温较暖的环境下（一般在25℃以上），患者俯卧位，按摩者双手（注意要较温暖）两个拇指在前，食指在后，自骶部长强穴位开始，同时将皮肤捏起，循脊柱两侧徐徐捻动上移，边捏边拿，边提边放，一般捻动3次提1次，在提皮肤时大多可以听到有声音作响，这样一直提到肩部的大椎穴。一般从长强穴到大椎穴反复操作10遍即可。

足窍阴

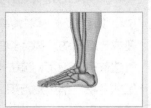

◦常用程度　★
◦国际编号　GB44

《穴名释义》足，足部；窍，关窍；阴，阴阳之阴，肝经。此穴为足厥阴肝经之关窍，故名。

《标准定位》在足第4趾末节外侧，距趾甲根角侧后方0.1寸。

《穴位速取》侧坐，在第4趾外侧，由第4趾趾甲外侧缘（掌背交界处）与下缘各作一垂线，两垂线的交点处，按压有酸胀感（图301）。

图301

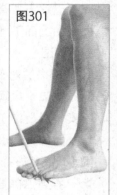

《功效主治》祛风止痛，通经聪耳。主治：足背肿痛；偏头痛、目赤肿痛、喉痹；耳鸣、耳聋；胸胁痛；热病；多梦；高血压；肋间神经痛。

《常用疗法》刺法：浅刺0.1~0.2寸。灸法：艾炷灸或温针灸3~7壮，温和灸5~15分钟。推拿：点法、按法、掐法。

《穴位配伍》❶配头维穴、太阳穴，主治偏头痛。
❷配翳风穴、听会穴、外关穴，主治耳鸣、耳聋。

特别说明	❶井穴。
	❷可用三棱针点刺出血。

经络知识加油站

灸法的使用与注意事项

◎灸法有其相对适应的病症。一般多用于虚证、寒证，而热证、实证一般少用灸法。

◎在施灸时，艾炷的大小和壮数的多少要做到因病制宜。一般而言，凡是初病、体质强壮者，艾炷宜大，壮数宜多；久病体弱以及女性、儿童，艾炷宜小，壮数宜少。

◎患者的五官、心脏部位、血管表浅处、重要筋腱部、阴部、孕妇的小腹部，以及腰骶部不宜施灸。

◎在对腰、背、腹部施灸时，壮数宜多、时间宜长；而对四肢、胸部施灸时，壮数宜少、时间宜短。对于肌肉丰满处可多灸，四肢末端皮薄处和关节处宜少灸。

◎灸后若局部出现小水疱，只要不抓破，可任其自然吸收。若水疱过大，可用消毒针从水疱底部刺破，放出水液后，再涂以甲紫溶液。对于化脓灸者，在灸疱化脓期间，不宜从事重体力劳动，而要注意休息，严防感染。若有继发感染，应及时对症处理。

◎在灸后的短暂时间内，一般不宜马上饮茶、进食，要避免过劳、受热和感受风寒，要保持情绪稳定，这样利于艾灸作用的发挥和疗效的提高。

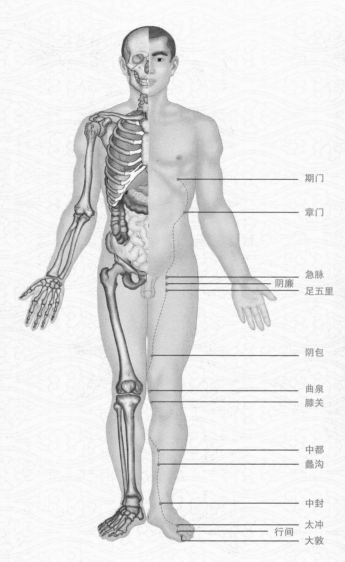

期门

章门

急脉
阴廉
足五里

阴包

曲泉
膝关

中都
蠡沟

中封
太冲
行间
大敦

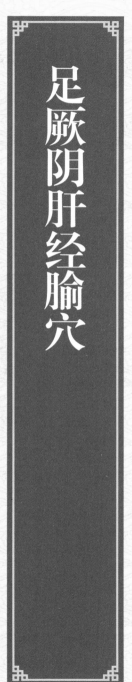

第十三章

足厥阴肝经腧穴

适用病症

　　本经腧穴主治泌尿、生殖系统病症、神经系统病症、肝胆病症、眼病，以及本经脉所经过部位的病症，如胸满、呕逆、腰痛、疝气、遗尿、小便不利、月经不调、子宫出血、性功能减退、失眠、视力减退等。

大敦

◇ 常用程度　★★
◇ 国际编号　LR1

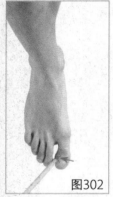

〈穴名释义〉 大，大趾；敦，厚。穴在足大趾端，脉气聚结而厚。

〈标准定位〉 在足大趾末节外侧，距趾甲根角侧后方0.1寸。

〈穴位速取〉 侧坐伸足或仰卧位，从足大趾甲外侧缘与基底部各作一垂线，两线的交点处，按压有痛感（图302）。

〈功效主治〉 回阳救逆，调经止淋。主治：昏迷、脑血管疾病后遗症；疝气；癃闭；遗尿；闭经、月经不调、功能失调性子宫出血；阴挺；癫痫。

图302

〈常用疗法〉 刺法：浅刺0.1～0.2寸或用三棱针点刺出血。

灸法：艾炷灸或温针灸3～5壮，艾条灸5～10分钟。

推拿：点按法、掐法。

〈穴位配伍〉 ❶ 配内关穴、水沟穴，主治癫痫等。

❷ 配膻中穴、间使穴、天突穴，主治梅核气。

❸ 配百会穴、三阴交穴、照海穴，主治子宫脱垂等。

| 特别说明 | 井穴。 |

行间

◇ 常用程度　★★
◇ 国际编号　LR2

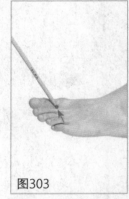

〈穴名释义〉 行，循行；间，中间。脉气行于两趾之间而入本穴。

〈标准定位〉 在足背，第1、2趾之间，趾蹼缘的后方赤白肉际处。

〈穴位速取〉 侧坐伸足或仰卧位，在足背，第1、2趾之间连接的缝纹头，按压有凹陷处（图303）。

〈功效主治〉 清肝泻热，安神止血。主治：癫痫；目赤肿痛、青盲；失眠、痛经、月经不调、白带增多；小便不利、尿痛，疝气；便秘。

图303

〈常用疗法〉 刺法：直刺或者斜刺0.5～0.8寸。

灸法：艾炷灸或温针灸3～5壮，艾条灸5～10分钟。

推拿：点按法、掐法。

〈穴位配伍〉 ❶ 配太冲穴、合谷穴、风池穴，主治眩晕、头痛。

❷ 配中府穴、孔最穴，主治咳血。

| 特别说明 | ❶ 荥穴。
❷ 针刺时，局部有酸胀感，可传至足背。 |

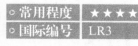

◇ 常用程度	★ ★ ★ ★
◇ 国际编号	LR3

太冲

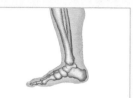

【穴名释义】太，大；冲，冲盛。肝藏血，冲为血海，肝与冲脉、气脉相应而盛大，故名。

【标准定位】在足背，第1、2跖骨之间，跖骨底结合部前方凹陷处，在拇长伸肌腱外缘处。

【穴位速取】侧坐伸足或仰卧位，在足背，第1、2跖骨间，跖骨底结合部前方凹陷中，可触及动脉搏动处（图304）。

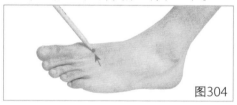

图304

【功效主治】回阳救逆，调经止淋。主治：昏迷、脑血管疾病后遗症；疝气；遗尿；闭经、月经不调；阴挺；癫痫。

【常用疗法】刺法：直刺0.5～1寸或向上斜刺0.5～1寸。

灸法：艾炷灸或温针灸3～5壮，艾条灸5～15分钟。

推拿：点按法、指推法、揉法。

【穴位配伍】❶ 配合谷穴，主治四肢抽搐。
❷ 配肝俞穴、膈俞穴、血海穴，主治贫血。
❸ 配足三里穴、太溪穴、阳陵泉穴，主治脑血管病后遗症。

> 特别说明　输穴、原穴。

◇ 常用程度	★ ★ ★
◇ 国际编号	LR4

中封

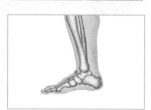

【穴名释义】中，中间；封，边界。穴在内踝高点之前方，以胫骨前肌肌腱内侧为界，前有筋，后有骨，穴当其中。

【标准定位】在踝区，内踝前下方，商丘与解溪连线上，胫骨前肌肌腱的内侧缘凹陷中。

【穴位速取】侧坐伸足或仰卧位，大脚趾上跷，足背内侧可见一大筋（胫骨前肌肌腱），在其内侧，足内踝前下方可触及一凹陷，按压有酸胀感（图305）。

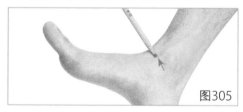

图305

【功效主治】疏肝健脾，理气消疝。主治：疝气、遗精；小便不利；腹痛；腰痛；风湿性关节炎；内踝肿痛。

【常用疗法】刺法：直刺0.5～0.8寸。

灸法：艾炷灸或温针灸3～5壮，艾条灸5～10分钟。

推拿：点按法、指推法、揉法。

【穴位配伍】❶ 配胆俞穴、阳陵泉穴，主治黄疸。
❷ 配足三里穴、阴廉穴，主治阴茎疼痛。

> 特别说明　经穴。

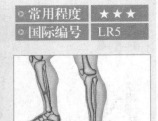

蠡沟

◇ 常用程度	★★★
◇ 国际编号	LR5

【穴名释义】蠡，贝壳；沟；沟渠。腓肠肌外形似贝壳，穴在其前方沟渠中。

【标准定位】在小腿前内侧，内踝尖上5寸，胫骨内侧面的中央。

【穴位速取】侧坐或仰卧位，内踝尖上4横指（即3寸）为三阴交，再向上约2横指处，胫骨内侧面的中央，按压有酸胀感（图306）。

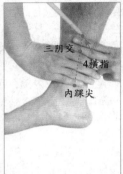

三阴交
4横指
内踝尖

图306

【功效主治】疏肝理气，调经止带。主治：外阴瘙痒、阴部湿疹；月经不调、白带增多；性功能亢进；小便不利、疝气、胫部酸痛。

【常用疗法】刺法：平刺0.5~0.8寸或向上斜刺1~1.5寸。
灸法：艾炷灸或温针灸3~5壮，艾条灸5~10分钟。
推拿：点按法、指推法、揉法。

【穴位配伍】❶ 配地机穴、中极穴、三阴交穴，主治月经不调。
❷ 配血海穴、中极穴、曲骨穴，主治阴痒。

特别说明	络穴。

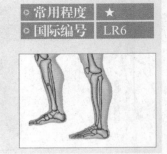

中都

◇ 常用程度	★
◇ 国际编号	LR6

【穴名释义】中，即中间；都，汇聚的意思。本穴位于小腿骨的中间部位，是人体肝经脉气汇聚的地方，故名。

【标准定位】在小腿前内侧，内踝尖上7寸，胫骨内侧面的中央。

【穴位速取】仰卧或坐位，在内踝尖至胫骨内侧髁下缘连线中点上0.5寸处，按压有酸胀感（图307）。

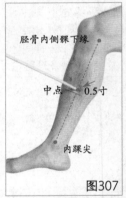

胫骨内侧髁下缘
中点
0.5寸
内踝尖

图307

【功效主治】疏肝理气，调经止血。主治：胁痛、腹胀、腹痛、泄泻；月经不调；白带增多、崩漏、恶露不尽；疝气；膝关节炎。

【常用疗法】刺法：平刺0.5~0.8寸。
灸法：艾炷灸或温针灸3~5壮，艾条灸5~10分钟。
推拿：点按法、指推法、揉法。

【穴位配伍】❶ 配听宫穴，主治耳聋、耳鸣。
❷ 配水分穴、阴陵泉穴，主治水肿。

特别说明	❶ 郄穴。❷ 针刺时，局部有酸胀感，可扩散至膝部。

膝关

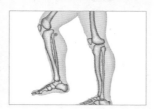

《穴名释义》即膝关节。穴当两腿骨相交之犊鼻下陷中。

《标准定位》在小腿内侧，胫骨内侧髁的下方，阴陵泉后1寸。

《穴位速取》仰卧或坐位，屈膝，先取胫骨内侧髁下缘的阴陵泉，再由阴陵泉向后量1横指处，可触及一凹陷处，按压有酸胀感，即为膝关穴（图308）。

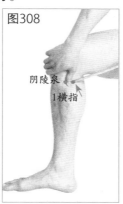

图308

阴陵泉
1横指

《功效主治》祛风除湿，疏利关节。主治：膝膑肿痛、下肢痿痹；痛风；风湿性关节炎。

《常用疗法》刺法：直刺1～1.5寸。
灸法：艾炷灸或温针灸3～5壮，艾条灸5～10分钟。
推拿：点按法、指推法、揉法。

《穴位配伍》❶配阴陵泉穴、膝眼穴、委中穴、鹤顶穴，主治膝关节炎。
❷配膝眼穴、梁丘穴、血海穴，主治寒湿性关节肿痛。

特别说明	❶郄穴。 ❷针刺时，局部有酸胀感，可扩散至足部。

曲泉

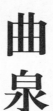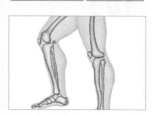

《穴名释义》曲，屈曲；泉，凹陷。屈膝，穴在膝内侧横纹头上方凹陷处故名。

《标准定位》在膝内侧，腘横纹内侧端，半腱肌肌腱、半膜肌肌腱前缘凹陷中。

《穴位速取》屈膝正坐，在股骨内上髁与半膜肌之间，在膝内侧横纹端凹陷处，按压有酸胀感（图309）。

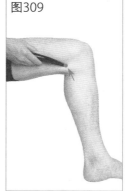

图309

《功效主治》疏肝理气，调经止带。主治：小腹痛、小便不利、尿潴留、痢疾；遗精、阴痒、外阴肿痛；月经不调、白带增多、痛经；膝股内侧痛。

《常用疗法》刺法：直刺0.8～1寸。
灸法：艾炷灸3～5壮，艾条灸5～10分钟。
推拿：点按法、指推法、揉法。

《穴位配伍》❶配丘墟穴，主治胆道疾患。
❷配支沟穴、阳陵泉穴，主治腹痛。
❸配行间穴、水分穴，主治小便不利。

特别说明	❶合穴。 ❷针刺时，局部有酸胀感，可扩散至周围。 ❸勿深刺，以免刺伤动脉。

阴包

◎ 常用程度	★
◎ 国际编号	LR9

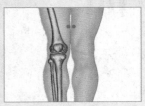

《穴名释义》包，包容、隐藏之意。阴包是因足厥阴肝经潜行于双腿内侧（内属阴）而得名。

《标准定位》在股内侧，髌底上4寸，股薄肌与缝匠肌之间。

《穴位速取》坐位，在股前区，下肢稍曲，外展，略提起，显露明显的缝匠肌，在其后缘，股骨内上髁上4寸，阴市穴上1横指处，即为阴包穴（图310）。

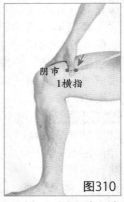

图310

《功效主治》利尿通淋，调经止痛。主治：腰骶引小腹痛、小便不利、尿失禁、尿潴留；月经不调；骶髂关节炎、腰肌劳损。

《常用疗法》刺法：直刺1~2寸。

灸法：艾炷灸或温针灸3~5壮，艾条灸5~10分钟。

推拿：点按法、指推法、揉法。

《穴位配伍》❶配气海穴、中极穴、肾俞穴，主治遗尿。

❷配中极穴、水道穴、阴陵泉穴，主治小便不利。

❸配血海穴、关元穴、三阴交穴，主治月经不调。

足五里

◎ 常用程度	★★
◎ 国际编号	LR10

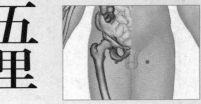

《穴名释义》足，指穴位在足部；里，有邑、居的含义。穴当箕门上5寸，正居大脉中央，是肝经数第5穴，故名。

《标准定位》在股内侧，气冲直下3寸，动脉搏动处。

《穴位速取》仰卧位或侧卧位，在大腿根部，耻骨联合上缘的下方，长收肌的前缘，气冲下4横指，按压有动脉搏动感处（图311）。

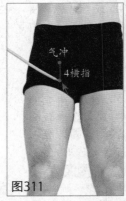

气冲
4横指

图311

《功效主治》疏肝理气，清热利湿。主治：少腹胀痛、小便不利、阴挺、睾丸肿痛；阴囊湿疹；瘰疬；胃下垂。

《常用疗法》刺法：直刺1~1.5寸。

灸法：艾炷灸或温针灸3~5壮，艾条灸5~10分钟。

推拿：点按法、指推法、揉法。

《穴位配伍》❶配气海穴、太冲穴，主治睾丸肿痛。

❷配中极穴、阴陵泉穴，主治尿潴留。

特别说明	❶ 针刺时，局部有酸胀感。
	❷ 针刺时，应避开股动脉、股静脉。

阴廉

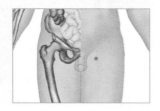

《穴名释义》阴，指阴部；廉，指边缘。阴廉是人体位于阴部边缘的穴位。古代以内为"阴"，以角为"廉"。

《标准定位》在股内侧，气冲直下2寸，大腿根部，耻骨结节下方，长收肌的内侧缘。

《穴位速取》仰卧位，耻骨联合上缘连线的中点处旁开2横指处，足五里向上量1横指处（图312）。

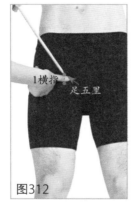

1横指
足五里
图312

《功效主治》调经止带，通利下焦。主治：月经不调，痛经，白带增多；阴部瘙痒；少腹痛；腰腿痛。

《常用疗法》刺法：直刺1～2寸。

灸法：艾炷灸或温针灸3～5壮，艾条灸5～10分钟。

推拿：点按法、指推法、揉法。

《穴位配伍》❶配关元穴、三阴交穴、血海穴，主治月经不调、白带增多。

❷配中极穴、关元穴、蠡沟穴，主治不孕症。

特别说明 ❶针刺时，局部有酸胀感。
❷针刺时，应避开股动脉、股静脉。

急脉

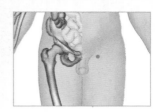

《穴名释义》急，指急促，比喻为脉冲动之感。因穴居阴旁脉动处，其脉冲动甚急，故名。

《标准定位》在腹股沟，横平耻骨联合上缘，前正中线旁开2.5寸。

《穴位速取》仰卧位，在腹股沟，在腹股沟股动脉搏动处，横平耻骨联合上缘，前正中线旁开2.5寸，按压有酸麻感（图313）。

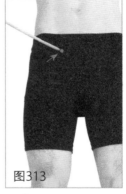

图313

《功效主治》疏肝利胆，调理下焦。主治：疝气，少腹痛；子宫脱垂；外阴肿痛，阴茎痛，阴挺，阴痒。

《常用疗法》刺法：直刺0.5～0.8寸。

灸法：艾炷灸或温针灸3～5壮，艾条灸5～10分钟。

推拿：点按法、指推法、揉法。

《穴位配伍》❶配足五里穴、血海穴，主治股内侧肿痛。

❷配大敦穴、足五里穴，主治疝气、阴茎痛。

❸配关元穴、归来穴，主治小腹痛。

章门

◇ 常用程度　★
◇ 国际编号　LR13

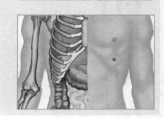

《穴名释义》章，彰盛；门，门户。穴在季肋下，如同脏气出入之门户。

《标准定位》在侧腹部，在第11肋游离端的下方处。

《穴位速取》侧卧举臂，从腋前线的肋弓软骨缘下向前触摸第11肋骨游离端，在其下缘处（图314）。

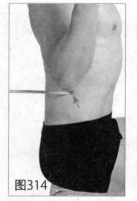

图314

《功效主治》疏肝健脾，降逆平喘。主治：腹胀、消化不良、泄泻；胁痛、痞块、黄疸；高血压。

《常用疗法》刺法：斜刺0.8～1寸。

灸法：艾炷灸或温针灸3～5壮，艾条灸5～10分钟。

推拿：点按法、指推法、揉法。

《穴位配伍》❶ 配足三里穴、血海穴，主治荨麻疹。

❷ 配水道穴、气海穴、京门穴、阴陵泉穴，主治肝硬化腹水。

特别说明	❶ 脏会，脾募穴，足厥阴、足少阳交会穴。 ❷ 不可深刺，以免伤及肝、脾脏。

期门

◇ 常用程度　★★
◇ 国际编号　LR14

《穴名释义》期，周期；门，门户，出入之要地。穴在胸肋部，经气运行至此为一周期。

《标准定位》在前胸部，第6肋间隙，前正中线旁开4寸。

《穴位速取》仰卧或正坐位，在胸部，锁骨中线上，前正中线旁开4寸，男性沿乳头向下推2个肋间隙（第6肋间隙），女性则以锁骨中线的第6肋间隙处（图315）。

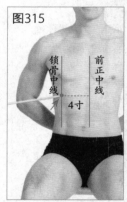

图315

锁骨中线　前正中线　4寸

《功效主治》平肝潜阳，疏肝健脾。主治：乳腺炎、抑郁症；胸胁胀痛、胸膜炎；胃痛；腹胀、呃逆、吞酸、胆囊炎；高血压。

《常用疗法》刺法：斜刺0.5～0.8寸。

灸法：艾炷灸或温针灸3～5壮，艾条灸5～10分钟。

推拿：点按法、指推法。

《穴位配伍》❶ 配大敦穴，主治疝气。

❷ 配内关穴、中脘穴、足三里穴，主治胃痛。

特别说明	肝募穴，足厥阴、太阳与阴维脉交会穴。

第十四章

督脉腧穴

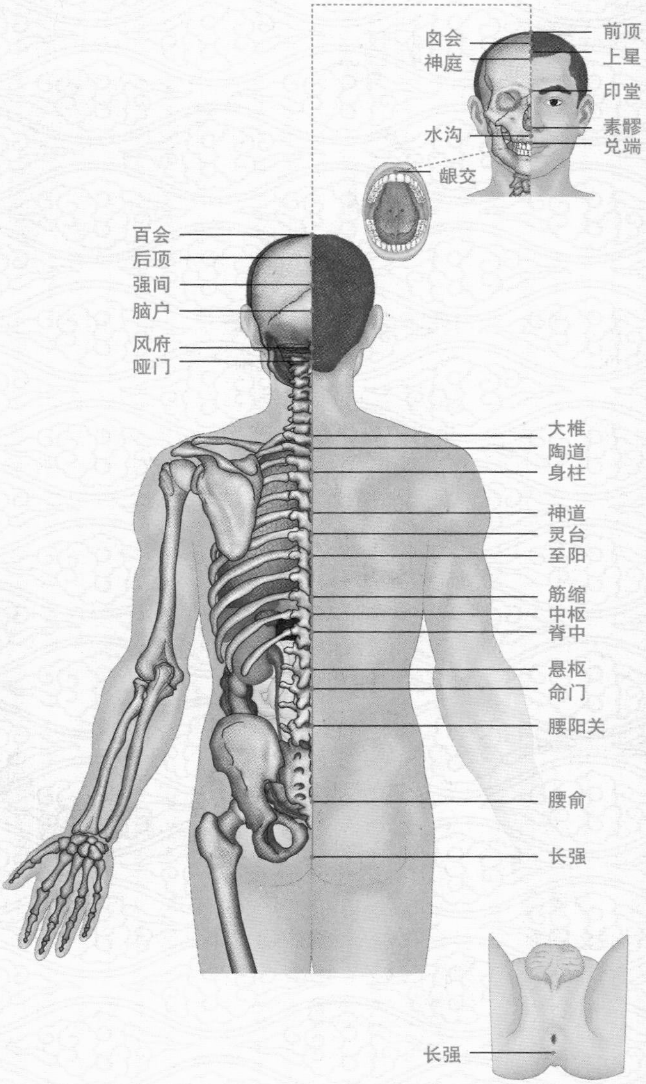
囟会
神庭
前顶
上星
印堂
水沟
素髎
兑端
龈交
百会
后顶
强间
脑户
风府
哑门
大椎
陶道
身柱
神道
灵台
至阳
筋缩
中枢
脊中
悬枢
命门
腰阳关
腰俞
长强
长强

适用病症

本经腧穴主治头项部、背部、腰骶部，以及相应的内脏疾病、神志病、热病，如失眠、腰肌劳损等。

长强

○ 常用程度	★
○ 国际编号	GV1

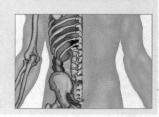

《穴名释义》长，长短之长；强，强弱之强。穴为督脉之络，督脉夹脊而行，其骨行长而强。

《标准定位》在会阴部，尾骨下方，尾骨端与肛门连线中点。

《穴位速取》跪伏或胸膝卧位，在尾骨尖端与肛门连线中点凹陷处，即为长强穴（图316）。

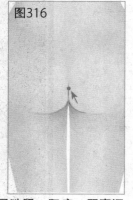

图316

《功效主治》宁神止痉，消痔通便。主治：腹泻、痢疾、便血、便秘；痔疮、脱肛；遗尿、尿潴留；阳痿；阴囊湿疹、外阴瘙痒；癫痫、精神分裂症；腰骶疼痛，小儿疝气、小儿惊风。

《常用疗法》刺法：紧靠尾骨前面向上斜刺0.5～1寸或用三棱针点刺出血。

推拿：点按法。

《穴位配伍》❶ 配小肠俞穴、肾俞穴，主治腰骶疼痛。

❷ 配承山穴、二白穴，主治痔疮。

❸ 配百会穴，主治脱肛、头晕。

特别说明	络穴，督脉与足少阳、足少阴的交会穴。

腰俞

○ 常用程度	★ ★ ★
○ 国际编号	GV2

《穴名释义》腰，腰部；俞，俞注。穴位于腰部，为经气俞注之处。

《标准定位》在骶部，在后正中线上，正对骶管裂孔。

《穴位速取》坐位，在骶区，先取尾骨上方的骶角，两骶角下缘的连线与后正中线的交点，适对骶管裂孔处，按压有酸胀感，即为腰俞穴（图317）。

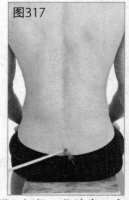

图317

《功效主治》益肾强腰，调经利湿。主治：腰骶疼痛、下肢痿痹；月经不调、痛经、闭经、盆腔炎；痔疮、脱肛；癫痫症；小便短赤，尿失禁，尿路感染；阳痿，遗精。

《常用疗法》刺法：向上斜刺0.5～1寸。

灸法：直接灸或隔姜灸3～7壮，温和灸5～10分钟。

推拿：点按法、擦法、揉法。

《穴位配伍》❶ 配地机穴、蠡沟穴，主治妇科病。

❷ 配委中穴、居髎穴、八髎穴，主治腰脊强痛。

❸ 配太冲穴，主治脊强反折、抽搐。

腰阳关

◇ 常用程度　★★★
◇ 国际编号　GV3

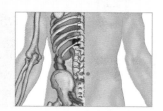

《穴名释义》腰，腰部；阳，阳气；关，机关。督脉为阳脉之海，关乎一身阳气，为阳气之关要处。

《标准定位》在腰部，后正中线上，第4腰椎棘突下凹陷中。

《穴位速取》坐位，在腰部，两髂前上棘连线与后正中线的交点处为第4腰椎棘突，在其棘突下缘之凹陷处（图318）。

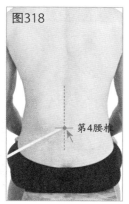

图318

第4腰椎

《功效主治》除湿散寒，舒筋活络。主治：腰骶疼痛、坐骨神经痛、下肢痿痹；月经不调、赤白带下、痛经、闭经；遗精、阳痿；小便频数；小腹冷痛、痢疾。

《常用疗法》刺法：向上斜刺0.5～1寸。

灸法：直接灸或隔姜灸3～7壮，温和灸5～10分钟。

推拿：点按法、提捏法。

《穴位配伍》❶配膀胱俞穴、三阴交穴，主治遗尿。

❷配委中穴、秩边穴、环跳穴，主治坐骨神经痛。

❸配次髎穴、中髎穴、关元穴、中极穴，主治癃闭。

命门

◇ 常用程度　★★★
◇ 国际编号　GV4

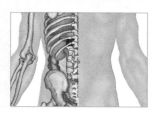

《穴名释义》命，生命；门，门户。肾为生命之源，穴在两肾俞之间，元气之根本，生命之门户。

《标准定位》在腰部，后正中线上，第2腰椎棘突下凹陷中。

《穴位速取》坐位，在腰部，两髂前上棘连线与后正中线的交点处为第4腰椎棘突，再向上数2个椎体，在其棘突下缘之凹陷处，即为命门穴（图319）。

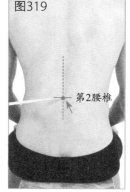

图319

第2腰椎

《功效主治》温肾助阳，镇静止痉。主治：腰脊强痛、坐骨神经痛、急性腰扭伤；月经不调、赤白带下、痛经、闭经；遗精、阳痿、精冷不育；五更泻；痔疮、疝气；下肢痿痹。

《常用疗法》刺法：直刺0.5～1寸。

灸法：直接灸或隔姜灸3～7壮，温和灸5～10分钟。

推拿：点按法、提捏法。

《穴位配伍》配关元穴、肾俞穴、神阙穴，主治五更泻。

特别说明 针尖不可向上斜刺，以免伤及脊髓。

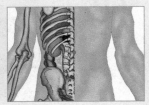

悬枢

◎ 常用程度	★
◎ 国际编号	GV5

《穴名释义》 悬，悬系；枢，枢纽。穴在腰部，两三焦俞之间，为气机之枢纽。

《标准定位》 在腰部，后正中线上第1腰椎棘突下凹陷中。

《穴位速取》 坐位，在腰部，与肚脐相对应处为第2腰椎棘突，再向上数1个椎体（即第1腰椎），在其棘突下缘之凹陷处（图320）。

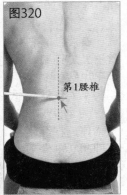

图320

第1腰椎

《功效主治》 健脾温阳，通调肠气。主治：腰脊强痛、腰肌劳损；腹胀、腹痛、腹泻、痢疾；胃肠神经痛、胃下垂、消化不良；脱肛。

《常用疗法》 刺法：向上斜刺0.5～1寸。
灸法：直接灸或隔姜灸3～7壮，温和灸5～10分钟。
推拿：点按法、提捏法。

《穴位配伍》 ❶ 配胃俞穴、足三里穴、太白穴，主治泄泻、消化不良。
❷ 配委中穴、肾俞穴，主治腰脊强痛。

特别说明 针刺时，局部有麻胀感。

180

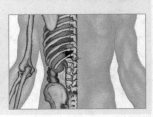

脊中

◎ 常用程度	★★
◎ 国际编号	GV6

《穴名释义》 脊，脊柱；中，中间。脊柱古称"21椎"，穴在脊椎21节之中部，故名。

《标准定位》 在背部脊柱区，后正中线上第11胸椎棘突下凹陷中。

《穴位速取》 坐位，在背部脊柱区，两肩胛骨下角连线与后正中线的交点处为第7胸椎棘突，向下数4个椎体（即第11胸椎），在其棘突下缘之凹陷处（图321）。

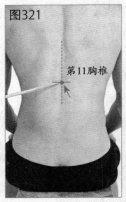

图321

第11胸椎

《功效主治》 健脾利湿，止痉宁神。主治：腹泻、痢疾；痔疮、脱肛、便血；小儿疳积；黄疸；癫痫；腰脊强痛、增生性脊柱炎。

《常用疗法》 刺法：向上斜刺0.5～1寸。
灸法：直接灸或隔姜灸3～7壮，温和灸5～10分钟。
推拿：点按法、擦法、揉法。

《穴位配伍》 ❶ 配至阳穴、阳陵泉穴、胆俞穴，主治黄疸。
❷ 配鸠尾穴、大椎穴、丰隆穴，主治癫痫。

中枢

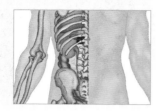

《穴名释义》中，中间；枢，枢纽。穴在第10胸椎下，接近于脊柱中部，为躯体运动之枢纽，故名。

《标准定位》在背部脊柱区，第10胸椎棘突下凹陷中。

《穴位速取》坐位，在背部脊柱区，两肩胛骨下角连线与后正中线的交点处为第7胸椎棘突，向下数3个椎体（即第10胸椎），在其棘突下缘凹陷处（图322）。

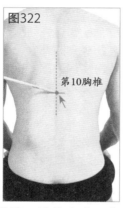

图322
第10胸椎

《功效主治》利湿健脾，清热止痛。主治：胃痛、腹痛；胸背疼痛；呕吐、黄疸；食欲不振；胆囊炎；腰肌劳损。

《常用疗法》刺法：向上斜刺0.5～1寸。
灸法：直接灸或隔姜灸3～7壮，温和灸5～10分钟。

推拿：点按法、提捏法。

《穴位配伍》❶ 配命门穴、阳陵泉穴、腰眼穴、后溪穴，主治腰脊痛。
❷ 配内关穴、中脘穴，主治呕吐。

特别说明　针刺时，局部有麻胀感，可有麻电感放散至下肢。

筋缩

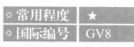
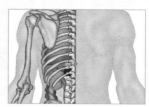

《穴名释义》筋，筋肉；缩，挛缩。肝主筋，本穴能够治疗瘛疭、脊强等筋肉拘挛诸病而得名。

《标准定位》在背部脊柱区，第9胸椎棘突下凹陷中。

《穴位速取》坐位，在背部脊柱区，两肩胛骨下角连线与后正中线的交点处为第7胸椎棘突，向下数2个椎体（即第9胸椎）在其棘突下缘凹陷处，即为筋缩穴（图323）。

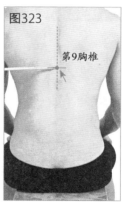

图323
第9胸椎

《功效主治》平肝息风，止痉宁神。主治：胃痛；癫狂、癔症、神经衰弱、抽搐；脊强、筋挛拘急、肋间神经痛；黄疸、胆囊炎、肝炎。

《常用疗法》刺法：斜刺0.5～1寸。
灸法：直接灸或隔姜灸3～7壮，温和灸5～10分钟。

推拿：点按法、提捏法。

《穴位配伍》❶ 配角孙穴、瘛脉穴，主治小儿惊痫、角弓反张。
❷ 配人中穴、通里穴、鸠尾穴、腰奇穴、间使穴，主治筋挛拘急、癫狂。

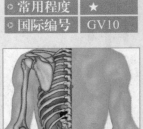

至阳

《穴名释义》至，到达；阳，阳气。至阳穴在两膈俞之间，人体以背为阳，横膈以下为阳中之阴，横膈以上为阳中之阳。

《标准定位》在背部脊柱区，第7胸椎棘突下凹陷中。

《穴位速取》坐位，在背部脊柱区，两肩胛骨下角连线与后正中线的交点处为第7胸椎棘突，其下缘凹陷处（图324）。

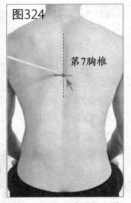

图324

第7胸椎

《功效主治》利胆退黄，利膈宽胸。主治：腰背强痛、脊强；黄疸、胆囊炎；胸胁胀满、咳嗽、气喘、支气管哮喘；疟疾、胆道蛔虫病。

《常用疗法》刺法：向上斜刺0.5～1寸。
灸法：直接灸或隔姜灸3～7壮，温和灸5～10分钟。

推拿：点按法、提捏法。

《穴位配伍》配脾俞穴、阳陵泉穴、曲池穴，主治黄疸。

特别说明 不宜深刺，以免伤及脊髓。

灵台

《穴名释义》灵，神灵；台，停住之所。灵台位于神道穴与心俞穴之下，内应于心，故名。

《标准定位》在背部脊柱区，第6胸椎棘突下凹陷中。

《穴位速取》坐位，在背部脊柱区，两肩胛骨下角连线与后正中线的交点处为第7胸椎棘突，再向上数1个椎体（即第6胸椎），其棘突下缘凹陷处（图325）。

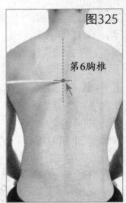

图325

第6胸椎

《功效主治》清热解毒，定喘止咳。主治：咳嗽、气喘、支气管炎、支气管哮喘；背痛、项强；疔疮、丹毒、蜂窝组织炎；胆道蛔虫病；疟疾。

《常用疗法》刺法：斜刺0.5～1寸。
灸法：直接灸或隔姜灸3～7壮，温和灸5～10分钟。

推拿：点按法、提捏法。

《穴位配伍》配阴陵泉穴、支沟穴，主治胸胁胀痛。

特别说明 不宜深刺，以免伤及脊髓。

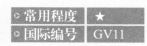

神道

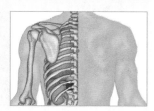

《穴名释义》 神，心神；道，通道。心藏神，穴在心俞之旁，内应心，主治神志疾患，故名。

《标准定位》 在背部脊柱区，第5胸椎棘突下凹陷中。

《穴位速取》 坐位，在背部脊柱区，两肩胛骨下角连线与后正中线的交点处为第7胸椎棘突，再向上数2个椎体（即第5胸椎），其棘突下缘凹陷处（图326）。

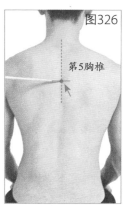

图326

第5胸椎

《功效主治》 宁心安神，止咳平喘。主治：心痛、心悸、怔忡；咳嗽、气喘；腰脊强、肩背痛；失眠、健忘；脑卒中不语；痫证、神经衰弱；小儿惊风。

《常用疗法》 刺法：向上斜刺0.5～1寸。灸法：直接灸或隔姜灸3～7壮，温和灸5～10分钟。

推拿：点按法、提捏法。

《穴位配伍》 ❶ 配四神聪穴、百会穴、三阴交穴，主治失眠。

❷ 配内关穴、通里穴、曲泽穴、心俞穴，主治心悸、心痛。

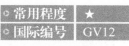

身柱

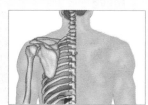

《穴名释义》 身，身体；柱，支柱。此穴上连头项，下通腰背，在两肩胛的中央，肩胛荷重之支柱。

《标准定位》 在背部脊柱区，第3胸椎棘突下凹陷中。

《穴位速取》 坐位，在背部脊柱区，两肩胛骨下角连线与后正中线的交点处为第7胸椎棘突，再向上数4个椎体（即第3胸椎），其棘突下缘凹陷处（图327）。

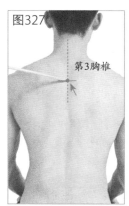

图327

第3胸椎

《功效主治》 宣肺止咳，宁神解痉。主治：腰脊强痛；惊厥、癫狂；身热、头痛、咳嗽、气喘、支气管炎、支气管哮喘；疔疮。

《常用疗法》 刺法：斜刺0.5～1寸。灸法：直接灸或隔姜灸3～7壮，温和灸5～10分钟。

推拿：点按法、提捏法。

《穴位配伍》 ❶ 配身柱穴、筋缩穴、大椎穴，主治癫痫。

❷ 配神庭穴、头维穴，主治头痛。

183

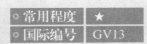

◇ 常用程度	★
◇ 国际编号	GV13

陶道

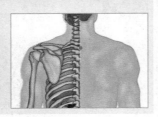

《穴名释义》陶，陶冶；道，通道。穴在第1椎体下，穴属督脉，督脉为阳脉之海，督脉阳气散热后在此化为温热之气。

《标准定位》在背部脊柱区，第1胸椎棘突下凹陷中。

《穴位速取》坐位，由颈背交界处椎骨的最高点（第7颈椎）再向下数1个椎体（即第1胸椎），其棘突下缘凹陷处即为陶道穴（图328）。

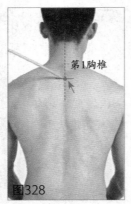

第1胸椎

图328

《功效主治》清热解表，宁神截疟。主治：癫狂、神经衰弱、精神分裂症；脊强；热病；疟疾；恶寒发热、咳嗽、头痛、眩晕；气喘、骨蒸潮热；荨麻疹。

《常用疗法》刺法：斜刺0.5～1寸。
灸法：直接灸或隔姜灸3～7壮，温和灸5～10分钟。
推拿：点按法、提捏法。

《穴位配伍》❶配肺俞穴，列缺穴、合谷穴，主治咳嗽、气喘。
❷配水沟穴、丰隆穴、心俞穴，主治癫痫。

特别说明	针刺时，局部有麻胀感，可传至肩及上肢。

◇ 常用程度	★★★
◇ 国际编号	GV14

大椎

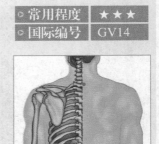

《穴名释义》大，巨大；椎，椎骨。穴在第7颈椎棘突下，因其椎骨最大，故名大椎。

《标准定位》在颈后部，后正中线上，第7颈椎棘突下凹陷中。

《穴位速取》坐位，在颈背交界处椎骨的最高点即为第7颈椎，其下缘凹陷处（图329）。

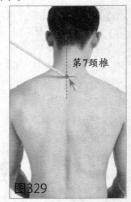

第7颈椎

图329

《功效主治》解表清热，截疟止痛。主治：脊痛、颈项强痛、落枕；癫狂、小儿惊风、小儿舞蹈病、小儿麻痹后遗症、癔症；热病、中暑；疟疾；咳嗽、气喘、风疹；痤疮；自汗、盗汗。

《常用疗法》刺法：斜刺0.5～1寸或用三棱针点刺出血。
灸法：直接灸3～7壮，温和灸5～10分钟。
推拿：点按法、提捏法。

《穴位配伍》❶配定喘穴、孔最穴、列缺穴，主治哮喘。
❷配曲池穴、合谷穴、风池穴，主治热病。

特别说明	不宜深刺和做大幅度的提插捻转，以免伤及脊髓。

哑门

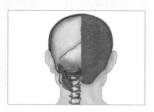

《穴名释义》哑，音哑；门，门户。穴主治暗哑，故名。

《标准定位》在颈后区，后发际正中直上0.5寸处，第2颈椎棘突上凹陷中。

《穴位速取》❶ 俯卧位或坐位，在颈后区，后发际正中线向上量0.5寸处，按压有酸胀感，即为哑门穴（图330）。

图330
0.5寸
后发际正中

❷ 俯卧位或坐位，先取第7颈椎，再向上数5个椎体处，按压有酸胀感。

《功效主治》开窍醒神，散风息风。主治：头痛、眩晕；颈项强痛、颈椎病；癫狂、精神病、癔症；脑卒中、失音、舌缓不语、聋哑。

《常用疗法》刺法：正坐位，头微前倾，向下颌方向缓慢刺入0.5～1寸。

灸法：直接灸3～7壮，温和灸5～10分钟。

推拿：点按法、点揉法。

《穴位配伍》❶ 配听会穴、外关穴、中渚穴、丘墟穴，主治耳聋。

❷ 配劳宫穴、三阴交穴、涌泉穴，主治昏厥。

特别说明 不可向上深刺，以免刺入枕骨大孔，伤及延髓。

风府

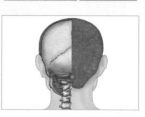

《穴名释义》风，风邪；府，处所。穴在人体上部之头项处，治疗一切风疾。

《标准定位》在颈后区，后发际正中直上1寸处，枕外隆凸直下，两侧斜方肌之间凹陷中。

《穴位速取》坐位，在项部，后发际正中直上量1寸处，枕外隆凸直下，两侧斜方肌之间凹陷中（图331）。

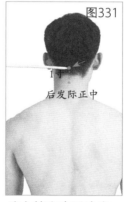

图331
1寸
后发际正中

《功效主治》息风散风，通关开窍。主治：头痛、眩晕；颈项强痛、癫狂、癔症、脑血管疾病后遗症；脑卒中、失音；目痛、鼻出血、咽喉炎；各种热病；高血压。

《常用疗法》刺法：伏案正坐位，针尖头微前倾，向下颌方向缓慢刺入0.5～1寸。

灸法：隔姜灸3～7壮，温和灸5～10分钟。

推拿：点按法、擦法、揉法。

《穴位配伍》❶ 配金津穴、玉液穴、廉泉穴，主治脑卒中不语。

❷ 配神庭穴、头维穴，主治头痛。

特别说明 不可向上深刺，以免刺入枕骨大孔，伤及延髓。

脑户

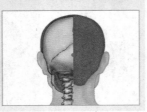

《穴名释义》脑，脑髓；户，门户。在头枕部，督脉之气入脑的门户，主治脑部疾患，故名。

《标准定位》在头部，后正中线直上2.5寸处，风府穴直上1.5寸，枕外隆凸的上缘凹陷处。

《穴位速取》坐位，伏案低头，在枕部可摸到一骨性隆起（枕外隆突），在枕外隆凸的上缘凹陷处，按压有痛感，即为脑户穴（图332）。

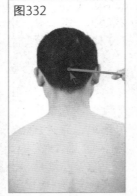

图332

《功效主治》平肝息风，醒脑开窍。主治头痛、目眩；癫狂；项强；失音；面赤；高血压。

《常用疗法》刺法：平刺0.5～0.8寸。
灸法：直接灸或隔姜灸3～7壮，温和灸5～10分钟。
推拿：点按法、擦法、揉法。

《穴位配伍》❶配通天穴、脑空穴，主治头痛、头晕。
❷配人中穴、太冲穴、丰隆穴，主治癫痫。

特别说明 ❶督脉、足太阳之交会穴。
❷针刺时，局部有酸胀感。

强间

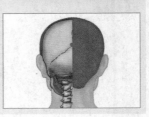

《穴名释义》强，强硬；间，隙。穴在枕骨与顶骨结合的间隙。

《标准定位》在头部，脑户上1.5寸，后发际正中直上4寸。

《穴位速取》❶坐位，在头部，百会穴向下量4横指（即3寸）处，按压有痛感（图333）。
❷坐位，在头部，风府穴与百会穴连线中点处，按压有痛感。

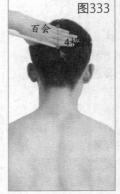

图333

百会
4横指

《功效主治》平肝息风，宁心安神。主治：神经性头痛、血管性头痛、目眩；癫狂、癔症、小儿惊风；项强、落枕；心烦、呕吐；高血压。

《常用疗法》刺法：平刺0.5～0.8寸。
灸法：直接灸或隔姜灸3～7壮，温和灸5～10分钟。
推拿：点按法、擦法。

《穴位配伍》❶配后溪穴、至阴穴、合谷穴，主治头痛。
❷配百会穴、丰隆穴、通天穴，主治眩晕。

特别说明 针刺时，局部有酸胀感。

后顶

◇ 常用程度　★★
◇ 国际编号　GV19

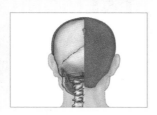

《穴名释义》后，后方；顶，颅顶。穴位于颅顶后方。

《标准定位》在头部，后发际正中直上5.5寸。

《穴位速取》❶正坐位，在头部，当前后发迹连线中点向后半横指处，按压有痛感（图334）。

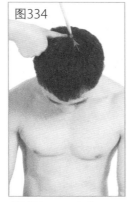

图334

❷正坐位，在头部，百会后1.5寸，下距脑户3寸，按压有痛感。

《功效主治》安神醒脑，止痉息风。主治：头痛、眩晕、感冒；失眠、癫痫、癫狂、癔症；耳鸣。

《常用疗法》刺法：平刺0.5～0.8寸。

灸法：直接灸或隔姜灸3～7壮，温和灸5～10分钟。

推拿：点按法、擦法、揉法。

《穴位配伍》❶配率谷穴、合谷穴、太阳穴，主治头痛。

❷配风池穴、百会穴，主治脱发。

> 特别说明　针刺时，局部有酸胀感。

百会

◇ 常用程度　★★★★
◇ 国际编号　GV20

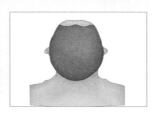

《穴名释义》百，多；会，交会。穴为督脉和足三阳经、肝经等多条经脉的交会穴，主治百病。

《标准定位》位于头部，前发际正中直上5寸。

《穴位速取》❶正坐或仰卧位，在头部，两耳尖连线中点，按压有凹陷处，即为百会穴（图335）。

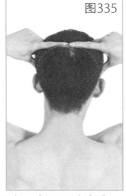

图335

❷在头部，从前发际向后推至一凹陷处。

《功效主治》升阳固脱，醒脑开窍。主治：头痛、眩晕；失眠、健忘、癫狂；目眩、失语、脑卒中、言语謇涩、半身不遂；耳鸣；脱肛；阴挺；胃下垂、子宫脱垂。

《常用疗法》刺法：平刺0.5～0.8寸。

灸法：直接灸或隔姜灸3～7壮，温和灸5～10分钟。

推拿：点按法、擦法。

《穴位配伍》❶配四神聪穴、神门穴、三阴交穴，主治失眠。

❷配养老穴、风池穴、足临泣穴，主治梅尼埃病。

前顶

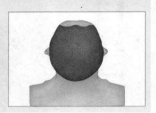

《穴名释义》前，前方；顶，颅顶。穴在颅顶正前方，与后顶相对应。

《标准定位》在头部，前发际正中直上3.5寸，百会穴上1.5寸处。

《穴位速取》正坐位或仰卧位，在头顶部，先取两耳尖连线中点的百会穴，再向前量1.5寸，或前发际正中直上3.5寸处，按压有痛感（图336）。

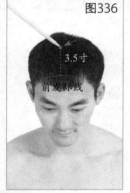

图336

3.5寸
前发际线

《功效主治》醒脑息风，宁神止痉。主治：癫狂、失眠；感冒、头痛；目眩、目翳；鼻窦炎；高血压。

《常用疗法》刺法：平刺0.5～0.8寸。
灸法：直接灸或隔姜灸3～7壮，温和灸5～10分钟。
推拿：点按法、擦法、揉法。

《穴位配伍》❶ 配印堂穴、迎香穴、通天穴，主治鼻窦炎。
❷ 配后顶穴、颔厌穴、率谷穴、百会穴，主治偏头痛、眩晕。

> 特别说明　小儿囟门未闭，禁止刺灸。

囟会

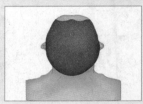

《穴名释义》囟，囟门；会，会合，闭合。穴在颅顶囟门处，年长时囟门渐合。

《标准定位》在头部，前发际正中直上2寸，百会穴上3寸处。

《穴位速取》❶ 正坐位或仰卧位，在头顶部，前发际向上量约2横指处，按后有痛感（图337）。
❷ 取正坐位或仰卧位，在头顶部，先取百会穴，再向前量3寸处，按压有痛感。

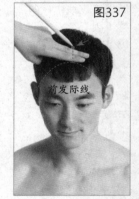

图337

前发际线

《功效主治》宁神醒脑，清热消肿。主治：癫狂、小儿惊痫；感冒、头痛；目眩、目翳；鼻窦炎、鼻出血；面赤肿；高血压。

《常用疗法》刺法：平刺0.5～0.8寸。
灸法：温和灸5～10分钟。
推拿：点按法、擦法、揉法。

《穴位配伍》❶ 配上星穴、合谷穴、列缺穴、迎香穴、通天穴，主治鼻窦炎。
❷ 配前顶穴、天柱穴、本神穴，主治小儿惊痫。
❸ 配百会穴、前顶穴，主治头风。

> 特别说明　❶ 小儿囟门未闭，禁止刺灸。
> ❷ 针刺时，局部有酸胀感。

上星

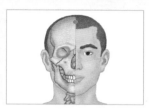

《穴名释义》 上，上行；星，指穴内的上行气血如星点般细小。主治目痛不能视，可开光明目，如星之居上，故名。

《标准定位》 位于头部，前发际正中直上1寸。

《穴位速取》 ❶ 正坐位或仰卧位，在头部，前发际正中直上量1横指处，按压有酸胀感，即为上星穴（图338）。

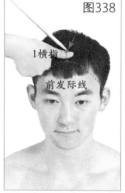

图338

1横指

前发际线

❷ 正坐位或仰卧位，可先取百会穴，再向前4寸处，按压有酸胀感。

《功效主治》 安神明目，通窍散风。主治：目痛、结膜炎、角膜炎；头痛、三叉神经痛；鼻窦炎、鼻出血。

《常用疗法》 刺法：平刺0.5～0.8寸。
灸法：温和灸5～10分钟。
推拿：点按法、擦法、揉法。

《穴位配伍》 ❶ 配迎香穴、通天穴、合谷穴、列缺穴、支沟穴，主治鼻窦炎。
❷ 配丘墟穴、陷谷穴，主治疟疾。

特别说明 ❶ 小儿囟门未闭，禁止刺灸。
❷ 针刺时，局部有酸胀感。

神庭

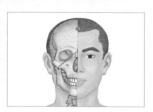

《穴名释义》 神，神明，此指脑；庭，前庭。脑为元神之府，穴在前额部，如脑之前庭。

《标准定位》 在头前部，前发际正中直上0.5寸。

《穴位速取》 ❶ 正坐位或仰卧位，在头前部，前发际正中直上量约半横指处，按压有酸胀感，即为神庭穴（图339）。

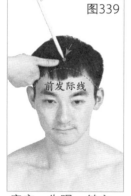

图339

前发际线

❷ 正坐位或仰卧位，可先取百会穴，再向前4.5寸处，按压有酸胀感。

《功效主治》 宁神醒脑，降逆平喘。主治：精神病、癔症；失眠、健忘；惊悸、心动过速；头痛、目眩、目翳；鼻窦炎、鼻出血；气喘；颈项强痛、颈椎病。

《常用疗法》 刺法：平刺0.5～0.8寸。
灸法：直接灸或隔姜灸3～7壮，温和灸5～10分钟。
推拿：点按法、擦法、揉法。

《穴位配伍》 ❶ 配太冲穴、太溪穴、风池穴，主治肝阳上亢导致的头痛、眩晕。
❷ 配百会穴、大椎穴、夹脊穴，主治颈椎病。

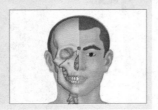

印堂

◎常用程度 ★ ★
◎国际编号 GV24⁺

《穴名释义》印，泛指图章；堂，庭堂。古代指额部两眉间叫"阙"，星相家称印堂，因穴位于此处，故名。是督脉上一个非常重要的穴位。

《标准定位》在面部，两眉毛内侧端的中间凹陷处。

图340

《穴位速取》取穴时，可以采用正坐或仰靠、仰卧姿势，该穴位于面部，在两眉头连线中点凹陷处，按压有酸胀感（图340）。

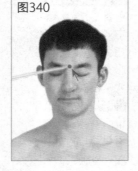

《功效主治》镇静安神，明目通鼻。主治：头痛、眩晕、三叉神经痛；癫痫；失眠；小儿惊风；鼻窦炎、鼻出血；眉棱骨痛、眼目疼痛；面神经麻痹；自主神经功能紊乱。

《常用疗法》刺法：平刺，或向左右透刺0.3～0.5寸或用三棱针点刺放血。

灸法：温和灸5～10分钟或天灸。

推拿：点按法、擦法、揉法、指推法。

《穴位配伍》❶配四神聪穴、百会穴、神门穴，主治失眠。

❷配大椎穴、心俞穴、胆俞穴，主治小儿惊风。

特别说明 ❶提捏进针。
❷针刺时，局部有酸胀感。

素髎

◎常用程度 ★
◎国际编号 GV25

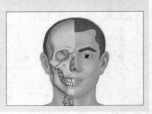

《穴名释义》素，指白色；髎，即骨间空隙处。因肺开窍于鼻，其色在五行之中属白。本穴正好位于鼻端下中缝隙间，故名。

《标准定位》在面部，鼻尖正中央。

《穴位速取》正坐位或仰卧位，在鼻背下端之鼻正中央（最高点）（图341）。

《功效主治》清热消肿，安神定志。主治：鼻窦炎、鼻塞、鼻出血；惊厥、昏迷、新生儿窒息、休克、呼吸衰竭、心动过速。

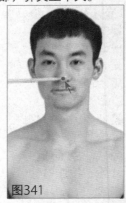

图341

《常用疗法》刺法：向上斜刺0.3～0.5寸或用三棱针点刺挤压出血。

推拿：捏法、擦法。

《穴位配伍》❶配迎香穴、合谷穴，主治鼻出血、鼻塞。

❷配脾俞穴、胃俞穴，主治酒渣鼻。

❸配内关穴、足三里穴，主治昏厥。

❹配肺俞穴、合谷穴，可宣肺利气，主治窒息。

水沟

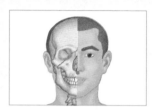

【穴名释义】水，水液；沟，沟渠。穴在人中沟中，犹如涕水之沟渠，督脉的冷降水液在此循地部沟渠下行。

【标准定位】在面部，人中沟的上1/3与中1/3交界处。

【穴位速取】可采用正坐或仰靠、仰卧姿势，穴在面部，人中沟中的上1/3与中2/3交界处，按压有强烈的压痛感（图342）。

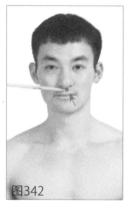

图342

【功效主治】醒脑开窍，苏厥止痛。主治：鼻塞、鼻出血；面肿、脑卒中、口㖞；晕厥、昏迷；中暑、晕车；休克；癔症、癫狂、急慢惊风；闪挫腰痛；黄疸，糖尿病。

【常用疗法】刺法：向上斜刺0.3～0.5寸，用雀啄手法或指甲掐按或三棱针点刺放血。

推拿：点按法、掐法。

【穴位配伍】❶ 配百会穴、十宣穴、涌泉穴，主治神志昏迷。

❷ 配委中穴、迎香穴，主治急性腰扭伤。

❸ 配三阴交穴、血海穴，主治月经不调。

兑端

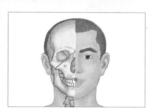

【穴名释义】兑，有说的含义；端，上端。穴在唇之上端，为督脉之气生发之处，又为督脉末端，以其所处部位得名。

【标准定位】在面部，上唇结节的中点处。

【穴位速取】❶ 正坐位，在面部，上唇尖端，人中沟下端的皮肤与唇的移行部位，即为兑端穴（图343）。

图343

❷ 正坐位，在面部，上唇中点，皮肤与黏膜的交点处。

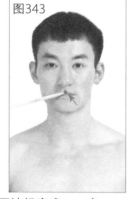

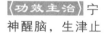

【功效主治】宁神醒脑，生津止渴。主治：口噤、面神经麻痹；口臭、口疮、牙痛、鼻出血；面赤颊肿；癫狂、癔症、精神分裂症；昏迷；消渴；晕厥。

【常用疗法】刺法：向上斜刺0.2～0.3寸。

灸法：雀啄灸5～10分钟。

推拿：捏法、擦法。

【穴位配伍】❶ 配本神穴、百会穴，主治癫痫口吐白沫。

❷ 配膀胱俞穴、水道穴、中极穴，主治遗尿。

特别说明 针刺时，局部有酸胀感。

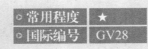

龈交

○ 常用程度	★
○ 国际编号	GV28

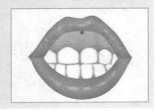

〈穴名释义〉龈，指牙龈；交，指交汇。本穴位于口内门齿齿根部，为任督二脉与胃阳明经交汇的地方，故名。

〈标准定位〉在上唇内，上唇系带与上牙龈连接的交点处。

〈穴位速取〉正坐仰头，提起上唇，在上唇内，当唇系带与上齿龈的连接处，即为龈交穴（图344）。

图344

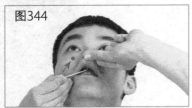

〈功效主治〉宁神止痉，清热消肿。主治：面神经麻痹、口噤、脑卒中后遗症；口臭、牙龈出血，牙痛；鼻出血、鼻窦炎；面赤颊肿；癫狂、精神病；痔疮；急性腰扭伤。

〈常用疗法〉刺法：从上向下平刺，或向左右透刺0.2～0.3寸，或用三棱针点刺放血。

推拿：点按法、揉法。

〈穴位配伍〉❶配上关穴、大迎穴、翳风穴，主治口闭不开。

❷配承浆穴，主治口臭。

特别说明	❶提捏进针。
	❷禁灸，针刺时局部胀痛。

192

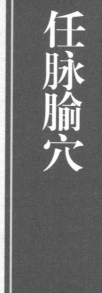

会阴

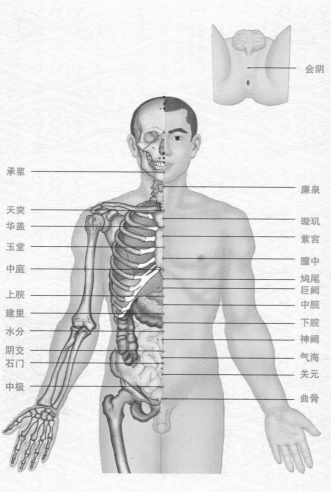

承浆

天突
华盖
玉堂
中庭

上脘
建里
水分
阴交
石门
中极

廉泉

璇玑
紫宫
膻中
鸠尾
巨阙
中脘
下脘
神阙
气海
关元
曲骨

任脉腧穴

第十五章

适用病症

　　本经腧穴主治腹部、胸部、颈部、头面部及相应的内脏器官病症，部分腧穴可治疗生殖系统疾病，少数腧穴可治疗神志病。

会阴

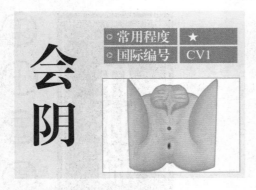

◇ 常用程度　★
◇ 国际编号　CV1

〈穴名释义〉会，交会；阴，两阴。穴在前阴与后阴之间。

〈标准定位〉在会阴部，男性在阴囊根部与肛门连线的中点，女性在大阴唇后联合与肛门连线的中点。

〈穴位速取〉可以采用胸膝位或侧卧位，穴位在会阴部，男性当阴囊根部与肛门连线的中点。女性当大阴唇后联合与肛门连线的中点（图345）。

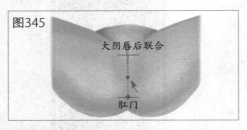

图345

大阴唇后联合

肛门

〈功效主治〉调经补肾，清利湿热。主治：二便不利或失禁、痔疮、脱肛；遗精、阳痿、前列腺肥大；阴挺、阴部痒；溺水窒息、昏迷、精神分裂症、癫痫；月经不调、痛经。

〈常用疗法〉刺法：直刺0.5～1寸。
灸法：艾炷灸3～5壮，艾条灸5～10分钟。

〈穴位配伍〉❶ 配三阴交穴，主治产后暴厥。

❷ 配肾俞穴，主治遗精。

❸ 配中极穴、肩井穴，主治难产、胞衣不下、宫缩无力、产门不开。

曲骨

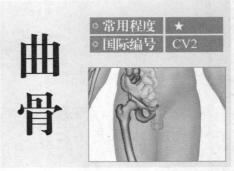

◇ 常用程度　★
◇ 国际编号　CV2

〈穴名释义〉曲，弯曲；骨，骨头。穴在耻骨联合上缘凹陷处，耻骨联合处略为弯曲。

〈标准定位〉在下腹部，前正中线上，耻骨联合上缘的中点处。

〈穴位速取〉❶ 仰卧位，腹部正中线与耻骨联合上缘的交点（图346）。

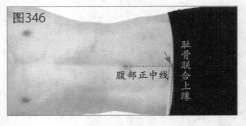

图346

腹部正中线

耻骨联合上缘

❷ 仰卧位，用食指、中指沿腹部正中线向下滑动触到骨的上缘，按压有酸胀感。

〈功效主治〉益肾培元，调经止带。主治：少腹胀满、小便淋沥、遗尿；疝气；遗精、阳痿、前列腺肿大；阴囊湿痒；月经不调、赤白带下、痛经。

〈常用疗法〉刺法：直刺0.5～1寸。
灸法：艾炷灸3～7壮，艾条灸5～15分钟。
推拿：按法、揉法。

〈穴位配伍〉配肾俞穴、志室穴、大赫穴、关元穴、命门穴，主治阳痿、遗精。

特别说明
❶ 任脉、足厥阴肝经。
❷ 针刺应在排尿后进行，以免伤及膀胱。

中极

▷ 常用程度　★ ★ ★
▷ 国际编号　CV3

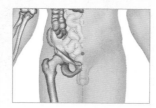

【穴名释义】中，中间；极，尽头。穴在人体上下长度之中点，又在躯干尽头处。

【标准定位】在下腹部，前正中线上，在脐中下4寸。

【穴位速取】仰卧位，将耻骨联合上缘的中点和肚脐连线五等分，由下向上1/5处，按压有酸胀感，即为中极穴（图347）。

图347

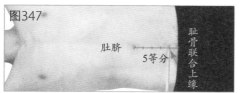

肚脐　5等分　耻骨联合上缘

【功效主治】益肾助阳，通经止带。主治：遗精、阳痿；崩漏、产后恶露不止；月经不调、白带增多、阴痒、闭经、痛经；不孕、不育；遗尿、癃闭、小便不利；泄泻、眩晕。

【常用疗法】刺法：直刺0.5～1寸。

灸法：艾炷灸3～7壮，艾条灸5～15分钟。

推拿：按法、揉法。

【穴位配伍】❶ 配阴陵泉穴，主治盆腔炎，尿路刺激症状。

❷ 配水分穴、阴陵泉穴、三阴交穴，主治水肿。

❸ 配阴谷穴、气海穴、肾俞穴，主治遗溺不止。

特别说明
❶ 膀胱募穴。
❷ 针前先排尿，以免伤及膀胱。
❸ 孕妇禁针。

关元

▷ 常用程度　★ ★ ★
▷ 国际编号　CV4

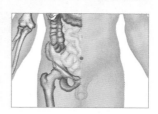

【穴名释义】关，关藏；元，元气。穴在人身元阴元阳关藏之处。

【标准定位】在下腹部，前正中线上，在脐中下3寸。

【穴位速取】仰卧位，将耻骨联合上缘的中点和肚脐连线五等分，由下向上2/5处，按压有酸胀感，即为关元穴（图348）。

图348

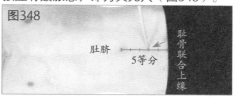

肚脐　5等分　耻骨联合上缘

【功效主治】培元固本，补益下焦。主治：脑卒中脱证、虚劳冷惫、羸瘦无力；少腹疼痛、霍乱吐泻、痢疾；脱肛、疝气；小便不利、尿频；赤白带下；功能失调性子宫出血、子宫脱垂。

【常用疗法】刺法：直刺1～1.5寸。

灸法：艾炷灸3～7壮，艾条灸10～15分钟。

推拿：按法、揉法。

【穴位配伍】❶ 配气海穴、肾俞穴、神阙穴，主治脑卒中脱证。

❷ 配足三里穴、脾俞穴、公孙穴、大肠俞穴，主治腹痛、虚劳、里急。

特别说明
❶ 小肠募穴。
❷ 针刺需在排尿后进行，以免伤及膀胱。

石门

◎ 常用程度　★
◎ 国际编号　CV5

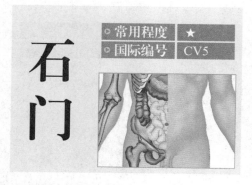

【穴名释义】石，坚硬不通；门，门户。穴可治疗下腹坚痛。

【标准定位】在下腹部，前正中线上，在脐中下2寸。

【穴位速取】❶ 仰卧位，将耻骨联合上缘的中点和肚脐连线五等分，由上向下2/5处，按压有酸胀感（图349）。

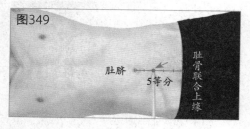

图349

肚脐　5等分　耻骨联合上缘

❷ 仰卧位，从耻骨联合上缘向上量3寸处，按压有酸胀感。

【功效主治】此穴位为三焦募穴。温肾益精，调经止带。主治：腹胀、泄泻、绕脐疼痛；奔豚疝气；水肿、小便不利；遗精、阳痿；闭经、白带增多、崩漏、产后恶露不止。

【常用疗法】刺法：直刺1～1.5寸。

灸法：艾炷灸或温针灸3～5壮，艾条灸5～10分钟。

推拿：按法、揉法。

【穴位配伍】❶ 配阴陵泉穴、关元穴、阴交穴，主治四肢水肿、小便不利。

❷ 配天枢穴、气海穴、足三里穴，主治腹胀、泄泻、绕脐痛。

气海

◎ 常用程度　★★★★
◎ 国际编号　CV6

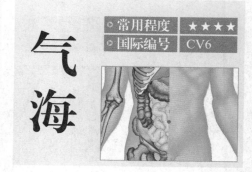

【穴名释义】气，元气；海，海洋。穴位先天元气汇聚之处，主治一切气疾。

【标准定位】在下腹部，前正中线上，在脐中下1.5寸。

【穴位速取】仰卧位，先取关元穴，在关元与肚脐连线的中点处，按压有酸胀感（图350）。

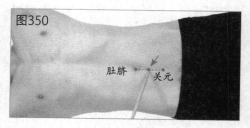

图350

肚脐　关元

【功效主治】补气益肾，涩精固本。适用于绕脐腹痛、脘腹胀满、大便不通；癃淋、遗尿；遗精、阳痿；疝气；月经不调、痛经、崩漏、白带增多；产后恶露不止、胎盘滞留；四肢乏力。

【常用疗法】刺法：直刺1～1.5寸。

灸法：艾炷灸3～7壮，艾条灸5～15分钟。

推拿：按法、揉法。

【穴位配伍】❶ 配三阴交穴，主治白浊、遗精。

❷ 配足三里穴、脾俞穴、天枢穴、上巨虚穴，主治胃肠炎。

特别说明　孕妇慎用此穴。

阴交

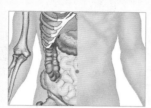

〖穴名释义〗 阴，阴阳；交，交会。穴为任脉、冲脉和足少阴三脉的交会穴。

〖标准定位〗 在下腹部，前正中线上，在脐中下1寸。

〖穴位速取〗 仰卧位，将耻骨联合上缘的中点和肚脐连线五等分，由上向下1/5处，按压有酸胀感，即为阴交穴（图351）。

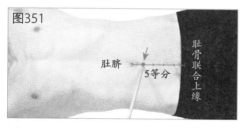

图351

肚脐　5等分　耻骨联合上缘

〖功效主治〗 温肾益精，调理冲任。主治：绕脐冷痛、腹满水肿、泄泻；疝气；小便不利；奔豚；血崩；阴痒；白带增多，产后恶露不止；小儿陷囟；腰膝拘挛。

〖常用疗法〗 刺法：直刺1～1.5寸。
灸法：艾炷灸3～7壮，艾条灸5～15分钟。
推拿：按法、揉法。

〖穴位配伍〗 ❶ 配阴陵泉穴、带脉穴，主治赤白带下。
❷ 配子宫穴、三阴交穴，主治月经不调、崩漏。
❸ 配天枢穴、气海穴，主治腹胀、肠鸣、泄泻。

特别说明 孕妇慎用。

神阙

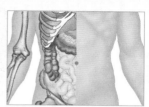

〖穴名释义〗 神，神气；阙，宫门。穴为元神之阙门。

〖标准定位〗 在腹中部，脐中央。

〖穴位速取〗 仰卧位，在腹中部，肚脐中央（图352）。

图352

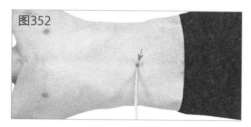

〖功效主治〗 培元固本，回阳救逆。主治：脑卒中脱证、四肢厥冷、晕厥；痛风、小儿惊风；形惫体乏、绕脐腹痛、腹胀、腹泻；痢疾；脱肛；便秘、五淋；不孕症。

〖常用疗法〗 刺法：禁刺。
灸法：艾炷灸3～7壮，艾条灸5～15分钟。
推拿：按法、揉法。

〖穴位配伍〗 ❶ 配公孙穴、水分穴、天枢穴、足三里穴，主治泻痢、便秘、绕脐腹痛。
❷ 配长强穴、气海穴、关元穴，主治脱肛、小便不禁、肾虚、不孕症。

特别说明 此穴为强身保健穴，温灸至局部温热舒适，每日1次。

水分

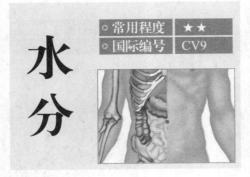

◇ 常用程度	★★
◇ 国际编号	CV9

《穴名释义》水，水谷；分，分别。穴内应小肠，小肠能分清泌浊。

《标准定位》在上腹部，前正中线上，脐中上1寸。

《穴位速取》取仰卧位，在上腹部，将神阙与胸剑联合连线进行8等分，在连线的下1/8与上7/8交点处，按压有酸胀感（图353）。

图353

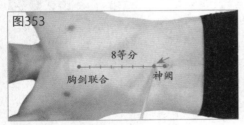

胸剑联合　　8等分　　神阙

《功效主治》健脾化湿，利水消肿。主治：腹胀、腹泻、肝硬化腹水；反胃、胃下垂；水肿；小儿陷囟；腰脊强急；泌尿系炎症。

《常用疗法》刺法：直刺1～1.5寸。
灸法：艾炷灸3～7壮，艾条灸5～15分钟。
推拿：按法、揉法。

《穴位配伍》❶ 配天枢穴、地机穴，主治腹水。
❷ 配中封穴、曲泉穴，主治脐痛。
❸ 配脾俞穴、三阴交穴，主治水肿。
❹ 配内关穴，主治反胃、呕吐。

特别说明　水病多用灸法。

下脘

◇ 常用程度	★★
◇ 国际编号	CV10

《穴名释义》下，下部；脘，胃脘。穴在胃脘下部。

《标准定位》在上腹部，前正中线上，脐中上2寸。

《穴位速取》取仰卧位，在上腹部，将神阙与胸剑联合连线进行4等分，在连线的下1/4与上3/4交点处，按压有酸胀感（图354）。

图354

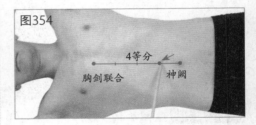

胸剑联合　　4等分　　神阙

《功效主治》健脾和胃，消积化滞。主治：胃痛、腹胀、食谷不化、肠鸣、泄泻；呕吐、呃逆、胃下垂；痞块；尿血。

《常用疗法》刺法：直刺0.5～1寸。
灸法：艾炷灸或隔物灸3～7壮，艾条灸10～20分钟。
推拿：按法、揉法。

《穴位配伍》配天枢穴、气海穴、关元穴，主治急性细菌性痢疾。

特别说明　❶ 足太阴、任脉之会。
❷ 针刺时宜缓慢

建里

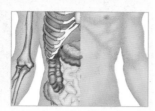

〖穴名释义〗 建，建设；里，与表相对，此指肚腹内部也。任脉的地部经水由此穴注入肚腹内部，故名。

〖标准定位〗 在上腹部，前正中线上，脐中上3寸。

〖穴位速取〗 ❶ 仰卧位，在上腹部，前正中线上，将神阙与胸剑联合连线8等分，在连线的下3/8与5/8交点处，按压有酸胀感，即为建里穴（图355）。

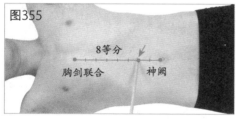

图355

8等分

胸剑联合　　神阙

❷ 在上腹部前正中线上，从肚脐向上量3寸处。

〖功效主治〗 健脾和胃，消积化滞。主治：胃脘疼痛、腹胀、神经性呕吐、食欲不振、消化不良；肠肿痛、水肿；心绞痛。

〖常用疗法〗 刺法：直刺1~1.5寸。

灸法：艾炷灸3~7壮，艾条灸5~15分钟。

推拿：按法、揉法。

〖穴位配伍〗 ❶ 配内关穴，治胸中苦闷。

❷ 配水分穴，主治水肿。

| 特别说明 | 不宜深刺，以免损伤肝、胃等脏器。 |

中脘

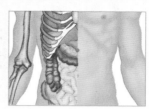

〖穴名释义〗 中，中间；脘，胃脘。穴在胃脘中部，故名。

〖标准定位〗 在上腹部，前正中线上，脐中上4寸。

〖穴位速取〗 仰卧位，在上腹部，神阙与胸剑联合连线的中点处，按压有酸胀感，即为中脘穴（图356）。

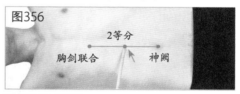

图356

2等分

胸剑联合　　神阙

〖功效主治〗 健脾和胃，补中安神。主治：呕吐、呃逆、消化不良、疳积；黄疸、肠鸣、泄泻；便秘、便血；惊悸、怔忡、癫痫；惊风、产后血晕。

〖常用疗法〗 刺法：直刺1~1.5寸。

灸法：艾炷灸3~7壮，艾条灸5~15分钟。

推拿：揉法、摩法。

〖穴位配伍〗 ❶ 配百会穴、足三里穴、神门穴，主治失眠。

❷ 配阳池穴、胞门穴、子宫穴，主治腰痛，痛经。

❸ 配气海穴、内关穴，主治胃下垂。

| 特别说明 | ❶ 胃之募穴，八会穴之腑会。
❷ 手太阳、少阳、足阳明、任脉之会。
❸ 针刺时，局部酸胀沉重，胃部有收缩感。 |

上脘

《穴名释义》 上，上方；脘，胃脘。穴在胃脘上部，故名。

《标准定位》 在上腹部，前正中线上，脐中上5寸。

《穴位速取》 仰卧位，在上腹部，前正中线上，神阙与胸剑联合连线的中点处，再向上量1寸处，按压有酸胀感，即为上脘穴（图357）。

图357

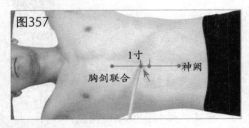

胸剑联合　1寸　神阙

《功效主治》 健脾和胃，宽胸理气。主治：胃脘疼痛、腹胀、呕吐、呃逆、消化不良、胃炎；黄疸、泄泻、虚劳吐血；咳嗽痰多；癫痫；心绞痛。

《常用疗法》 刺法：直刺1~1.5寸。
灸法：艾炷灸3~7壮，艾条灸5~15分钟。
推拿：拿法、按法、揉法。

《穴位配伍》 ❶配丰隆穴、足三里穴，主治纳呆、消化不良。
❷配天枢穴、中脘穴，主治腹胀、肠鸣、泄泻。

特别说明 ❶任脉、足阳明、手太阳之会。
❷针刺时，局部有酸胀感，可传至上腹部。

巨阙

《穴名释义》 巨，巨大；阙，宫阙。心气出入之大门。

《标准定位》 在上腹部，前正中线上，脐中上6寸。

《穴位速取》 仰卧位，在上腹部，前正中线上，将胸剑联合与神阙连线4等分，在连线的上1/4与3/4交点处，按压有酸胀感（图358）。

图358

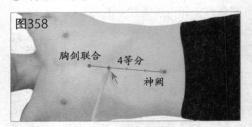

胸剑联合　4等分　神阙

《功效主治》 宽胸利膈，宁心安神。主治：胸痛、心痛、心烦、惊悸；痫证；健忘；胸满气短、咳逆上气；腹胀暴痛、呃逆、胃炎；噎嗝，吞酸；黄疸、泄泻。

《常用疗法》 刺法：直刺0.5~1寸。
灸法：艾炷灸3~5壮或艾条灸5~10分钟。
推拿：点按、揉法。

《穴位配伍》 ❶配内关穴，主治心绞痛。
❷配人中穴，主治癫痫。

特别说明 ❶心经募穴。
❷针刺时，局部有酸胀感，可传至下腹部。

鸠尾

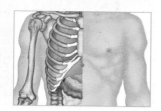

【穴名释义】鸠，鸠鸟；尾，尾巴。穴在剑突下方，因胸骨剑突形如斑鸠之尾，故名。

【标准定位】在上腹部，前正中线上，剑突尖下1寸。

【穴位速取】❶仰卧位，在上腹部，前正中线上，将胸剑联合与神阙连线8等分，在连线的下7/8与上1/8交点处，按压有酸胀感，即为鸠尾穴（图359）。

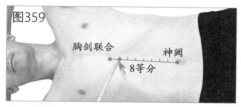

图359

胸剑联合　神阙
8等分

❷仰卧位，鸠尾穴位于人体的心窝正下方，最底下肋骨稍下处，按压有酸胀感。

【功效主治】和中降逆，宽胸宁神。主治：心痛、心悸、心烦、癫痫；惊狂、胸中满痛；咳嗽气喘、肺气肿；呕吐、呃逆、反胃、胃痛、胃炎。

【常用疗法】刺法：向下斜刺0.5～1寸，不可过深。

灸法：艾炷灸3～7壮，艾条温灸5～15分钟。

推拿：拿法、按法、揉法。

【穴位配伍】配璇玑穴，主治喉痹咽肿。

特别说明　络穴。

中庭

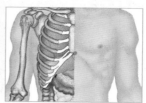

【穴名释义】中，中间；庭，庭院。任脉沿腹中线上行，脉气从中间穿过进入庭腕，故名。

【标准定位】在前胸部，前正中线上，平第5肋间，即剑突尖所在处。

【穴位速取】❶仰卧位，先取两乳头连线之中点膻中穴，向下量1.6寸处，即为中庭穴（图360）。

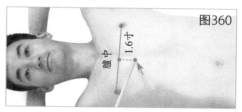

图360

膻中　1.6寸

❷仰卧位，在前正中线上胸骨体与胸剑联合部可触及一凹陷，平第5肋间。

【功效主治】宽胸理气，降逆理中。主治：胸腹胀满、胸闷、噎嗝、呕吐；心痛；梅核气；咽炎；扁桃体炎；小儿吐乳。

【常用疗法】刺法：平刺0.3～0.5寸。

灸法：艾炷灸3～7壮，艾条灸5～15分钟。

推拿：拿法、按法、揉法、摩法。

【穴位配伍】❶配俞府穴、意舍穴，主治呕吐。

❷配章门穴、期门穴、膻中穴，主治胸胁胀满。

特别说明　针刺时，局部有酸胀感。

膻中

◎ 常用程度	★★★★
◎ 国际编号	CV17

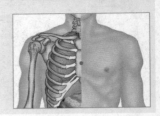

〖穴名释义〗即人体胸腹间的膈。天部水湿之气在本穴胀散而变化热燥之气，故名。

〖标准定位〗在前胸部，前正中线上，横平第4肋间，两乳头连线的中点。

〖穴位速取〗正坐或仰卧位，在人体的胸部前正中线上，两乳头连线的中点处，平第4肋间，按压有酸胀感（图361）。

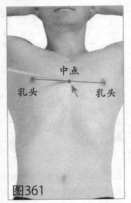

中点
乳头　　乳头

图361

〖功效主治〗宽胸理气，宁心安神。主治：咳嗽、气喘、咯唾脓血、支气管炎；心悸、心绞痛；产妇少乳；噎嗝。

〖常用疗法〗刺法：平刺0.3～0.5寸。
灸法：艾炷灸3～7壮，艾条灸5～15分钟。
推拿：拿法、按法、揉法。

〖穴位配伍〗❶配内关穴、三阴交穴、足三里穴，主治冠心病、急性心肌梗死。
❷配乳根穴、合谷穴、少泽穴，主治少乳。

特别说明　❶心包经之募穴，八会穴之气会。
❷针刺时，局部有酸胀感，可传至前胸部。

玉堂

◎ 常用程度	★
◎ 国际编号	CV18

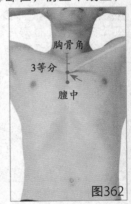

〖穴名释义〗玉，玉石；堂，殿堂。穴居心位，似君主之居处。

〖标准定位〗在前胸部，前正中线上，横平第3肋间。

〖穴位速取〗❶仰卧位，前正中线上，将膻中与胸骨角相连3等分，在上2/3与下1/3的交点处，平第3肋间，按压有酸胀感，即为玉堂穴（图362）。
❷仰卧位，前正中线上，胸剑联合中点与胸骨角中点连线的中点处，按压有酸胀感。

胸骨角
3等分
膻中

图362

〖功效主治〗宽胸理气，止咳化痰。主治：胸痛、肋间神经痛；咳嗽、支气管哮喘；喉痹咽肿；呕吐寒痰；两乳肿痛。

〖常用疗法〗刺法：平刺或者斜刺0.3～0.5寸。
灸法：艾炷灸3～7壮，艾条灸5～15分钟。
推拿：拿法、按法、揉法。

〖穴位配伍〗配膻中穴、内关穴、胸夹脊穴，主治胸痹。

特别说明　针刺时，局部有酸胀感。

《标准定位》在前胸部，前正中线上，横平第2肋间。

《穴位速取》仰卧位，将膻中与胸骨角相连进行3等分，在上1/3与下2/3的交点处，平第2肋间，按压有酸胀感（图363）。

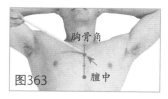

图363

《功效主治》宽胸理气，清肺利咽。主治：咳嗽、气喘、支气管哮喘；胸胁支满、胸痛、胸膜炎；喉痹；吐血；呕吐。

《常用疗法》刺法：平刺0.3~0.5寸。

灸法：艾炷灸3~7壮，艾条灸5~15分钟。

推拿：拿法、按法、揉法。

紫宫

○常用程度	★
○国际编号	CV19

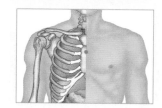

《标准定位》在前胸部，前正中线上，横平第1肋间。

《穴位速取》仰卧位，在胸部，前正中线可见胸骨前部有一微向前突的角（胸骨角），在此角的中点处，平第1肋间，按压有

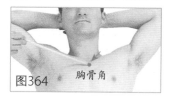

图364

酸胀感（图364）。

《功效主治》宽胸理气，清肺利咽。主治：咳嗽、哮喘；胸痛、胁肋痛、胸膜炎；喉痹、咽肿、扁桃体炎；甲状腺亢进。

《常用疗法》刺法：平刺0.3~0.5寸。

灸法：艾炷灸3~5壮或艾条灸5~10分钟。

推拿：拿法、按法、揉法。

华盖

○常用程度	★
○国际编号	CV20

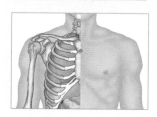

《标准定位》在前胸部，前正中线上，天突下1寸。

《穴位速取》仰卧位，在胸部，取胸骨角中点与胸骨上窝中央连线的中点处，按压有酸胀感，即为璇玑穴（图365）。

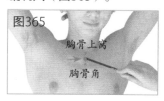

图365

《功效主治》宽胸理气，止咳利咽。主治：咳嗽、气喘、支气管哮喘；胸满痛；喉痹、咽肿；胃中有积；甲状腺肿；癔症。

《常用疗法》刺法：平刺0.3~0.5寸。

灸法：艾炷灸3~7壮，艾条灸5~15分钟。

推拿：按法、揉法。

璇玑

○常用程度	★
○国际编号	CV21

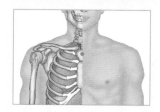

天突

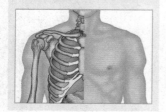

- 常用程度 ★★
- 国际编号 CV22

《标准定位》位于颈前部，前正中线上，胸骨上窝中央处。

《穴位速取》仰卧位，在前正中线上，两锁骨中间，胸骨上窝中央，即为天突穴（图366）。

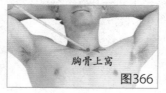

胸骨上窝

图366

《功效主治》宽胸理气，化痰利咽。主治：咳嗽、哮喘；胸中气逆、咯唾脓血；咽喉肿痛、舌下急、暴喑、瘿气、噎嗝。

《常用疗法》刺法：先直刺0.2～0.3寸，然后把针尖转向下方，紧靠胸骨后方刺入1～1.5寸。

灸法：艾炷灸3～7壮，艾条灸5～15分钟。

推拿：点按法。

廉泉

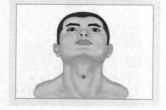

- 常用程度 ★★
- 国际编号 CV23

《标准定位》在颈部，前正中线上，喉结上方，舌骨上缘凹陷处。

《穴位速取》正坐仰靠，在颈部，前正中线上，喉结上方，舌骨上缘凹陷处，即为廉泉穴（图367）。

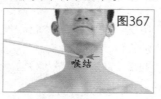

图367

喉结

《功效主治》清热化痰，开窍利喉。主治：舌下肿痛、舌根急缩、舌纵涎出、舌强、脑卒中失语；舌干口燥、口舌生疮；暴喑、喉痹；聋哑；咳嗽；哮喘；消渴。

《常用疗法》刺法：向舌根方向斜刺0.5～0.8寸，不留针或浅部留针。

灸法：艾炷灸3～7壮，艾条灸5～15分钟。

承浆

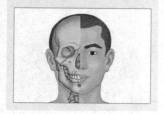

- 常用程度 ★★
- 国际编号 CV24

《标准定位》在面部，颏唇沟的正中凹陷处。

《穴位速取》正坐位或仰卧位，在面部口唇下0.5寸处，按压有痛感，即为承浆穴（图368）。

《功效主治》祛风通络，

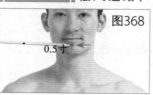

图368

0.5寸

疏调任督。主治：口眼㖞斜、唇紧、面肿、脑血管疾病后遗症；牙痛、牙龈出血、流涎、口舌生疮、暴喑不言；消渴嗜饮、小便不禁；癫痫。

《常用疗法》刺法：斜刺0.3～0.5寸。

推拿：揉法、掐法。

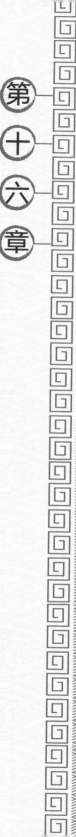

第十六章

经外奇穴

经外奇穴是在十四经穴之外具有固定名称、位置和主治作用的腧穴。这些腧穴既有定名，又有定位。临床用之有效，但尚未纳入十四经系统。之所以称其为「奇」，是相对于「常」而言的，因为我们以十四经腧穴为「常」。经外奇穴分布比较散，但与经络仍有密切联系。

四神聪

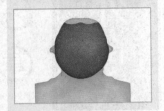

◎ 常用程度　★★★★
◎ 国际编号　EX-HN1

《标准定位》在头顶部，百会穴前后左右各1寸，共4穴。

《穴位速取》正坐位，在头顶正中的凹陷中取百会穴，百会穴前后左右旁开1寸取四神聪（图369）。

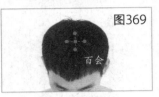

图369

百会

《功效主治》镇静安神，聪耳明目。主治：头痛、目眩；失眠、健忘；癫痫；脑卒中、偏瘫；耳聋、眼部疾患。

《常用疗法》刺法：向外斜刺0.5～0.8寸。

灸法：艾炷灸3～7壮，艾条灸5～15分钟。

推拿：拿法、按法、揉法。

当阳

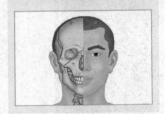

◎ 常用程度　★★
◎ 国际编号　EX-HN2

《标准定位》在头部，瞳孔直上，入前发际上1寸。

《穴位速取》正坐位，两目平视前方，瞳孔直上，入前发际1横指，按压有痛感（图370）。

《功效主治》行气止痛，

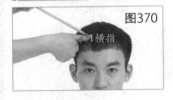

图370

1横指

通经活络。主治：头痛、偏头痛、目赤肿痛；眩晕。

《常用疗法》刺法：沿皮向外上刺0.5～0.8寸。

推拿：点按法、揉法。

特别说明
❶ 可灸。
❷ 针刺时，局部有酸胀感。

鱼腰

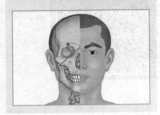

◎ 常用程度　★★
◎ 国际编号　EX-HN4

《标准定位》在头部，瞳孔直上，眉毛正中。

《穴位速取》正坐或仰卧位，在额部，目正视瞳孔直上，眉毛中央，按压有痛感（图371）。

《功效主治》消肿明目，

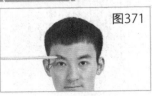

图371

通络止痛。主治：眼睑下垂、目翳、目赤肿痛、眼睑𥆦动、眉棱骨痛。

《常用疗法》刺法：平刺0.3～0.5寸。

推拿：点按法、擦法、揉法。

特别说明
❶ 禁灸。
❷ 针刺时，局部有酸胀感。

《标准定位》在头部，眉梢与目外眦之间，向后约1横指处。

《穴位速取》正坐或侧坐位，在头部，眉梢与目外眦之间，向后约1横指的凹陷处（图372）。

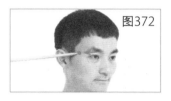

图372

《功效主治》清热消肿，通络止痛。主治：头痛、目眩、面痛、眼部疾患、口眼㖞斜、牙痛。

《常用疗法》刺法：直刺或斜刺0.3～0.5寸或用三棱针点刺出血。

推拿：点按法、点揉法。

特别说明 针刺时，局部有酸胀感。

太阳

○常用程度 ★★★★
○国际编号 EX-HN5

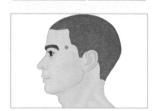

《标准定位》在耳区，在外耳轮的最高点。

《穴位速取》正坐位，耳轮上部，折耳向前时，耳郭上方的尖端处，掐之有痛感（图373）。

《功效主治》清热消肿，

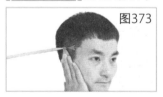

图373

利咽明目。主治：咽喉肿痛、睑腺炎、目赤肿痛、目翳。

《常用疗法》刺法：直刺0.1～0.2寸或用三棱针点刺出血。

灸法：艾条灸5～15分钟。

特别说明 多用于点刺放血。

耳尖

○常用程度 ★★★
○国际编号 EX-HN6

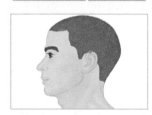

《标准定位》在面部，眶下缘外1/4与内3/4交界处。

《穴位速取》正坐位，在面部，当眶下缘外1/4与内3/4交界处，按压有酸胀感，即为球后穴（图374）。

《功效主治》明目退翳。

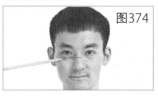

图374

主治：眼部疾患。

《常用疗法》刺法：用押手将眼球推向后方，针尖沿眶下缘从外下向内上方，针身呈弧形沿眼球刺向视神经方向0.5～1.5寸。

特别说明 不宜深刺，进针宜缓慢，入针后不提插，以免刺伤血管引起血肿。

球后

○常用程度 ★★
○国际编号 EX-HN7

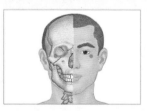

上迎香

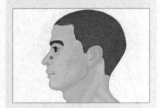

- 常用程度　★★★
- 国际编号　EX-HN8

《标准定位》在面部，鼻翼软骨与鼻甲的交界处，近鼻唇沟上端凹陷处。

《穴位速取》侧坐位，在面部，鼻翼软骨与鼻甲的交界处，近鼻唇沟上端处，即为上迎香穴（图375）。

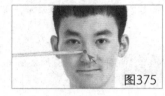

图375

《功效主治》清热疏风，通鼻明目。主治：鼻塞、鼻窦炎；目赤肿痛、迎风流泪、头前额痛。

《常用疗法》刺法：向内上斜刺0.5～0.8寸。

灸法：点按法、擦法。

特别说明　针刺时，局部有酸胀感。

内迎香

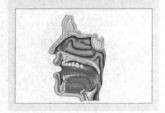

- 常用程度　★
- 国际编号　EX-HN9

《标准定位》在鼻孔内，鼻翼软骨与鼻甲的交界的黏膜上。

《穴位速取》在面部，鼻孔内与上迎香相对处的黏膜上（图376）。

《功效主治》清热明目，

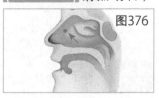

图376

消肿通窍。主治：鼻部疾患、目赤肿痛；头痛、眩晕；急惊风；中暑。

《常用疗法》刺法：两指点按迎香5分钟，用三棱针点刺出血。

特别说明
❶ 针刺时，局部有酸胀感。
❷ 有出血体质者或高血压患者忌用。
❸ 禁灸。

聚　泉

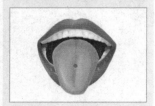

- 常用程度　★
- 国际编号　EX-HN10

《标准定位》在口腔内，舌背正中缝的中点处。

《穴位速取》正坐，张口舌根上翘，在口腔内，舌背正中缝的中点处，即为聚泉穴（图377）。

《功效主治》清热散风，

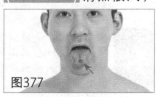

图377

祛邪开窍。主治：舌强、舌缓、食不知味、消渴、气喘等疾病。

《常用疗法》刺法：直刺0.1～0.2寸或用三棱针点刺出血。

灸法：艾炷隔物灸3～5壮。

特别说明　针刺时，局部或整个舌体有酸胀感。

《标准定位》在口腔内，舌下系带中点处。

《穴位速取》正坐张口，舌卷上跷，抵上腭，在口腔内舌下系带中点处，即为海泉穴（图378）。

《功效主治》活血化瘀，

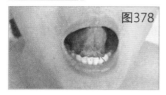

图378

通经活络。主治：舌体肿胀、舌缓不收、咽喉炎；腹泻、高热神昏；糖尿病。

《常用疗法》刺法：直刺0.1～0.2寸或用三棱针点刺出血。

特别说明 ❶ 针刺时，局部或整个舌头有酸胀感。
❷ 禁灸。

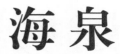

海 泉

◇常用程度 ★
◇国际编号 EX-HN11

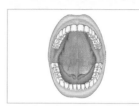

《标准定位》在口腔内，舌下系带的左侧静脉上。

《穴位速取》正坐张口，在口腔内舌下两旁，舌尖向上跷，舌系带左侧的静脉上取穴（图379）。

《功效主治》清热消肿，

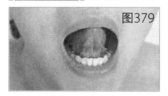

图379

清心降逆。主治：黄疸；喉痹、失语、舌强不语；舌肿、口疮、咽喉炎；呕吐，糖尿病、疟疾；腹泻。

《常用疗法》刺法：用三棱针点刺出血或浅刺0.1～0.2寸。

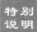特别说明 ❶ 有出血倾向者禁用。
❷ 一般不留针。

金 津

◇常用程度 ★
◇国际编号 EX-HN12

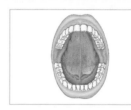

《标准定位》在口腔内，舌下系带右侧的静脉上。

《穴位速取》正坐张口，在口腔内舌下两旁，舌尖向上跷，舌系带右侧的静脉上取穴（图380）。

《功效主治》清热消肿，

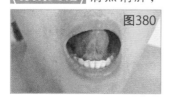

图380

清心降逆。主治：黄疸；喉痹、失语、舌强不语；舌肿、口疮、咽喉炎；呕吐、糖尿病、疟疾；腹泻。

《常用疗法》刺法：用三棱针点刺出血或浅刺0.1～0.2寸。

特别说明 ❶ 有出血倾向者禁用。
❷ 一般不留针。

玉 液

◇常用程度 ★
◇国际编号 EX-HN13

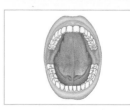

翳明

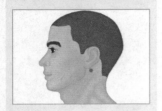

◇ 常用程度　★★
◇ 国际编号　EX-HN14

【标准定位】在颈部，翳风穴后1寸。

【穴位速取】侧坐位，头略向前倾，将耳向后按，从正对耳垂边缘有凹陷处，再向后量1横指处，即为翳明穴（图381）。

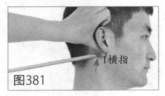

1横指

图381

【功效主治】宁神息风，明目退翳。主治：近视、白内障、青光眼；耳鸣；失眠；头痛、眩晕；精神病。

【常用疗法】刺法：向外斜刺0.5~1寸。

灸法：艾炷灸3~7壮，艾条灸5~15分钟。

推拿：点按法、点揉法。

颈百劳

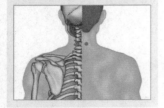

◇ 常用程度　★★
◇ 国际编号　EX-HN15

【标准定位】在颈部，第7颈椎棘突直上2寸，后正中线旁开1寸。

【穴位速取】坐位，在颈部，从第7颈椎直上量约2横指处，旁开1寸处，即为颈百劳穴（图382）。

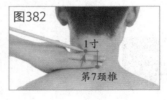

图382

1寸

第7颈椎

【功效主治】行气活血，清热补虚。主治：颈项强痛；咳嗽、气喘；骨蒸潮热、盗汗。

【常用疗法】刺法：直刺0.5~1寸。

灸法：艾炷灸3~7壮，艾条灸5~15分钟。

推拿：拿法、按法、揉法。

【特别说明】针刺时，局部有酸胀感。

子宫

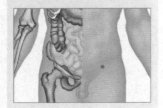

◇ 常用程度　★★★
◇ 国际编号　EX-CA1

【标准定位】在下腹部，脐中下4寸，前正中线旁开3寸。

【穴位速取】仰卧位，将耻骨联合上缘连与肚脐线5等分，在连线的上4/5与下1/5的交点处，旁开4横指处，即为

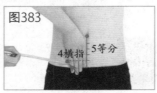

图383

4横指　5等分

子宫穴（图383）。

【功效主治】调经止痛，理气升阳。主治：子宫脱垂、不孕症、疝气、痛经、崩漏、月经不调。

【常用疗法】刺法：直刺0.8~1.2寸。

灸法：艾炷灸3~7壮，艾条灸5~15分钟。

推拿：点按法、揉法。

【特别说明】针刺时，局部有酸胀感。

《标准定位》在脊柱区，横平第7颈椎棘突下，后正中线旁0.5寸。

《穴位速取》坐位低头时，在脊柱区，当颈部最高棘突下，旁开0.5寸（半横指）（图384）。

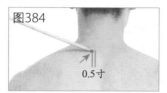

图384

0.5寸

《功效主治》止咳平喘，宣肺理气。主治：哮喘、咳嗽；落枕；肩背痛、上肢疼痛不举；麻疹。

《常用疗法》刺法：直刺或向内斜刺0.5~1寸。

灸法：艾炷灸3~7壮，艾条灸5~15分钟。

推拿：点按法、擦法。

特别说明 针刺时，局部有酸胀感。

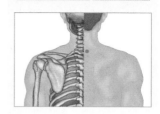

定喘

◇ 常用程度　★★★
◇ 国际编号　EX-B1

《标准定位》在脊柱区，第1胸椎至第5腰椎棘突下，后正中线旁开0.5寸，每侧17个穴位。

《穴位速取》坐位低头，在脊柱区，第1胸椎至第5腰椎棘突下，后正中线旁

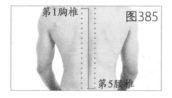

第1胸椎　　　　　图385

第5腰椎

开0.5寸处（图385）。

《功效主治》调理脏腑，通利关节。胸1~5夹脊穴，主治：心、肺、胸部疾病；胸6~12夹脊穴，主治胃肠、脾、胆肝疾病；腰1~5夹脊穴，主治腰、肾脏疾病、小腹部疾患。

《常用疗法》刺法：向内斜刺0.5~1寸。

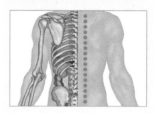

夹脊

◇ 常用程度　★★
◇ 国际编号　EX-B2

《标准定位》在脊柱区，横平第8胸椎棘突下，后正中线旁开1.5寸。

《穴位速取》在背部，脊柱区，两肩胛骨连线与后正中线交点处，向下一个椎体；或平第8胸椎棘突再

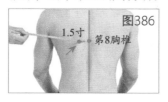

图386

1.5寸　第8胸椎

旁开1.5寸（图386）。

《功效主治》和胃化痰，理气止痛。适用于胃痛、胸胁痛、腹痛；糖尿病、胰腺炎。

《常用疗法》刺法：向内斜刺0.3~0.5寸。

灸法：艾炷灸3~7壮，艾条灸5~15分钟。

推拿：点按法、揉法。

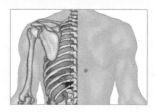

胃脘下俞

◇ 常用程度　★
◇ 国际编号　EX-B3

痞 根

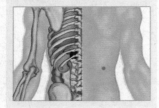

- 常用程度　★
- 国际编号　EX-B4

《标准定位》在腰部，第1腰椎棘突下，后正中线旁开3.5寸。

《穴位速取》坐位，在腰部，与肚脐相对应处为第2腰椎棘突，向上数1个椎体（即第1腰椎）棘突下，旁开3.5寸（图387）。

《功效主治》散结消痞。主治：腰痛、痞块。

《常用疗法》刺法：直刺0.5～1寸。

灸法：艾炷灸3～7壮，艾条灸5～15分钟。

推拿：点按法、揉法。

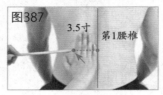

图387　3.5寸　第1腰椎

特别说明
❶针刺时，局部有酸胀感。
❷勿深刺，以免伤及脊髓。

下极俞

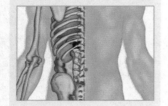

- 常用程度　★
- 国际编号　EX-B5

《标准定位》位于腰部，后正中线上，第3腰椎棘突下处。

《穴位速取》坐位，在腰区，髂前上棘与后正中线的交点处，向上数1个椎体，即第3腰椎棘突下（图388）。

《功效主治》健脾益肾，调理下焦。主治：腰痛；腹痛、腹泻；遗尿、小便不利、肾炎；下肢酸痛。

《常用疗法》刺法：直刺0.5～1寸。

灸法：艾炷灸3～7壮，艾条灸5～15分钟。

推拿：点按法、点揉法。

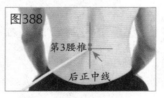

图388　第3腰椎　后正中线

特别说明　针刺时，局部有酸胀感。

腰 眼

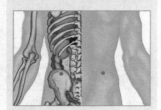

- 常用程度　★★★
- 国际编号　EX-B7

《标准定位》横平第4腰椎棘突下，后正中线旁开3.5寸凹陷中。

《穴位速取》坐位，在腰部，髂前上棘与后正中线的交点处，第4腰椎棘突下，后正中线旁开3.5寸处（图389）。

《功效主治》强腰健肾，补虚健脾。主治：腰痛；尿频、遗尿、肾炎；月经不调、白带增多。

《常用疗法》刺法：直刺0.5～1寸。

灸法：艾炷灸3～7壮，艾条灸5～15分钟。

推拿：点按法、揉法。

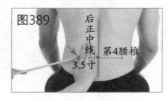

图389　后正中线　第4腰椎　3.5寸

《标准定位》在腰部，横平第5腰椎棘突下凹陷中。

《穴位速取》坐位，在腰部，髂前上棘与后正中线的交点处，向下数1个椎体，即第5腰椎棘突下，即为十七椎穴（图390）。

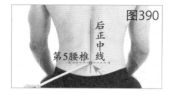
图390
后正中线
第5腰椎

《功效主治》益肾利尿，调理胞宫。主治：腰骶痛；痛经、月经不调；遗尿；痔疮；坐骨神经痛。

《常用疗法》刺法：直刺0.5～1寸。

灸法：艾炷灸3～7壮，艾条灸5～15分钟。

推拿：点按法、揉法。

特别说明 针刺时，局部有酸胀感，可传至下肢。

十七椎

◇ 常用程度　★★
◇ 国际编号　EX-B8

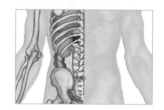

《标准定位》在骶部，尾骨端直上2寸，骶角之间凹陷中。

《穴位速取》坐位，后正中线上，尾骨尖上约2横指，约在第2、3骶椎棘突之间上方（图391）。

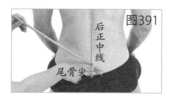
图391
后正中线
尾骨尖

《功效主治》镇痉止痛，宁神通便。主治：便秘；癫痫、癔症；失眠；头痛。

《常用疗法》刺法：向上平刺1～1.5寸。

灸法：艾炷灸3～7壮，艾条灸5～15分钟。

推拿：点按法、擦法。

特别说明 针刺时，局部有酸胀感，可传至头部。

腰 奇

◇ 常用程度　★★★
◇ 国际编号　EX-B9

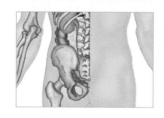

《标准定位》在肘部，屈肘，尺骨鹰嘴尖端。

《穴位速取》❶坐位，屈肘90度，在肘部，尺骨鹰嘴尖端处（图392）。

❷坐位，双手叉腰，在肘部，尺骨鹰嘴尖端处。

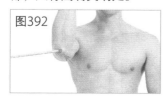
图392

《功效主治》化痰消瘰，清热解毒。适用于颈淋巴结结核；痈疽、疔疮。

《常用疗法》刺法：浅刺0.1～0.3寸。

灸法：艾炷灸3～5壮，艾条灸5～15分钟。

特别说明 针刺时，局部有酸胀感。

肘 尖

◇ 常用程度　★
◇ 国际编号　EX-UE1

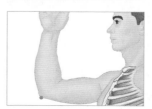

二白

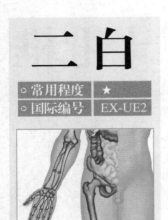

- 常用程度　★
- 国际编号　EX-UE2

《标准定位》 在前臂前区，腕掌侧远端横纹上4寸，桡侧腕屈肌腱两侧，左右各2个穴。

《穴位速取》 伸臂仰掌，腕横纹上4寸，桡侧腕屈肌腱两侧，左右各2个穴，左

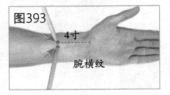

图393

4寸

腕横纹

右两臂共4个穴（图393）。

《功效主治》 调理脏腑，固脱消痔。主治：臂痛、胸胁痛；痔疮。

《常用疗法》 刺法：直刺0.5～0.8寸。

灸法：艾炷灸3～7壮，艾条灸5～15分钟。

推拿：点按法、揉法。

特别说明 针刺时，局部有酸胀感。

中泉

- 常用程度　★
- 国际编号　EX-UE3

《标准定位》 位于前臂后区，腕背侧远端横纹上，指总伸肌腱桡侧的凹陷中处。

《穴位速取》 坐位伏掌，在前臂后区，腕背侧远端横纹上，阳溪与阳池连线

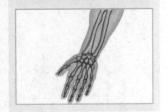

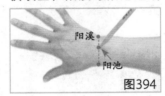

阳溪

阳池

图394

中点，指总伸肌腱桡侧的凹陷中（图394）。

《功效主治》 行气止痛，止咳平喘。主治：心痛；胃脘痛、胃炎。

《常用疗法》 刺法：直刺0.3～0.5寸。

灸法：艾炷灸3～7壮，艾条灸5～15分钟。

推拿：点按法、揉法。

中魁

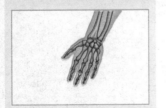

- 常用程度　★
- 国际编号　EX-UE4

《标准定位》 位于手指，中指背面，近侧指间关节中点。

《穴位速取》 坐位伸掌，掌心向下，在中指背侧，近端指关节横纹中点处（图395）。

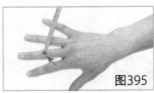

图395

《功效主治》 降逆和胃，理气和中。主治：牙痛、鼻出血；噎膈、反胃、呕吐、胃炎、贲门梗阻。

《常用疗法》 灸法：艾炷灸3～7壮，艾条灸5～15分钟或灯火灸。

推拿：揉法、掐法。

特别说明 不宜针刺。

《标准定位》在手指，拇指背面，掌指关节中点。

《穴位速取》坐位伸掌，掌心向下，在拇指指关节背侧中点，横纹上取穴（图396）。

《功效主治》明目退翳，

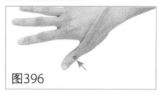

图396

调理脏腑。主治：目痛、目翳、结膜炎、角膜炎；吐血、急性胃肠炎。

《常用疗法》刺法：直刺约0.1寸。

灸法：艾炷灸3～7壮，艾条灸5～15分钟。

| 特别说明 | ① 不宜针刺过深。
② 针刺时，局部有酸胀感。 |

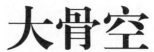

大骨空

| ○ 常用程度 | ★ |
| ○ 国际编号 | EX-UE5 |

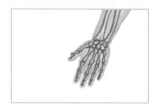

《标准定位》位于手指，小指背面，近侧指间关节中点。

《穴位速取》坐位伸掌，掌心向下，在小指背侧，近端指关节横纹中点处（图397）。

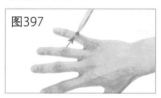

图397

《功效主治》聪耳明目，清热止痛。主治：耳聋；目翳、目赤肿痛；咽喉肿痛；掌指关节痛；疟疾。

《常用疗法》灸法：艾炷灸3～7壮，艾条灸5～15分钟或灯火灸。

推拿：揉法、掐法。

| 特别说明 | 不宜针刺。 |

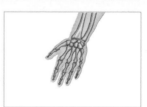

小骨空

| ○ 常用程度 | ★ |
| ○ 国际编号 | EX-UE6 |

《标准定位》位于手背，第2、3掌骨间及第4、5掌骨间，在腕背侧远端横纹与掌指关节中点处，一手2穴。

《穴位速取》伏掌，当第2、3掌骨间及第4、5掌骨

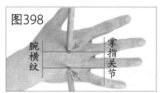

图398

腕横纹　掌指关节

间，腕横纹与掌指关节中点处，一手2穴（图398）。

《功效主治》理气消肿，通络止痛。适用于急性腰扭伤；小儿急慢性惊风；头痛、耳鸣；手背红肿疼痛。

《常用疗法》刺法：直刺0.3～0.5寸。

推拿：点按法、点揉法。

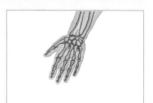

腰痛点

| ○ 常用程度 | ★★ |
| ○ 国际编号 | EX-UE7 |

外劳宫

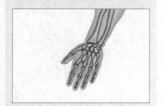

- 常用程度　★★
- 国际编号　EX-UE8

《标准定位》在手背，在第2、3掌骨间，掌指关节后约0.5寸处。

《穴位速取》伏掌，在手背侧，食指和中指的掌骨间，与内劳宫相对，按压有酸痛感（图399）。

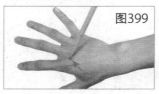

图399

《功效主治》通络止痛，健脾消积。手指麻木、手指屈伸不利；落枕；小儿消化不良、脐风。

《常用疗法》刺法：直刺0.5～0.8寸。

灸法：艾炷灸3～7壮，艾条灸5～15分钟。

推拿：点按法、点揉法。

特别说明 针刺时，可有麻电感放射至指端。

八　邪

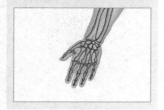

- 常用程度　★★
- 国际编号　EX-UE9

《标准定位》在手背，在第1～5指间，指蹼缘后方赤白肉际处，双手8穴。

《穴位速取》微握拳，第1～5指间缝纹端凹陷中（图400）。

《功效主治》清热消肿，

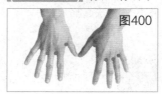

图400

通络止痛。主治：手背肿痛、手指麻木、手指拘挛或无力；烦热；头痛、牙痛、咽喉肿痛、目痛。

《常用疗法》刺法：向掌骨间斜刺0.5～0.8寸或用三棱针点刺出血。

灸法：艾炷灸3～7壮，艾条灸5～15分钟。

推拿：点按法、揉法。

特别说明 针刺时，局部有酸胀感。

四　缝

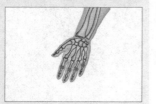

- 常用程度　★★
- 国际编号　EX-UE10

《标准定位》在手指，第2～5指掌面的近侧指间关节横纹的中央，一手4穴。

《穴位速取》仰掌伸指，在手指第2～5指掌面的近侧指间关节横纹的中央（图401）。

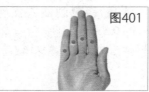

图401

《功效主治》健脾消积，祛痰导滞。主治：小儿疳积、小儿腹泻、蛔虫症、百日咳。

《常用疗法》刺法：直刺0.1～0.2寸，挤出少量黄白色透明黏液或出血。

特别说明 针刺时，局部有酸胀感。

《标准定位》在手指，十指尖端，距指甲游离缘0.1寸，双手10穴。

《穴位速取》仰掌，十指微屈，在十指尖端，距指甲游离缘0.1寸处（图402）。

《功效主治》泻热止痉，醒脑开窍。主治：高热、昏迷、晕厥、中暑；癫痫；小儿惊风；咽喉肿痛；指端麻木或疼痛。

《常用疗法》刺法：直刺0.1～0.2寸或用三棱针点刺出血。

灸法：艾炷灸3～7壮，艾条灸5～15分钟。

特别说明 | 急救要穴。

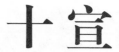

十宣

| 常用程度 | ★★ |
| 国际编号 | EX-UE11 |

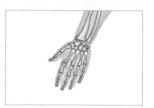

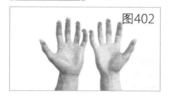

图402

《标准定位》在股前区，梁丘穴两旁各1.5寸，每侧2穴。

《穴位速取》坐位，在大腿前面下部，梁丘穴两旁各1.5寸处（图403）。

《功效主治》行气活血，通络止痛。主治：鹤膝风、下肢痿痹、膝关节炎。

《常用疗法》刺法：直刺0.5～1寸。

灸法：艾炷灸3～7壮，艾条灸5～15分钟。

推拿：点按法、拿法。

特别说明 | ❶ 不宜深刺，以免伤及动脉。❷ 针刺时，局部有酸胀感。

髋骨

| 常用程度 | ★ |
| 国际编号 | EX-LE1 |

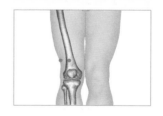

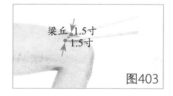

梁丘 1.5寸 1.5寸

图403

《标准定位》在膝前区，髌底中点的上方凹陷中。

《穴位速取》侧坐垂足或仰卧位，在髌骨上缘正中可触及一凹陷，按压有酸胀感（图404）。

《功效主治》通经活络，消肿止痛。主治：膝关节酸痛、腿足无力、鹤膝风。

《常用疗法》刺法：直刺1～1.5寸。

灸法：艾炷灸或温针灸3～7壮，艾条灸5～15分钟。

推拿：点按法、揉法。

特别说明 | 针刺时，局部有酸胀感。

鹤顶

| 常用程度 | ★★★ |
| 国际编号 | EX-LE2 |

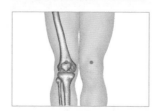

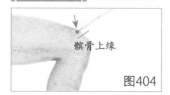

髌骨上缘

图404

百虫窝

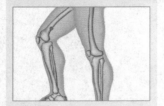

- 常用程度 ★★
- 国际编号 EX-LE3

《标准定位》 在股前区，髌底内侧端上3寸。

《穴位速取》 侧坐屈膝或仰卧位，在大腿内侧，髌底上3寸，即血海上1横指处，按压有酸胀感（图405）。

《功效主治》 清热凉血，散风止痒。主治：下部生疮、皮肤痒疹、风疹、湿疹、疮疡；蛔虫病。

《常用疗法》 刺法：直刺1.5～2寸。

灸法：艾炷灸3～7壮，艾条灸5～15分钟。

推拿：点按法、揉法。

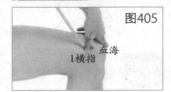

图405

血海

1横指

特别说明 针刺时，局部有酸胀感。

内膝眼

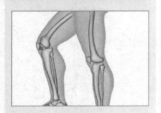

- 常用程度 ★★★★
- 国际编号 EX-LE4

《标准定位》 在膝部，髌韧带内侧凹陷处中央，与犊鼻内外相对。

《穴位速取》 正坐屈膝，下肢用力蹬直时，膝盖下面内外边均可见一凹陷，内侧的凹陷处（图406）。

《功效主治》 清热消肿，通络止痛。主治：膝肿痛、膝关节炎。

《常用疗法》 刺法：从前向后外与额状面成45度角斜刺0.5～1寸。

灸法：艾炷灸3～7壮，艾条灸5～15分钟。

推拿：点按法、揉法。

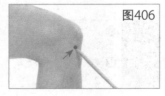

图406

特别说明 针刺时，局部有酸胀感。

胆囊

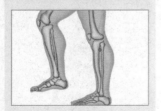

- 常用程度 ★★
- 国际编号 EX-LE6

《标准定位》 在小腿外侧，腓骨小头直下2寸。

《穴位速取》 侧坐或侧卧位，先取阳陵泉，再向下量约2横指处，按压有明显痛感处（图407）。

《功效主治》 清热化湿，利疸退黄。主治：胁肋胀痛；急慢性胆囊炎、胆石症、胆绞痛、胆道蛔虫病；下肢瘫痪。

《常用疗法》 刺法：直刺1～1.5寸。

灸法：艾炷灸3～7壮，艾条灸5～15分钟。

推拿：点按法、揉法。

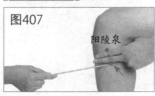

图407

阳陵泉

特别说明 针刺时，局部有酸胀感。

《标准定位》 位于小腿外侧，髌韧带外侧凹陷下5寸，胫骨前嵴外1寸处（中指）即是。

《穴位速取》 侧坐或仰卧位，在小腿外侧，足三里穴向下量约2横指处，按压有酸胀感（图408）。

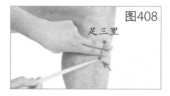

图408

足三里

有酸胀感（图408）。

《功效主治》 理气止痛，通降腑气。主治：急慢性阑尾炎；胃脘痛、腹痛、消化不良。

《常用疗法》 刺法：直刺1～1.5寸。

灸法：艾炷灸3～7壮，艾条灸5～15分钟。

特别说明 针刺时，局部有酸胀感。

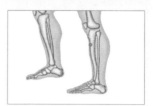

阑 尾

◇ 常用程度　★★
◇ 国际编号　EX-LE7

《标准定位》 在踝区，内踝最凸起处。

《穴位速取》 正坐位或仰卧位，在足内侧面，内踝最凸起处，按压有酸痛感（图409）。

《功效主治》 清热泻火，

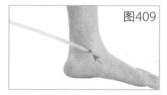

图409

行气活血。主治：扁桃体炎；牙痛；小儿不语；霍乱转筋、腓肠肌痉挛。

《常用疗法》 刺法：用三棱针点刺放血。

灸法：艾炷灸3～7壮，艾条灸5～15分钟。

推拿：点按法、指揉法。

特别说明 勿进行针灸。

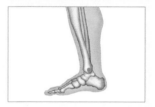

内踝尖

◇ 常用程度　★
◇ 国际编号　EX-LE8

《标准定位》 在踝区，外踝最凸起处。

《穴位速取》 正坐位或仰卧位，在足外侧面，外踝最凸起处，按压有酸痛感（图410）。

《功效主治》 行气活血，通

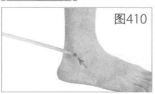

图410

络止痛。主治：脚外廉转筋、十趾挛急、腓肠肌痉挛；脚气；重舌、牙痛。

《常用疗法》 刺法：三棱针点刺放血。

灸法：艾炷灸3～7壮，艾条灸5～15分钟。

推拿：点按法、指揉法。

特别说明 不宜进行针灸。

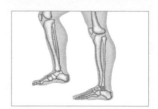

外踝尖

◇ 常用程度　★
◇ 国际编号　EX-LE9

八风

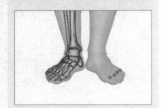

- 常用程度 ★★★
- 国际编号 EX-LE10

《标准定位》在足背，第1~5趾间，趾蹼缘后方赤白肉际处，左右共8穴。

《穴位速取》正坐或仰卧位，在足背，第1~5趾缝端凹陷中（图411）。

《功效主治》消肿止痛，

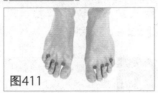

图411

理气调经。主治：趾痛、足跗肿痛；脚气；疟疾；头痛；月经不调；毒蛇咬伤。

《常用疗法》刺法：向足底斜刺0.5~0.8寸或点刺出血。

特别说明 针刺时，局部有酸胀感。

独阴

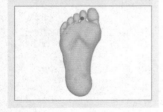

- 常用程度 ★
- 国际编号 EX-LE11

《标准定位》位于足底，第2趾的跖侧远端趾间关节横纹中点。

《穴位速取》侧坐位，第2趾掌面，在远端趾间关节横纹中点处（图412）。

《功效主治》和胃降逆，

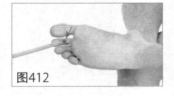

图412

理气调经。主治：胸胁痛、卒心痛；呕吐；胞衣不下、月经不调；疝气。

《常用疗法》刺法：直刺0.1~0.2寸。

灸法：艾炷灸3~7壮，艾条灸5~15分钟。

推拿：点按法、点揉法。

特别说明 孕妇禁用。

气端

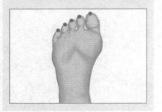

- 常用程度 ★
- 国际编号 EX-LE12

《标准定位》在足趾，十趾端的中央，距趾甲游离端0.1寸，左右共10穴。

《穴位速取》正坐或仰卧位，在足趾十趾端的中央，距趾甲游离端0.1寸（图413）。

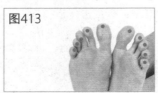

图413

《功效主治》通络止痛、醒脑开窍。主治：脚气、手足抽筋、卒腹痛；足趾麻木、足背红肿疼痛；脑血管疾病后遗症；睑腺炎。

《常用疗法》刺法：直刺0.1~0.2寸。

灸法：艾炷灸3~7壮，艾条灸5~15分钟。

特别说明 针刺时，局部有麻胀感。

索引

E

F

G

Z